Kurt Tepperwein

Das große BodyFit-Buch
für Körper und Seele

Kurt Tepperwein

Das große BodyFit-Buch
für Körper und Seele

mvg Verlag

Bibliografische Information der Deutschen Nationalbibliothek
Die Deutsche Nationalbibliothek verzeichnet diese Publikation in der
Deutschen Nationalbibliografie. Detaillierte bibliografische Daten sind
im Internet über http://dnb.d-nb.de abrufbar.

Redaktionelle Mitarbeit: Klaus Jürgen Becker

© 2007 bei mvgVerlag, Redline GmbH, Heidelberg.
Ein Unternehmen von Süddeutscher Verlag | Mediengruppe
www.mvg-verlag.de

Alle Rechte, insbesondere das Recht der Vervielfältigung und
Verbreitung sowie der Übersetzung, vorbehalten. Kein Teil des Werkes
darf in irgendeiner Form (durch Fotokopie, Mikrofilm oder ein anderes
Verfahren) ohne schriftliche Genehmigung des Verlages reproduziert
oder unter Verwendung elektronischer Systeme gespeichert, verarbeitet,
vervielfältigt oder verbreitet werden.

Umschlaggestaltung: Vierthaler & Braun Grafikdesign, München
Umschlagabbbildung: Getty Images, München (© gettyimages/Digital
Archive Japan, Inc.)
Redaktion: Dr. Gabriele Schweickhardt, Frankfurt am Main
Satz: Redline GmbH, Jürgen Echter
Druck: Himmer, Augsburg
Bindearbeiten: Thomas, Augsburg
Printed in Germany
ISBN 978-3-636-06339-7

Inhaltsverzeichnis

Zur Einstimmung.   7

Das große BodyFit-Buch –
Nutzen und Anwendung.   9

Gesundheit als Weg   13

Die einzelnen Monatsthemen des BodyFit-Buches   15

Wie Sie mit dem Kommentar arbeiten   17

Januar – Eine positive Einstellung zum eigenen
Körper gewinnen.   19

Februar – Entspannung und Entschlackung   59

März – Herz und Kreislauf.   103

April – Gesunde Ernährung (I).   143

Mai – der Wonnemonat der Sinnlichkeit   185

Juni – Gesunde Ernährung (II)   235

Juli – Körperbewusstheit, Yoga, Meditation.   275

August – Eine positive Geisteshaltung
fördert Ihr Fitnessbewusstsein.   325

September – Selbstheilung aktiv   371

Oktober – Psychosomatik:
Seele und Körper in Einklang bringen   415

November – Allgemeine Fitness   475

Dezember – Wertvolle Nahrungsergänzungen:
Naturprodukte und mehr   517

Nachwort. 565

Nahrungsmittel 567

Nahrungsergänzungen 571

Wirkung bestmmter Vitamine und Mineralien 573

Quellen- und Literaturverzeichnis 577

Zur Einstimmung:

Herzlichen Glückwunsch zum Erwerb Ihres ganz persönlichen Fitnessberaters!

Das vorliegende „BodyFit-Buch" enthält Kommentare und Tagesübungen und ist für jeden Menschen geeignet, der bereit ist, tiefergehend an sich zu arbeiten. Es regt Sie dazu an, täglich – zum Beispiel jeden Morgen nach dem Aufwachen – einige Minuten der eigenen Gesundheit zu widmen. Legen Sie es sich einfach neben das Bett.

Das BodyFit-Buch ist für den Praktiker gedacht. Es bietet Ihnen für jeden Kalendertag drei Elemente, die das Tagesthema rund machen:

1. das Tagesthema (**fett** geschrieben)
2. eine Kommentierung des jeweiligen Tagesthemas (Normalschrift)
3. den Tagestipp bzw. eine empfohlene Übung (*kursiv* geschrieben)

Indem Sie Tag für Tag mit dem „BodyFit-Buch" arbeiten, bringen Sie Bewusstheit in Ihr Körperenergiesystem. Unabhängig davon, wie alt und wie fit Sie gerade sind, können Sie anhand dieses Buches Ihren Körper und Ihre Gesundheit optimieren und über Ihren bisherigen Fitnesslevel hinauswachsen.

Dies lebendig zu erfahren, dazu lädt Sie das „BodyFit-Buch" ein.

In diesem Sinne wünsche ich Ihnen von ganzem Herzen gute Gesundheit und – was damit zusammenhängt – gute Gesinntheit. Bleiben bzw. werden Sie gesund und fit. Dies wünsche ich Ihnen mit fitten Grüßen

Ihr

Kurt Tepperwein

Das große BodyFit-Buch –
Nutzen und Anwendung

Wenn Sie Ihr Auto zur Inspektion bringen, dann klärt Ihr Mechaniker nicht nur die aktuellen Probleme, die Sie vielleicht mit dem Auto haben, sondern er betrachtet das ganze Fahrzeug. Er kümmert sich um abgefahrene Profile oder Bremsbeläge, Roststellen am Auspuff, überprüft das Motoröl und sorgt so dafür, dass Autoprobleme bereits gelöst werden, bevor sie überhaupt durch Symptome in Erscheinung treten können.

Wenn Ihr Auto ein Oldtimer ist, den Sie lieb gewonnen haben, dann möchten Sie ihn vielleicht sogar „aufrüsten". Ein guter Mechaniker wird Ihnen sagen, wie Sie die Innenteile Ihres Wagens auf den modernsten Stand bringen und ihn so ausrüsten können, dass Sie an ihm dann vielleicht mehr Freude haben, als Sie je hatten. Genau dies können Sie auch mit Ihrem Körper tun.

Sie erhalten mit dem „BodyFit-Buch" die Chance, angeleitet durch Ihren „Bücherfreund" Tag für Tag in Ihren Körper hineinzuspüren, sich gesund zu ernähren und Ihrem Organismus das Beste zu geben, was Sie haben: liebevolle und bewusste Aufmerksamkeit. Sie kann in vielen Fällen (wenn auch nicht in allen) den Arztbesuch ersetzen.

Bedenken Sie doch einmal, wie viele Krankheiten einfach durch Unaufmerksamkeit entstehen: durch falsche Kleidung, falsche Ernährung, falsche Schlaf- oder Lebensgewohnheiten. Natürlich sollten Sie zum Arzt gehen, wenn Sie krank sind. Das vorliegende „BodyFit-Buch" soll aber dazu beitragen, dass Sie gar nicht erst krank werden. In vielen Fällen könnten Sie als „medizinischer Selbstversorger" selbst vorbeugen. Die Kostenexplosion im Gesundheitswesen ist zu einem großen Teil durch unachtsames Umgehen mit dem eigenen Körper entstanden. Ihr Beitrag könnte es sein, nicht mehr krank zu werden oder zumindest nicht mehr als nötig.

Wenn Sie das hier Dargebotene konkret umsetzen, sollten Sie die Tipps, bei denen Sie im Zweifel sind, mit Ihrem Hausarzt und/ oder Heilpraktiker besprechen. Die hier dargestellten Themen wurden nach bestem Wissen und Gewissen bearbeitet. Trotzdem kann keine Gewähr für ihre Richtigkeit und keine Haftung für Ihre Gesundheit übernommen werden. Einige Übungen setzen eine entsprechende Grundfitness bzw. Gelenkigkeit voraus. Bitte prüfen Sie selbst, inwieweit diese Übungen für Sie geeignet sind. Einige Ernährungstipps setzen eine gesunde Konstitution voraus. Soweit in diesem Buch Nahrungsergänzungsmittel empfohlen werden, sollten Sie die Einnahme am besten mit Ihrem Arzt oder Heilpraktiker besprechen. Im Anhang finden Sie ein ausführliches Quellenverzeichnis, das es Ihnen ermöglicht, weiterzuforschen und nach eigenem Ermessen bzw. in Absprache mit Ihrem Arzt oder Heilpraktiker entsprechende Entscheidungen zu treffen.

Auch eine Reise von 1 000 Meilen beginnt mit dem ersten Schritt. Vielleicht erinnern Sie sich daran, wie schwer es Ihnen bei Ihren ersten Yogaübungen fiel, gerade zu sitzen. Und dann, nach einigen Monaten, erlebten Sie, wie wunderbar gerade und elastisch Ihre Wirbelsäule geworden war. Oder denken Sie doch einmal an das Laufenlernen von Kindern: Es sind kleine Schritte, die, Tag für Tag getan, das Leben positiv verändern.

Wir Menschen sind wie Ameisen, die auf einen Baum hinaufwollen. Eine Ameise kann am Tag sagen wir einmal 20 Zentimeter schaffen, aber in der Nacht rutscht sie wieder 15 Zentimeter hinunter. Wenn diese Ameise jetzt Tag für Tag ihre 20 Zentimeter nach oben klettert, wird sie ungeachtet aller „Rückschläge" eines Tages an der Baumkrone (und damit an den Blättern) angekommen sein.

Ebenso ist es mit der Gesundheit. Wir können die Schäden an unserer Gesundheit, die durch jahrelange falsche Ernährung und schlechte Lebensgewohnheiten entstanden sind, nicht über Nacht rückgängig machen. Viele dieser Schäden blieben in den ersten 40 Jahren unbemerkt, da der Körper sich zu Beginn unseres Lebens immer wieder selbst regeneriert. Doch wenn wir auch noch im Alter jung und vital sein wollen, müssen wir spätestens *heute* etwas tun. Hier zählt die regelmäßige tägliche kleine Tat mehr als ein einmaliger großer Gewaltakt. Dieses tägliche Tun wird durch das BodyFit-Buch dadurch unterstützt, dass Sie für jeden Tag ein eigenes Thema haben. Vielleicht möchten Sie Ihr Buch auf den Nachttisch legen, damit Sie daran erinnert werden, keinen Tag auszulassen.

Indem Sie gesund und leistungsfähig bleiben, tun Sie nicht nur sich selbst etwas Gutes – Sie leisten einen wertvollen Beitrag zu unserem Sozialsystem, wenn Sie auch mit zunehmendem Alter noch geistig und körperlich fit und damit arbeits- und leistungsfähig sind und sich selbst versorgen können, statt darauf zu hoffen, dass andere Sie mitfinanzieren. Wenn wir noch einmal bedenken, wie viel Krankheit und Degeneration durch Unbewusstheit und falsche Lebensführung entstehen, erweist sich das „BodyFit-Buch" als sinnvolle und verantwortungsbewusste Investition in Ihre Gesundheit und Ihre Vitalität. Es ist nicht wichtig, wie gesund oder krank Sie sich momentan fühlen. Es ist wichtig, in welche Richtung Sie sich bewegen. Um sein Leben und seine Gesundheit positiv zu verändern, ist es *nie* zu spät: Beginnen Sie deshalb heute mit dem „BodyFit-Buch" zu arbeiten, Ihr Körper und Ihr Umfeld werden es Ihnen danken!

Gesundheit als Weg

Normalerweise kaufen wir uns, wenn wir medizinische Selbstversorger sind, ein Fachbuch über Krankheiten, sobald wir ein Symptom registrieren. Oder wir gehen einfach zum Arzt und beauftragen ihn, unser Krankheit wegzuzaubern. Unsere gesamte moderne Medizin ist symptomorientiert.

Das vorliegende Werk bietet eine Buch-Kalender-Kombination, die gesundheitsbewahrenden Charakter hat. Das „BodyFit-Buch" ermuntert Sie dazu, sich nicht nur dann, wenn Sie krank sind, mit Ihrem Körper zu beschäftigen, sondern diesen Ihren Freund Tag für Tag in allen Einzelheiten besser kennenzulernen und ihn täglich zu „warten" – statt zu warten, bis er degeneriert. Ein Sprichwort sagt: „Lieber beugt der Mensch, der Tor, sich seinem Schicksal statt ihm vor!"

In unserer modernen Medizin haben wir leider weder eine Vorbeuge- noch eine Vorsorgemedizin. Die sogenannten Vorsorgeuntersuchungen sorgen ja gar nicht vor, sondern zeigen nur ein Symptom an, wenn es bereits vorhanden ist. Vorsorge, das hieße zu korrigieren, *bevor* das Symptom auftritt. Ich finde, dies sind wir unserer Gesundheit schuldig. Nur mit dem Zähneputzen machen wir es noch richtig: Wir putzen täglich die Zähne, statt einmal im Jahr beim Zahnarzt die Karies herausbohren zu lassen. Doch mit anderen Körperteilen gehen wir nicht so sorgfältig um. Wenn Sie bereit sind, den gleichen Aufwand, den Sie täglich mit dem Zähneputzen treiben, auch für Ihre restliche Gesundheit einzusetzen, können Sie bereits einiges bewirken. Doch kein Arzt leitet Sie dazu Tag für Tag an. Sie müssen das selbst bewerkstelligen und erhalten hier – erstmals – eine angemessene und abwechslungsreiche Hilfestellung dafür.

Im alten China erhielt der Arzt sein Honorar, solange der Patient gesund war. Erkrankte dieser, unterblieb die Zahlung. Der Arzt wurde also für die Erhaltung der Gesundheit und nicht für die Bekämpfung einer Krankheit bezahlt. So sollte es sein. Da wir unser Gesundheitssystem, das eher ein Krankenversorgungssystem ist, nicht ummodeln können, habe ich mich entschlossen, auf meine Art einen Beitrag zu einer umfassenderen Gesundheit und ihrem Verständnis zu leisten und Ihnen gleichzeitig meine wertvollen Instrumente zur Gesundheitsförderung an die Hand zu geben, die ich im Laufe jahrzehntelanger Praxis kennengelernt und ausprobiert habe. Dabei lernen Sie im Laufe eines Jahres eine ganze Reihe verschiedenster Methoden der Gesundheitsvorsorge kennen, die Sie sonst nur in zwölf verschiedenen Kursen geboten bekämen. Hier erhalten Sie quasi alles aus einer Hand. Die „Zutaten" wurden von mir sorgsam ausgewählt und zusammengestellt. Nach einem Jahr wissen Sie so viel, dass Sie möglicherweise daraus Ihre eigene Vorsorgemethode entwickeln, die Sie von da an ein Leben lang beibehalten werden. Viel Freude mit Ihrer neu erstarkten Fitness und Gesundheit!

Die einzelnen Monatsthemen des „BodyFit-Buches"

- *Januar – Eine positive Einstellung zum eigenen Körper gewinnen:* Zu Beginn des neuen Jahres stabilisieren wir gemeinsam die Einstellung, die es uns ermöglicht, die guten Vorsätze vom Jahresbeginn auch in die Tat umzusetzen.
- *Februar – Entspannung und Entschlackung:* Der Fastenmonat Februar eignet sich hervorragend für das Loslassen. Hierzu gehören auch Entspannungsübungen und Tipps für das Fasten.
- *März – Herz und Kreislauf:* Der Frühling beginnt und mit dem Erwachen der Natur – wollen auch wir etwas für unser Herz-Kreislauf-System tun. Übungen vom sanften Walken bis hin zum dynamischen Kreislauftraining finden Sie in diesem Monat.
- *April – Gesunde Ernährung (I):* Im April beginnt die Natur uns bereits mit ihren Frühlingsgaben zu beschenken. Wir erfahren sehr viel über gesunde Ernährung und welche Nahrungsmittel wir in diesem Monat bereits auf dem Markt vorfinden.
- *Mai – der Wonnemonat der Sinnlichkeit:* Im Mai steht die Natur in voller Blüte und es ist auch für uns die Zeit, in der wir erblühen können. Durch Massagen, Kuscheln, Körperkontakt, aber auch durch die Wahl von Düften, Farben und Sinneseindrücken laden wir uns mit Kraft auf.
- *Juni – Gesunde Ernährung (II):* Im Juni werden viele wertvolle Obst- und Gemüsesorten reif. In diesem Monat können wir mit unserer Nahrung dafür sorgen, dass wir unsere Speicher wieder auffüllen.
- *Juli – Körperbewusstheit, Yoga, Meditation:* Der Sommer lädt zu einem bewussten und liebevollen Umgang mit dem Körper ein. Eine Vielzahl an Übungen ermuntert Sie, die für Sie Optimalen herauszufinden und von nun an täglich zu praktizieren.

- *August – Eine positive Geisteshaltung fördert Ihr Fitnessbewusstsein:* Im August erreicht die Sonne ihre stärkste Kraft und diese Strahlkraft können wir auch in unserem Inneren finden. Sie erfahren in diesem Monat, wie Sie durch positive Geisteshaltung und positive Selbsteinrede Ihre Vitalität und Fitness fördern können.
- *September – Aktive Selbstheilung:* Die geistigen Kräfte, die wir im August aktiviert haben, nutzen wir jetzt bewusst, um Selbstheilungskräfte aufzubauen und auch um **gezielt** unsere „Zipperlein" in ihrer Selbstheilung zu unterstützen.
- *Oktober – Psychosomatik, Seele + Körper in Einklang bringen:* Der Oktober ist die ideale Zeit für die notwendigen Kurskorrekturen, die es uns ermöglichen, gesund durch den Winter zu kommen. Indem wir den Botschaften des Lebens und unseres Organismus lauschen, gelangen wir zu einem tieferen Verständnis unseres Körpers. Wir gehen bewusst mit dem um, was in uns stimmiger werden möchte, wir erlauben eine positive Transformation, sodass Körper und Seele miteinander optimal harmonieren.
- *November – Allgemeine Fitness:* Im November hat sich die Natur komplett zurückgezogen; in diesem Monat sollten wir Fitnesstraining und gezielte anderweitige körperliche Übungen betreiben, um auch im Winter unser Körperenergiesystem in Schwung zu halten. Eine Reihe diagnostischer Verfahren kann uns zeigen, wie fit wir sind und was noch zu tun ist.
- *Dezember – Wertvolle Nahrungsergänzungen, Naturprodukte und mehr ...:* Im Adventsmonat Dezember wollen wir uns selbst beschenken, indem wir uns in einer Zeit, in der die Natur schläft, damit auseinandersetzen, welche Nahrungsergänzungen unsere Vitalität aufrechterhalten. Dazu gehören nicht nur fertig abgepackte Mittelchen, sondern auch lebendige, haltbare Nahrung, die wir in diesem Monat zu uns nehmen können.

Wie Sie
mit dem Kommentar arbeiten:

Nachdem Sie das Tagesthema (in fetter Schrift) gelesen haben, sollten Sie den Tageskommentar langsam und aufmerksam lesen. Dort finden Sie tiefergehende Hinweise, abgestimmt auf die jeweilige Tageslosung.

Der Tageskommentar verdeutlicht das Tagesthema und vertieft es. Er breitet den Teppich der Tagesenergie weiter aus. Es steht Ihnen frei, in das „BodyFit-Buch" weitere Gedanken, Erfahrungen und Ergänzungen einzutragen. Bewusst wurde jeder Tageskommentar in einer Intensität und Dichte gehalten, die zu mehrmaligem Lesen und zum Kontemplieren einlädt. In einem normalen Sachbuch wäre es kaum möglich, so komprimiert zu schreiben, da es den Lesefluss bremsen würde. Beim „BodyFit-Buch" hingegen hat der Leser die Chance, sich mit dieser Dichte auseinanderzusetzen, das kompakt dargelegte Wissen auf sich wirken zu lassen und den Lesestoff auch geistig zu durchdringen, also auch einmal ein „dickes Brett" zu bohren. Dadurch wird tiefgründiges Denken angeregt, verhindert, dass über wertvolle Zeilen allzu schnell hinweggelesen wird. Damit Sie die Möglichkeit haben, sich Ihre eigenen Gedanken zu machen und sie auch noch zu festzuhalten, ist am Ende jedes Tages Platz für eigene Notizen gelassen. So wird aus einem anonymen „BodyFit-Buch" *Ihr* ganz persönliches Gesundheitstagebuch!

Der Tagestipp:

Den Tagestipp finden Sie jeweils am Ende jedes Tages in *kursiv*. Sie selbst entscheiden, ob Sie ihn als Einmalübung umsetzen, sich ihn ab sofort zur Gewohnheit machen (Dauerübung) oder ihn unbeachtet lassen. Am Tagesende überprüfen Sie am besten beim oder vor dem Einschlafen, wie gut Ihnen Ihre Tagesaufgabe gelungen ist. Dort, wo Sie wichtige Körpersignale übergangen oder betäubt haben, stellen Sie sich jetzt das richtige Verhalten vor bzw. bitten Ihr Unterbewusstsein, Ihnen zu zeigen, wie Sie hätten besser handeln können. Dadurch wird das richtige Verhalten im Unterbewusstsein verankert. Das Unterbewusstsein ist der Teil von Ihnen, der Ihnen im Alltag nicht bewusst ist, aber einen gewaltigen Speicher an Informationen und Energien birgt. Es spricht zu Ihnen durch Träume, Bilder und Körperwahrnehmungen, gestaltet aber auch Ihr tägliches Leben in weitaus größerem Ausmaß mit, als allgemein bewusst ist. Sie können das Bewusstsein mit einem Eisberg vergleichen, bei dem bekanntlich sechs Siebtel unter Wasser, das heißt unsichtbar sind. Das Siebtel, das wir sehen, entspricht unserem Tagesbewusstsein. Die sechs Siebentel, die unter Wasser liegen, korrespondieren mit unserem Unterbewusstein. Die Universelle Kraft/Eine Kraft entspricht dabei dem gesamten Meer. Wenn Sie Ihr Leben in Einklang mit Ihrem Unterbewusstsein gestalten, potenziert sich Ihre Energie.

Wenn Sie mögen, können Sie sich vor dem Einschlafen bereits mit dem Thema des nächsten Tages auseinandersetzen bzw. sich daran freuen, dass damit eine freudige Überraschung – und neue Aufgabe – auf Sie wartet. So gestalten Sie von Tag zu Tag mehr und mehr Ihr Leben und Ihre Gesundheit, statt sich von Lebensumständen und Launen kommandieren zu lassen. Sie leben mehr und mehr ein erfülltes und gesundes Leben und gewinnen täglich mehr Freude an Ihrem „Im-Körper-Sein", Sie werden geistig und körperlich fit, mehr und mehr, von Tag zu Tag.

JANUAR –
EINE POSITIVE EINSTELLUNG ZUM
EIGENEN KÖRPER GEWINNEN

1.

Die beste Investition ist die Investition in sich selbst

Andreas Mielck verdanken wir eine der umfassendsten Studien über den Zusammenhang zwischen Sozialstatus und Gesundheit.[1] Mielck kommt zu folgendem Resultat: „Menschen, die reich, gebildet und angesehen sind, sind statistisch wesentlich seltener krank als Menschen, die arm, ungebildet und nicht angesehen sind. Privilegierte Schichten sind gesünder als unterprivilegierte, dieser Unterschied ist in den letzten zwanzig Jahren noch deutlich gewachsen." Die Gründe hierfür liegen (nach Mielck) unter anderem in Unterschieden bezüglich

- Bewältigungsressourcen (z. B. eigene geistige Fähigkeit der Verarbeitung, aber auch soziale Unterstützung)
- emotionaler Intelligenz, die den Körper schont
- gesundheitlicher Belastungen (z. B. Belastungen am Arbeitsplatz)
- gesundheitlicher Versorgung (z. B. Kommunikation zwischen Arzt und Patient, Auswahl der entsprechenden Heilmethode usw.)
- Gesundheits- und Krankheitsverhalten
- Mortalität und Morbidität

Oft können wir nicht beeinflussen, wie viel Geld wir verdienen. Doch wir können angesichts des Wissens, das wir mit diesem Buch erhalten, unsere Geldausgaben neu bewerten.

Darüber hinaus verhilft Ihnen dieses Buch zu einem Fitnessbewusstsein, das weit über dem Durchschnitt liegt. Indem Sie mit diesem Buch Tag für Tag arbeiten, haben Sie einen Informationsvorteil gegenüber denjenigen, die sich nicht bewusst mit ihrer Fitness auseinandersetzen. Ganz nebenbei erfahren Sie vieles, das Sie einfach nur tun (oder lassen) müssen, um weitaus gesünder und fitter zu leben als bisher, und das Sie keinen Cent kostet. Durch manche meiner Tipps sparen Sie sogar Geld – und fördern zugleich Ihre Gesundheit.

Heute mache ich mir bewusst, dass körperliche Fitness ein hoher Wert ist. Ich öffne mich für die wertvollste Investition: die Investition in mich selbst und meine Gesundheit.

2.

Ich bin dankbar für den Körper, den ich habe

Dankbarkeit für das, was Sie vom Leben bekommen haben, ist die Grundvoraussetzung dafür, um nach besten Kräften mit Ihren Gaben zu wirtschaften. Dies betrifft besonders die Dankbarkeit gegenüber dem eigenen Körper. Ihr Körper hat Ihnen ein Leben lang gedient – haben Sie jemals daran gedacht, ihm dafür zu danken?

Es ist ein wunderbares Privileg, in einem menschlichen Körper zu wohnen und als Mensch zu leben. Unabhängig davon, ob Ihr Körper gerade gesund ist oder ob er Schmerzen hat, ob er Ihnen attraktiv oder weniger attraktiv vorkommt, verdient er Ihre Dankbarkeit. Dies ist die Grundvoraussetzung dafür, dass Ihr Körper mit Ihnen liebevoll kooperiert.

Wenn Sie Ihren Körper ablehnen, wird er auch Sie ablehnen. Doch wenn Sie ihn annehmen und ihm gegenüber für die vielen Leistungen dankbar sind, die er Tag für Tag für Sie vollbringt, wird Ihre Beziehung zu Ihrem Körper täglich liebevoller. Und das ist notwendig, damit Sie sich Ihre Fitness bis ins hohe Alter bewahren.

Heute danke ich einmal ganz bewusst meinem Körper für seine Beschaffenheit und für die vielen Leistungen, die er Tag für Tag für mich vollbringt.

3.

Mit meinem Körper in Frieden kommen

Bei den Menschen gibt es unendlich viele verschiedene Körper: große und kleine, dicke und dünne, blasse und farbige. Ihr Körper ist einer von vielen. Viele Menschen leiden unter der Beschaffenheit ihres Körpers, sind mit ihr unzufrieden. Doch der Grund für diese Unzufriedenheit liegt häufig lediglich in Vorstellungen davon, wie der Körper sein sollte, darin, dass viele Menschen nicht den Körper akzeptieren können, den sie vom Leben mitbekommen haben.

Lernen Sie mit Ihrem Körper zufrieden zu sein, indem Sie mit sich und Ihrem Körper in Frieden kommen. Statt ihn dafür zu verdammen, dass er nicht „perfekt" ist – und welcher Körper ist schon perfekt –, können Sie ihn lieben, wie er ist, ihn sinnvoll benutzen und seine Beschaffenheit genießen. Sobald Sie das tun, geschieht ein Wunder: Ihr Körper beginnt sich aus sich selbst heraus positiv zu verändern, schöner und gesünder zu werden.

Wenn Sie in einen anderen Menschen verliebt sind, werden Sie entdecken, dass er durch Ihre Liebe schön wird. Genau das Gleiche geschieht, wenn Sie beginnen, Ihren Körper zu lieben. Er wird im Laufe der Monate seine Form ins Positive verändern und Ihre Liebe ausdrücken, genauer gesagt verkörpern.

Heute akzeptiere und liebe ich meinen Körper – so wie er ist.

4.

Eine Inspektion bei sich selbst machen – den eigenen Körper checken

Das Wort „checken" ist neudeutsch und stammt vom englischen Wort „to check" = prüfen, kontrollieren ab. Umgangssprachlich wird es heute auf vielerlei Weise verwendet:

- überprüfen, kontrollieren: die Autobatterie checken
- verstehen, erkennen: bei neuen Computerprogrammen nichts checken
- etwas erreichen, Erfolg haben: bei einem Verkaufsgespräch etwas checken

Wenn Sie heute Ihren Körper „checken", sollten Sie

- überprüfen, inwieweit Ihr Körper gesund und in jeder Beziehung aktionsfähig ist
- verstehen, wie Ihr Körper funktioniert und was er braucht (die Botschaft Ihres Körpers, Ihrer Organe und mögliche Symptome verstehen)
- die Voraussetzungen dafür schaffen, um erfolgreich mit Ihrem Körper zusammenarbeiten zu können (zum Beispiel durch gezieltes oder auch spielerisches Training, Umstellung der Ernährungs- und Lebensgewohnheiten usw. eine bessere Gesundheit erreichen)

Heute checke ich einmal meinen Körper, indem ich überprüfe, wie es ihm geht (gegebenenfalls durch eine Routineuntersuchung bei meinem Hausarzt), mir bewusst mache, was mir mein Körper durch sein „So-sein" sagen will, und überlege, was ich in Zusammenarbeit mit meinem Körper erreichen möchte.

5.

Mein Körper ist mein Freund

Viele Menschen haben eine schwierige Beziehung zu ihrem Körper. Die einen vernachlässigen ihn, indem sie sich nicht um sein Aussehen und seine Befindlichkeit kümmern. Die anderen fordern ihm härteste Leistungen ab, ohne wahrzunehmen, wie es ihrem Körper dabei geht. Wenn wir unser Auto vernachlässigen oder permanent auf Hochtouren fahren, ohne uns wirklich um die „Befindlichkeit" unseres Fahrzeugs zu kümmern, werden wir erleben, dass es verkommt oder einen „Kolbenfresser" bekommt, weil wir vergessen haben, nach dem Öl zu schauen.

Genauso wie wir unser Auto warten müssen, damit es uns so lange wie möglich erhalten bleibt und dabei gute Dienste leisten kann, genauso müssen wir uns liebevoll um unseren Körper kümmern, um möglichst lange fit zu bleiben. Wenn Sie Ihren Körper lieben, dann achten Sie auf die Signale, die er Ihnen gibt. Wie bei einem Auto hören Sie auf jedes auffällige Geräusch, ob der Motor rund läuft und alles in Ordnung ist. Wenn Sie Ihren Körper lieben, werden Sie auf seine Botschaften lauschen, bewusst mit ihm umgehen, nicht „Junkfood" in ihn hineinfüllen, ihm auch genug zu trinken geben, zur rechten Zeit im rechten Maß das Richtige essen und ihn angemessen bewegen – dies alles aus einer Liebe zu Ihrem Körper heraus. Dies bedeutet, die Bedürfnisse des eigenen Körpers sorgsam zu beachten und gut für ihn zu sorgen.

Auch wenn Ihr Körper nach Gesetzmäßigkeiten „funktioniert", die sich mit denen einer Maschine vergleichen lassen, möchte er nicht auf eine solche reduziert werden. Er arbeitet wesentlich differenzierter. Seine Funktionsweise ist geradezu ein Wunderwerk und möchte auch entsprechend bewundert und gewürdigt werden. Im Gegensatz zu einem Auto, das vielleicht zehn bis zwanzig Jahre hält, möchten Sie an Ihrem Körper wesentlich länger Freude haben. Und das erfordert, dass Sie sich Ihres Körpers liebevoll annehmen und in ständiger „Bioresonanz" mit ihm leben.

Heute mache ich mir einmal bewusst, welche Einstellung ich zu meinem Körper habe: Ist er für mich ein nutzloses Anhängsel, eine Maschine, der ich permanent Höchstleistungen abfordere, oder ist er mir wirklich ein Freund und Verbündeter?

6.

Fit zu sein bietet viele Vorteile

Die eigene Fitness zu trainieren bedeutet, Gesundheit und körperliche Leistungsfähigkeit auf allen Ebenen (Fitness) zu erhalten oder zu verbessern. Damit unterscheidet sich die Fitness vom (extrem ambitionierten) Leistungssport und auf der anderen Seite von Krankengymnastik und Rehamaßnahmen, die Störungen im Körper zu beheben oder zu mildern suchen. Fitness bedeutet, dafür zu sorgen, dass Krankengymnastik- und Rehamaßnahmen möglichst gar nicht erst notwendig werden.

Anders als mit Ihrem Auto können Sie mit Ihrem Körper kommunizieren. Denn er ist keine tote Maschine, er ist ein „Wesen" und sagt Ihnen ganz genau, was er von Ihnen braucht.

Fit zu sein bietet viele Vorteile. Es ist sinnvoll und dient Ihnen als Motivation für Aktivitäten, sich dessen bewusst zu sein. Indem Sie etwas für Ihre Fitness tun, steigern Sie Ihre Konzentrations- und Lernfähigkeit. Das Risiko, Zivilisationskrankheiten wie Herzinfarkt oder Fettleibigkeit zu bekommen, ja sogar das Risiko von Krebs kann durch gezieltes Fitnesstraining verringert werden. Doch Fitness kann noch wesentlich mehr für Sie tun. Welche Vorteile sie Ihnen persönlich bringt, können nur Sie wissen und sollten Sie sich auch notieren, um stets Ihre Motivationsliste bei der Hand zu haben.

Heute mache ich mir einmal bewusst, welche Vorteile es mir bietet, fit zu sein.

7.

Fit zu sein bedeutet,
den Herausforderungen des Lebens zu begegnen

Die Idee, der Körper sei wie eine Hochleistungsmaschine zu benutzen, rührt von einem Missverständnis her, das im Dritten Reich propagiert wurde. Damals wollte man den menschlichen Körper im Sinn des arischen Idealkörpers so formen, dass er „schnell wie Windhunde, zäh wie Leder und hart wie Kruppstahl" würde. So wurden damals leistungsschwache Menschen diskreditiert, doch diese Maxime hat mit der eigentlichen Bedeutung von Fitness nichts zu tun. Fitness bedeutet nicht, Körper, Geist und Seele Höchstleistungen ohne Rücksicht auf Verluste abzufordern.

Das Wort „fit" kommt aus dem Englischen und bedeutet „geeignet, befähigt, passend, tauglich, in guter Form, bereit". Hieran erkennen wir, dass jeder Mensch mit seinem Körper „fit" sein kann – und zwar nach den ihm eigenen Maßstäben. Fitness fordert Sie dazu auf, den Bedürfnissen Ihres Körpers zu lauschen und ihnen auf optimale Weise Rechnung zu tragen. Damit sorgen Sie dafür, dass Ihr Körper den Anforderungen, die das Leben an ihn stellt, so gut es geht gerecht werden kann.

Hierbei sind die Bedürfnisse unterschiedlich: Für den Körper eines Bergbauarbeiters bedeutet „bereit zu sein" sicherlich etwas anderes als für den eines Pianisten oder eines Denkers. Folglich ist „Fitness" im eigentlichen Wortsinn für jeden etwas anders gelagert. Eines jedoch haben alle Menschen gemeinsam: Sie alle wollen so weit wie möglich frei sein von Krankheit, Degeneration und Leiden und hierzu möchte dieses Buch beitragen.

Heute mache ich mir einmal bewusst: Was bedeutet Fitness für mich? Was möchte ich mit meinem Körper machen können, damit ich mich fit fühle?

8.

Fitness bedeutet positive Anpassung

Die Wissenschaft definiert „biologische Fitness" als den Grad der Anpassung an einen Zustand (engl. fit = passend, angepasst). Wenn also Charles Darwin über „survial of the fittest" schreibt, meint er damit nicht das fälschlich übersetzte „Überleben der Stärksten", sondern das „Überleben der Angepasstesten".

Woran aber muss ich mich anpassen? An die Spielregeln der Zivilisation, in der ich lebe, an die Fürsorge für einen immer älter werdenden Körper, aber auch an meine privaten und beruflichen Lebensbedingungen und meine geistig-seelische Entwicklung. Diese Anpassung sollte nicht unbewusst erfolgen, sondern bewusst gesteuert werden. Anpassung bei gleichzeitiger Bewusstheit über die eigenen Möglichkeiten beinhaltet auch, biologisch sinnvolle gegenläufige Aktionen miteinander zu kombinieren. Beispiel: Sport nach Feierabend, um einen Ausgleich zur körperfeindlichen Bewegungsarmut unserer heutigen Zeit zu schaffen.

Wenn Bewusstsein und Körper sinnvoll miteinander kooperieren, leben sie in Harmonie mit Ihrem Körper. Denn Harmonie ist, wenn für Körper, Geist und Seele alles im rechten Maß vorhanden ist und beachtet wird.

Heute mache ich mir Gedanken darüber, wie ich mein Leben so führen kann, dass es meinen Körper gesund erhält und ich zugleich allen beruflichen und privaten Anforderungen gerecht werde.

9.

Fitness ist Wohlbefinden

Im Volksmund wird unter Fitness „allgemeines Wohlbefinden" verstanden. Mit Wohlbefinden meinen wir hierbei nicht den „emotionalen Rausch", den wir aufgrund von Genussmitteln erhalten, sondern ein dauerhaftes, tiefes, aus sich selbst erwachsendes Sich-Wohlfühlen. In dem Sinn ist Wohlbefinden ein Seinszustand.

Heute mache ich mir einmal einen Augenblick in meinem Leben bewusst, in dem ich tiefes Wohlbefinden erlebt habe. Welche Lebensweise und welche innere Einstellung hatte ich damals? Welche Konsequenzen ergeben sich daraus für mein heutiges Leben?

10.

Authentisch mit dem eigenen Körper umgehen

Fitness bedeutet passend zu sein, stimmig also. Fitness bedeutet also nicht nur, Leistungen zu erbringen, sondern auch authentisch mit dem eigenen Körper umzugehen. Ein Mensch ist dann authentisch, wenn er immer genau das ist, was er ist – ohne zu versuchen, sich anders zu geben oder etwas vorzutäuschen. Authentischer Umgang mit dem Körper bedeutet, dem eigenen Körper zu erlauben, so zu sein, wie er ist, mit ihm zu kooperieren. Sie können mit Ihrem Körper sprechen. Wenn Ihr Körper beispielsweise Müdigkeit signalisiert, hat das einen Grund. Es kann sein, dass zu wenig Sauerstoff im Raum ist oder Sie zu viel gegessen haben. Es kann auch einfach sein, dass Ihr Körper ein wenig Ruhe benötigt.

Heute spüre ich, was mein Körper braucht, und gebe es ihm.

11.

Fitness bedeutet, die täglichen Anforderungen bewusst und im Vorfeld wahrzunehmen

Da Fitness immer im Bezug zu den Alltagsanforderungen steht (engl. to fit = passen), soll Ihre Fitness dazu dienen, dass Sie sich wohlfühlen und Belastungen standhalten. In dem Sinn brauchen wir nicht nur körperliche Fitness, sondern auch die Fähigkeit, mit emotionalen und mentalen Herausforderungen souverän umzugehen. Menschen, die bereit sind, sich um ihre Fitness zu kümmern, leben statistisch länger, gesünder und haben mehr vom Leben. Es ist deshalb für Sie wichtig, die eigene Fitness im Bewusstsein zu behalten.

Zur Fitness gehört es natürlich auch, vorbereitet in den Tag zu gehen, optimal eingestimmt auf das, was der Tag heute von mir erwartet.

Heute mache ich mir einmal bewusst, welche Anforderungen mein Alltag an mich stellt und durch welche Lebens-, Reaktions- und Denkweise ich diesen Herausforderungen optimal begegnen kann.

12.

Gesundheit und Gesinntheit
hängen eng miteinander zusammen

Gesundheit ist mehr als nur die Abwesenheit von Krankheit: „Gesund sein ist die fein abgestimmte Balance vieler Rhythmensysteme in unserem menschlichen Körper auf verschiedenen stofflichen und energetischen Ebenen. Der menschliche Körper ist ein äußerst diffiziles Schwingungskonzept, ein harmonisches Grundsystem, das allerdings durch schwächende und kränkende Denkeingriffe sowie ungesunde Lebensführung erheblich „verstimmt" werden kann. Niemand ist heil, aber das Heilsame ist in uns, in jedem! Das menschliche Körpersystem ist auf Homöostase, auf den völligen Gleichklang und funktionierenden Regelbetrieb eingeschworen und eingeschwungen."[2]

Gemäß der Weltgesundheitsorganisation (WHO) ist Gesundheit „ein Zustand des vollkommenen körperlichen, seelischen und sozialen Wohlbefindens". Wir erkennen an dieser Definition, dass sich Gesundheit nicht nur auf den Körper bezieht, sondern auf unser ganzes Sein.

Interessanterweise kommt die WHO-Definition von Gesundheit der buddhistischen Idee vom „Wohl-sein" (englisch: „wellbeing" = „Wohl-sein") sehr nahe. Den engen Zusammenhang zwischen Gesundheit und Geisteshaltung erkennen wir auch, wenn wir uns den Begriff von Gesundheit in anderen Sprachen anschauen. Gesundheit bedeutet

- auf Englisch: health (verwandt mit „heil", „heilig")
- auf Isländisch: heilsa (verwandt mit Heil)
- auf Französisch: santé (verwandt mit Sankt = heilig)

Hier erkennen wir, wie eng Gesundheit mit „Gesinntheit" zusammenhängt.

Heute entscheide ich mich dafür, eine „Gesinntheit" anzunehmen, die meiner Gesundheit zuträglich ist. Beispielsweise indem ich im Alltag immer wieder prüfe, ob das, was ich tue, toleriere, unterlasse, esse, denke und rede, meiner Gesundheit zuträglich ist oder nicht.

13.

Den Wert der Gesundheit erkennen

Das deutsche Wörterbuch definiert Gesundheit als „geistig ausgeglichenen und emotional harmonisch empfundenen, in jeder Hinsicht als ausreichend kraftvoll erlebten Allgemeinzustand voller Arbeits- oder Leistungsfähigkeit und uneingeschränkter Handlungsfähigkeit".

Der hohe Wert von Gesundheit wird oft erst bei Krankheit oder in der zweiten Lebenshälfte erkannt. Viele Menschen ruinieren in der ersten Lebenshälfte ihre Gesundheit, um an Geld zu kommen, und geben in der zweiten Lebenshälfte ihr Geld wieder aus, um an Gesundheit zu kommen.

Wer ernsthaft krank ist, gibt alles, um die Gesundheit wiederzuerlangen. Von Alexander dem Großen ist bekannt, dass er auf dem Sterbebett bereit war, demjenigen, der ihm ermöglichte, nur einen Tag länger zu leben, sein ganzes Königreich versprach – vergebens.

In der Jugend leben wir oft unbeschwert und treiben Raubbau mit unseren Kräften, weil wir glauben, dass unsere Gesundheit uns für immer erhalten bleibt. Oft sind es erst schwere Krankheiten oder Alterungserscheinungen, die den Menschen zu einer Umkehr im Lebenswandel führen.

Heute mache ich mir bewusst, welchen hohen Wert es hat, gesund zu leben und zu bleiben und dafür auch etwas zu tun.

14.

In die eigene Gesundheit investieren

Gesundheit kostet Geld. „Er starb früher, weil er arm war" könnte man aufgrund der bereits erwähnten Studien von Mielck vermuten (siehe 1. Januar, S. 20). Doch auch Sie können gesünder leben – bei gleichem Einkommen. Umschichten heißt die Devise: Wenn Sie statt einer Fernreise einen gesunden Wanderurlaub im Bayerischen Wald machen, können Sie das gesparte Geld dafür einsetzen, um sich ein ganzes Jahr lang hochwertig zu ernähren. Wenn Sie teure Restaurantbesuche unterlassen, reicht es vielleicht für ein Jahresabo im Fitnessstudio usw.

Wenn Sie sich aufgrund Ihres Gesundheitsbewusstseins gesünder ernähren, beispielsweise von Biokost, mag das für Sie erst einmal ins Geld gehen – doch diesen Luxus sollten Sie sich wert sein. Wenn Sie bedenken, dass eine einzige Krankheit, trotz Krankenversicherung, Sie in den Ruin treiben kann, sind die Kosten für die Gesundheitsvorsorge verhältnismäßig gering. Der nachträgliche Versuch, die Gesundheit wiederherzustellen, kann teuer werden. Deshalb ist es sinnvoller, in die eigene Gesundheit zu investieren als in Aktien an der Börse.

Heute überlege ich, welche Investition in die eigene Gesundheit ich tätigen möchte.

15.

Die körperliche Befindlichkeit bewusst wahrnehmen

Fast täglich, manchmal sogar mehrmals am Tag werden wir gefragt: „Wie geht es dir?" Und meistens antworten wir mit der Floskel: „Danke und selbst?" Manchmal haben wir vorgefertigte Antworten, die wir dem anderen mitteilen, zum Beispiel: „Ich habe viel zu tun", „aufregend wie immer", „mein Sohn hat etwas ausgefressen, da habe ich ihm Hausarrest gegeben". Oder wir erzählen, was uns gerade durch den Kopf geht: „Über Elfriede könnte ich mich aufregen, da hat sie doch tatsächlich ..." oder „Bei dem Wetter, da kann es einem nur schlecht gehen ...".

Nur selten spüren wir in uns hinein und machen uns und anderen unsere eigene Befindlichkeit bewusst. Das Hinspüren, wie es uns geht, ist eine „innere Bewegung", die die meisten von uns längst verlernt haben. Auch will man sich oder anderen gegenüber nicht so gern zugeben, wie es einem wirklich geht.

Sobald ein ungutes Gefühl auftaucht, betäuben viele sich durch ein Genussmittel, suchen Ablenkung oder gar Zerstreuung. Kein Wunder, dass sie ihrem Körper mehr und mehr fremd werden. Dabei kann allein die Bewusstheit darüber, wie es einem geht, helfen, die richtigen Taten zu setzen und sich die richtigen Einstellungen anzueignen.

Übung: Gehen Sie für einen Moment in die Stille und nehmen Sie Ihren Körper wahr:

- Wie geht es ihm?
- Wie fühlt er sich an?
- Fühlen Sie sich schlapp oder überdreht, energiegeladen oder gestresst?

Nehmen Sie Ihre Befindlichkeit deutlich wahr und artikulieren Sie sie. Bringen Sie mit Ihren Worten den Wunsch zum Ausdruck, dass sich Ihre Befindlichkeit verbessern möge, zum Beispiel indem Sie sagen: „Ich fühle mich müde und ich wünsche mir, mit meiner Befindlichkeit in optimaler Weise umgehen zu können." Die positive Ausrichtung fördert dabei positive Ergebnisse.

Heute fühle ich in meinen Körper hinein und frage mich, wie es ihm geht.

16.

Den eigenen Körper ehren und so der Degeneration vorbeugen

Eine liebevolle Beziehung zum eigenen Körper zu pflegen ist der beste Weg, um auch im Alter jung und vital zu bleiben. Viele Menschen haben vergessen, über das Wunder zu staunen, das ihr Körper ist. Sie haben aufgehört mit ihm zu kommunizieren. Sie betrachten ihn als einen Gebrauchsgegenstand, der „funktionieren" muss, nicht als mehr.

Auch ein „alter" Körper hat seine Schönheit und verdient alle Liebe, Aufmerksamkeit und Respekt. Er drückt gelebtes Leben aus. Indem Sie Ihrem Körper die Ehre erweisen, während er täglich älter wird, beugen Sie der Degeneration Ihres Körpers vor, so weit das möglich ist.

Übung: Erinnern Sie sich einmal an die frühere Beschaffenheit Ihres Körpers, zum Beispiel in Ihrer „Sturm- und Drangzeit". Erfreuen Sie sich noch einmal der überschäumenden Kraft von damals, aber erinnern Sie sich auch an die Unreife, die Ihr Körper immer wieder mal ausgedrückt hat. Und dann genießen Sie einmal ganz bewusst die Reife, Würde und Harmonie, die Ihr Körper inzwischen ausstrahlt

Heute akzeptiere ich einmal ganz bewusst die Reife, die Würde und die gelebte Erfahrung, die mein Körper in seinem jetzigen Alter ausdrückt.

17.

Zyklisch leben – gesund leben

Fit zu sein bedeutet, auch mit seinen eigenen Körperzyklen im Einklang zu leben. Die berufliche, sportliche und gesundheitliche Leistungsfähigkeit eines Körpers unterliegt Perioden. Das ist nicht nur bei der Frau so, sondern auch beim Mann. Der „Biorhythmus" ist ein Versuch, diese Zyklen zu beachten. Doch unabhängig vom Biorhythmus gibt es individuelle Leistungszyklen, die mit Jahreszeit, Hormonschwankungen, kosmischen Zyklen (zum Beispiel Mondkalender) und einer Reihe anderer Faktoren zusammenhängen, die beim einzelnen Menschen unterschiedliches Gewicht haben. Hier ist es wichtig, den eigenen Rhythmus wahrzunehmen und liebevoll zu begleiten. Dies bedeutet zu ruhen und sich, so weit es geht, zu regenerieren, wenn der Zyklus ein Leistungstief anzeigt, und dann mit dem Wellenhoch die eigene Leistungsfähigkeit zu nutzen. Es bedeutet, nicht gegen die eigenen Körperzyklen anzugehen, sondern mit den Körperenergien zu fließen.

Auch im Laufe des Tages unterliegt Ihr Körper Zyklen. Morgenmenschen haben einen anderen Zyklus als Abendmenschen. Wenn Sie Ihren Körper beobachten, wissen Sie, an welchem Tag und zu welcher Uhrzeit Sie beispielsweise Sport treiben oder einen wichtigen Geschäftstermin wahrnehmen sollen und wann nicht. Wenn Sie lernen, mit Ihrem eigenen Zyklus zu leben, leben Sie gesünder und fitter als andere, die gegen ihren Rhythmus angehen und ihren Körper damit vergewaltigen.

Heute nehme ich einmal ganz bewusst meine Leistungszyklen wahr und lebe in Einklang mit ihnen.

18.

Verzicht auf Suchtmittel

Suchtmittel belasten Nerven und Gesundheit. Sie machen letztendlich abhängig. Zu den Suchtmitteln gehören Alkohol, besonders wenn er in größeren Mengen konsumiert wird, Zigaretten, natürlich Drogen, aber auch die Fernsehsucht oder die Sucht nach Internetunterhaltung.

Wenn Sie lernen, sich der Stimulation durch Suchtmittel zu enthalten, gewinnen Sie nach anfänglichen Entzugserscheinungen eine ganz neue Freiheit zurück. Sollte es Ihnen schwer fallen, mit einer Sucht aufzuhören, finden Sie Unterstützung bei der Vereinigung der „Anonymen". Über das Internet finden Sie auch eine Gruppe in Ihrer Nähe. Hilfe wird für alle Suchtthemen geboten, angefangen vom Alkoholismus („anonyme Alkoholiker") bis hin zur Arbeitssucht („anonyme Arbeitssüchtige").

Heute frage ich mich, ob es eine Sucht gibt, die ich durch ein geeigneteres Verhalten ersetzen möchte.

19.

Nikotin vermeiden

Jede Zigarette enthält nachweislich circa viertausend schädliche Stoffe, die nicht nur die Lunge, sondern auch die Arterien belasten.
Statistisch gesehen verringert jede Zigarette die Lebenserwartung eines Rauchers um 15 Minuten. In Deutschland sterben auch heute noch jährlich viele tausend Menschen an den Folgen des Rauchens. Doch auch als Nichtraucher können Sie belastet werden, da sich das Mitrauchen ebenfalls schädigend auswirkt. Sie sollten deshalb darauf achten, sich unnötigem Rauch zu entziehen.

Tipps:

• Reservieren Sie sich im Zug bereits beim Buchen einen Platz im Nichtraucherabteil
• Unterbinden Sie das Rauchen in Ihrem Auto und in Ihrem Schlafzimmer ganz
• Verabreden Sie sich in Nichtraucherlokalen bzw. wechseln Sie das Lokal, falls es verraucht ist
• Wenn Sie mit Zigarettenrauch konfrontiert werden, gehen Sie öfter an die frische Luft

Um den Folgen des Rauchens entgegenzuwirken empfiehlt sich die Einnahme von hochdosiertem Vitamin C, am besten in natürlicher Form oder als Ester-C (das ist ein speziell entwickeltes, besonders hochwertiges Vitamin C, das nicht sauer ist und eine optimale Bioverfügbarkeit aufweist, also schneller resorbiert werden und am Wirkort zur Verfügung stehen).

Heute achte ich darauf, mich vor den Folgen des Rauchens zu schützen. Falls ich Raucher bin, überlege ich das Rauchen aufzugeben oder zumindest deutlich zu reduzieren.

20.

Haut und Selbstliebe hängen eng miteinander zusammen

Die Haut steht in einer engen Beziehung zum Selbstbild, zu Individualität, Sensitivität und zum Hautgefühl. Die Haut ummantelt den menschlichen Organismus. Sie hat viele Funktionen:

- **Aufnahme von Sonnenlicht, Luft (Sauerstoff), aber auch von Inhaltsstoffen (etwa beim Moorbad):** Mit guter Luft und Sonnenlicht können wir unseren Körper tatsächlich zu einem großen Teil ernähren. Gerade dort, wo wir in guter Luft sind (speziell an den unbedeckten Körperpartien) können wir über die Haut Mikroorganismen, Vitamine, Spurenelemente und Farbinformationen aufnehmen. Gesunde Luft und unbelastetes Sonnenlicht schenken uns eine wesentlich feinstofflichere Nahrung als versmogte Großstädte, in denen wir zu einem großen Teil auf grobstoffliche Nahrung angewiesen sind. Schließlich ernährt sich unser Organismus nicht nur durch das Essen, das wir zu uns nehmen, sondern auch durch Sauerstoff und Licht (diverse Studien, z. B. das Buch „Die Botschaft der Nahrung" von Popp/Bischopp, zeigen, dass wir in erster Linie „Information" essen und erst in zweiter Linie Stoff). Deshalb ist für Großstädter der Wochenendausflug in die Berge oder an die See so wichtig.
- **Ausscheidung und Entgiftung:** Beides unterstützen wir besonders beim Schwitzen, beispielsweise in der Sauna. Schlackenstoffe, die wir durch Schwitzen verlieren, entlasten Leber und Nieren in ihrer Arbeit. Dort, wo Hautkrankheiten auftreten, können sie mit inneren Entgiftungsprozessen zu tun haben. Sie künstlich einzudämmen könnte die Entgiftungsorgane stärker beeinträchtigen, als uns lieb ist. Besser ist es in dem Fall, eine Entschlackungsdiät einzulegen und dem Körper so zu helfen, seine Abfallstoffe loszuwerden.

- **Kontaktorgan:** Über die Tastsensoren werden Sinnesreize weitergeleitet.
- **Schutz des Körpers vor Außeneinflüssen:** Die Haut verhindert, dass Dinge von außen in den Körper eindringen können, sie schützt aber auch vor Stößen usw.

Hautprobleme können mit vielfältigen Dingen zusammenhängen: Wut auf sich oder andere (Pickel sind geballte, aus dem Inneren nach außen drückende Wutbomben), Ängstlichkeit, Furcht, Ruhelosigkeit, Mangel an Erfüllung, über jemanden oder etwas irritiert sein (bei Hautirritation), Ängstlichkeit in der Beziehung zu sich und/oder anderen, „nicht aus seiner Haut können", „aus der Haut fahren wollen", „eine dünne Haut haben" bzw. „ein dickes Fell haben". Unsere Haut braucht Berührung, Nähe, Zärtlichkeit. Wo wir das alles nicht bekommen, sollten wir uns zumindest eine gute Massage gönnen.

Heute tue ich meiner Haut etwas Gutes, indem ich sie Licht und frischer Luft aussetze oder mir eine gute Massage gönne.

21.

Lächeln Sie der Sonne zu

Selbst wenn die Sonne heute auch nur ganz wenig scheint, wenden Sie Ihr Gesicht ihr zu und vor allem: Lächeln Sie dabei. Forschungen an Menschen haben ergeben, dass die Zähne in der Lage sind, die Kraft der Sonnenstrahlen aufzunehmen und an den Körper weiterzuleiten. Für die Wirkung der Sonne müssen Sie nicht unbedingt im Freien ein Sonnenbad nehmen, das Sonnenlicht wirkt auch durch Glas hindurch. Je mehr Körperfläche Sie der Sonne aussetzen, umso besser für Sie. Deshalb ist es bei Wintersonne empfehlenswert, in der Wohnung vor dem Südfenster unbekleidet sonnenzubaden. So spüren Sie genug Wärme und zugleich die positive Wirkung der Sonnenstrahlen am ganzen Körper.

Sollte heute die Sonne nicht scheinen, so stellen Sie sich einfach ein solches Sonnenbad vor und unterstützen dieses innere Bild vielleicht durch karibische Musik, Reggae, Salsa, oder Hawaii-Musik. Allein die Fantasie kann Sonne in Ihr Herz bringen, selbst wenn es draußen stürmt und schneit.

Heute genieße ich die Wintersonne oder ich stelle mir vor, dass ich am Strand in der Sonne liege.

22.

Geistige Fitness ist ebenso wichtig wie körperliche

Wie wichtig geistige Fitness ist, wird einem oft erst im Alter klar. Jemand, der sein ganzes leben lang nur auf vitalen Genuss gesetzt hat, leidet, wenn er im Alter keine Freude an Musik, Literatur, Kunst, Philosophie und Religion hat.

Beispiel: Ein Spitzensportler im Squash hat seine gesamte Freizeitenergie in diesen Sport gesteckt. Mit 50 spürt er, wie abgenutzt seine Gelenke sind und dass er diesen Sport nur noch bedingt ausüben kann, mit 60 fällt ihm sogar das Joggen schwer. Wenn dieser Mensch keine geistigen Interessen hat, die ihn im Alter tragen, läuft er Gefahr, depressiv zu werden.

Geistige Interessen halten jung und vital, selbst dann, wenn der Körper schlapp macht. Das bedeutet auch Offenheit für die Schönheit der Natur. Wer gelernt hat, die prächtigen Farben eines Waldes zu genießen, der wird sich auch dann noch an einem Waldweg erfreuen, wenn er dort nicht mehr joggen, sondern „nur" noch spazieren gehen kann.

Darum ist es wichtig, so lange wie möglich geistig fit zu bleiben. Zur geistigen Gesundheit gehören aber auch Weltoffenheit, ein weiter Geist, der das Leben staunend wie ein Kind wahrnehmen kann, frei von bestimmten Vorstellungen, wie es denn sein sollte.

Heute pflege ich meine geistigen Interessen, beispielsweise indem ich etwas Interessantes lese, höre, sehe, das mich geistig öffnet und bereichert.

23.

Der Wert von seelischer Gesundheit

Statistiken haben gezeigt, dass Menschen, die in einer festen Beziehung leben, im Alter gesünder und fitter sind als Singles. Darüber hinaus sind Menschen mit festen Sozialkontakten (Freunde, Familie usw.) wesentlich lebensfroher und vitaler als Menschen ohne soziale Beziehungen.

Zur seelischen Gesundheit gehört aber auch das Pflegen von Freundschaften, möglichst bis ins (hohe) Alter, sowie die Entwicklung seelischer Qualitäten wie Liebe, Freundschaft, Verbundenheit, Zusammengehörigkeitsgefühl. Auch die Mitgliedschaft in einem Freundeskreis, Heilkreis, Gebetskreis, Forscherkreis oder einer Interessengemeinschaft wirkt sich stimulierend auf die eigene Gesundheit aus.

Ein wesentlicher Aspekt der Gesundheit ist auch Toleranz. Tolerante Menschen werden statistisch seltener krank als Menschen, die in ihrem Weltbild festgefahren sind.

Heute tue ich etwas für meine seelische Gesundheit, beispielsweise indem ich eine Liste meiner Freunde erstelle und mit ihnen Kontakt aufnehme.

24.

Was Sie noch alles für Ihre seelische Fitness tun können

Seelische Gesundheit hält Leib und Seele zusammen. Gerade mit zunehmender persönlicher Reife gewinnen Seelenaspekte immer größere Bedeutung. Hierzu gehören vor allem:

- **Gefühl von Verbundenheit:** Gefühl, mit allem Sein in Verbindung zu stehen
- **Kommunikationsfreiheit:** die Möglichkeit, die eigenen Bedürfnisse mitzuteilen
- **Konfliktfähigkeit:** die Fähigkeit, mit Konflikten souverän umzugehen, sie zu bewältigen
- **Kreativität:** die Möglichkeit, das eigene Leben kreativ zu gestalten
- **Lebenssinn erfahren:** das eigene Leben als sinnvoll erleben
- **Liebe erfahren – aktiv wie passiv:** Liebesbeziehung mit dem eigenen Partner, gute Beziehungen zu Eltern, Kindern, Verwandten, Nachbarn, Freunden
- **Meinungsfreiheit:** die Möglichkeit der freien Rede, auch in der Öffentlichkeit, ohne dafür (politische) Sanktionen in Kauf nehmen zu müssen
- **Selbstachtung:** sich so akzeptieren, wie man ist, die eigenen Schwächen und Stärken sowie die anderer respektieren und mit anderen ebenso achtungsvoll umgehen wie mit sich selbst
- **Selbstwert:** den eigenen Beitrag zum „großen Ganzen" als wertvoll empfinden
- **spirituelle Verbundenheit:** erfahrbar durch Religion, Spiritualität, Kontakt zu Höherem
- **wertvolle Erinnerungen bewahren:** Schönes, das man erlebt hat und an das man sich erinnert, sind die „Rosen für den Winter"

- **Zielbewusstsein:** die Möglichkeit, sich selbst lohnende Ziele zu setzen, auf etwas hinzuarbeiten

Heute fördere ich meine seelische Fitness, beispielsweise indem ich erspüre, was meiner Seele gut tut, und es umsetze.

25.

Emotionale Ausgeglichenheit fördert Ihre emotionale Fitness

Tipp: Vermeiden Sie aufreibende Beziehungen und Gespräche, die Kraft und Nerven kosten. Verzichten Sie auch auf Literatur, Fernsehen, Musik oder Internetportale, die Ihre Nerven zerrütten.

Suchen Sie das emotionale Genährtsein durch eher ausgleichende Energien, beispielsweise durch klassische Musik, gute Gesprächspartner, die Wahl aufbauender Gesprächsthemen usw.

Heute achte ich in Beruf und Freizeit auf meine emotionale Ausgeglichenheit.

26.

Ja zum eigenen Körper sagen

Das Wort „ja" stammt vom Hebräischen „JahWeh" ab und ist ein Wort für die höchste Intelligenz, die wir auch Gott nennen. Wir können das Wort „ja" benutzen, um uns und unseren Körper mit Energie aufzuladen. Besonders dann, wenn wir traurig, wütend oder verstimmt sind, kann uns Ja helfen, unsere Energien wieder ins Positive zu wandeln.

Die *Übung* ist ganz einfach: Gehen Sie in die Stille und lassen Sie aus Ihrem Körper den Klang und das Gefühl von Ja aufsteigen. Es geht nicht darum, ja zu denken oder sich ja einzureden. In Ihrem Körper ist ein tiefes Ja zum Leben, ein Ja, das dafür sorgt, dass dieser Körper weiter funktioniert. Bleiben Sie einfach eine Weile still sitzen und lassen Sie dieses Ja hochkommen.

Dann, aber erst dann, wenn dieses Ja in Ihnen aufsteigt, beginnen Sie ja zu flüstern – erst nur einmal. Erleben Sie, wie dieses Ja in den Innenwänden Ihres Körpers, in jedem inneren Winkel widerhallt. Verharren Sie wieder in der Stille. Lauschen Sie dem Ja nach, bis auch das Echo in Ihrem Inneren verklungen ist. Dann flüstern Sie erneut ja.

Viele Menschen erleben die Energie von Ja in Kontakt mit ihrem Herzen. Wenn Sie möchten, verbinden Sie innerlich Ihr Herz mit dem Ja, das Sie ertönen lassen. Wiederholen Sie dieses Ja immer wieder und erlauben Sie dabei, dass es in alle Regionen Ihres Körpers hineinfindet, in Ihre Füße, Ihre Hände, Ihre Organe, Ihren Kopf und Ihre Sinnesorgane. Warten Sie jedes Mal auf das innere Echo, den inneren Widerhall. Lassen Sie das Ja so lange tönen, bis Sie sich rundum wohl und fit fühlen.

Heute spreche ich in Gedanken zu meinem Körper. Ich nehme ihn an, wie er ist, und bekunde das, indem ich nach innen gehe und meinem Körper immer wieder das Wort „ja" zuflüstere.

27.

„Nein-Stellen" in „Ja-Stellen" verwandeln

„Ja" ist das gesündeste Wort der Welt Sie können es auch einsetzen, um in Ihrem Körper „Nein-Regionen" in „Ja-Regionen" zu verwandeln.

Beispiel. Nehmen wir einmal an, Ihre Leber drückt, sobald Sie zu viel Fett gegessen haben. In dem Fall ist die Leber Ihre „Nein-Region". Sie ist mit dem, „was ist", nicht einverstanden. Sie können in dem Fall die Gesundheit und Fitness Ihrer Leber verbessern, indem Sie genau in die Region, die Ihnen Schwierigkeiten bereitet, das Wort „ja" hineintönen lassen. Sie gehen in die Stille. Lassen Sie erst einmal ein Ja in sich aufsteigen. Ja heißt in dem Fall „ja zum Leben", aber auch die Demut, anzuerkennen, „was ist". Ja meint in dem Fall: „Ich nehme dich an mit allem, was du gerade hast und bist. Ich akzeptiere dich so, wie du bist", aber auch: „Ich lade dich ein, dich wieder zu regenerieren und dich in die Ordnung meines Körpers einzufügen, in das große Ja zu diesem Körper, in dem alle anderen Organe und Körperstellen mitmachen!"

Indem Sie leise ja flüstern und es in Ihrem Körper widerhallen lassen, kommen Sie in Einklang mit dem, „was ist". Und dies ist die beste Möglichkeit, um daran etwas zu ändern. Erst müssen Sie es akzeptieren, dann lassen Sie die Wandlung geschehen. Sie sind also tief in Ihrem inneren Ja. Und dann lenken Sie das Ja auf die betroffene Körperstelle, zum Beispiel die Leber, und beobachten zugleich, was Ihnen aus dieser Region entgegenkommt: beispielsweise Schwere, Aggression, Widerwille, Frustration, was immer diese Körperstelle oder dieses Organ an Negativem gespeichert hat. Erlauben Sie sich zu fühlen, was hochkommt, wenn Sie in diese Region Ihr Ja tönen lassen, liebevoll, bewusst und unaufdringlich. Nach einigen Minuten werden Sie erleben, dass aus der Region, die Ihnen bisher ein ungutes Gefühl bereitet hatte, Erleichterung kommt. Die Resonanz mit dieser Körperstelle hat sich positiv verändert. Danken Sie den Zellen dort dafür, dass sie mitgewirkt haben, diesen Bereich positiv zu verändern. Das Ja können Sie in alles hineintönen lassen, was Ihnen in Ihrem Körper weh tut, in eine Zerrung, in Rückenschmerzen oder Halsweh. Wichtig ist dabei, dass Sie sich nicht auf die Krankheit oder den Schmerz konzentrieren, sondern auf das Organ bzw. die Körperstelle. Denn die Krankheit ist eine Entartung und gehört nicht zu Ihnen.

Hinweis: Diese Übung ersetzt keinen Arztbesuch, kann aber Ihre Selbstheilungskräfte aktivieren.

Heute lasse ich liebevoll und leicht ein Ja in eine Körperstelle oder Körperregion hineintönen, die mir bislang Schwierigkeiten bereitet hat, und erlebe, wie sie sich dadurch positiv verändert.

28.

Die „Lippenbremse" gegen Ärger

Im Umgang mit Ärger haben Sie verschiedene Möglichkeiten. Einmal hilft Bewusstwerdung, wie sie in meinen Büchern empfohlen wird.[3] Dabei können Sie den Ärger bewusst in Energie umwandeln, zum Beispiel indem Sie mit dem Kopfhörer in angemessener Lautstärke die Egmont-Ouvertüre oder japanische Kodo-Trommeln hören und dabei stampfen, gehen oder sich sportlich betätigen. Wenn Sie allerdings nicht aus der Situation aussteigen können, hilft Ihnen die sogenannte Lippenbremse.

Übung: Atmen Sie tief durch die Nase in den Bauch ein. Der Bauch wird dabei ganz weit nach vorn herausgestreckt. Dann pressen Sie ihn mit dem Ausatmen in Richtung Wirbelsäule und atmen durch die fast geschlossenen Lippen allen Ärger und alle Luft aus. Dabei entsteht ein Geräusch, als ob Luft aus einer Luftmatratze ausströmt. Noch stärker wirkt die Übung, wenn Sie dabei laut prusten (wie ein Pferd, das schnaubt). Doch in Gegenwart anderer Menschen genügt es völlig, langsam und tief zu atmen und die einfache Lippenbremse ohne Schnauben anzuwenden. Nach dreimaligem tiefen Atmen müsste ein Großteil des akuten Ärgers verflogen sein. Hat er jedoch tieferliegende psychische Ursachen, muss man die Ursachen erforschen, um dann den Ärger aufzuarbeiten und zu lösen.

Wann immer heute bei mir Ärger aufkommt, gehe ich souverän damit um, zum Beispiel durch Bewusstwerdung oder durch dreimaliges tiefes Ein- und Ausatmen, gegebenenfalls unterstützt durch heftiges Prusten.

29.

Medikamente und Präparate auf Verfallsdatum prüfen, die Naturheilapotheke auffüllen

Vermeiden Sie es, Medikamente, deren Verfallsdatum abgelaufen ist, weiter zu horten. Ersetzen Sie sie lieber durch frische Präparate. Überprüfen Sie auch, inwieweit Naturheilmittel eine sinnvolle Ergänzung zu Ihrer Hausapotheke sind.

Eine positive Einstellung zum Körper bedeutet auch eine positive Einstellung zur Natur, die ihn hervorgebracht hat, und zu den Heilmitteln der Natur. Nahezu jeder Haushalt verfügt über eine Notfallapotheke mit allerlei Mittelchen gegen Kopfschmerzen, Erkältung und vieles mehr. Statt allzu sehr auf die Chemie zu vertrauen, sollten Sie auf die Kraft der Natur setzen, wo immer das möglich ist. Naturheilmittel rufen in der Regel keine unangenehmen Begleiterscheinungen und Nebenwirkungen hervor. Statt einer chemischen Schlaftablette könnten Sie beispielsweise einen Tee aus Hopfen und Baldrian trinken.

Heute gehe ich meinen Arzneischrank durch. Medikamente, deren Verfallsdatum abgelaufen ist, entferne ich. Chemische Mittel ersetze ich so gut es geht durch Naturprodukte.

30.

Heilen durch Liebe – revolutionär und doch so einfach

Dr. Dean Ornish lehrt und praktiziert im Bereich der präventiven Medizin und der Ganzheitsmedizin in den USA an verschiedenen Krankenhäusern und in San Francisco als Dozent an der University of California. Er ist Leiter des Gemeinnützigen Forschungsinstituts für Präventive Medizin in Sausalito, Kalifornien. Er gilt als Herzspezialist und wurde mehrfach ausgezeichnet und hat anhand umfangreicher Studien nachgewiesen, dass man schwere Erkrankungen wie die der Herzkranzgefäße ohne Medikamente oder Operationen, allein durch die Kraft der Liebe in Form von Zuwendung und Nähe erfolgreich behandeln kann. Da Dr. Ornish Arzt ist, konnte er seine Patienten in diesen Prozessen begleiten, und genau diese ärztliche Begleitung sollten Sie natürlich auch suchen, falls Sie physische Herzprobleme haben. Nichtsdestotrotz empfiehlt es sich, begleitend zur ärztlichen Betreuung die Methode von Dr. Ornish auszuprobieren. „Heilen durch Liebe"[4] ist eine Therapie mit wissenschaftlichem Wirksamkeitsnachweis, die nur positive Nebenwirkungen kennt: Die Wiederentdeckung der inneren Quellen von Wohlgefühl, Frieden und Glück; das Erlernen von Kommunikationsfähigkeiten, um engere Beziehungen zu nahestehenden und geliebten Menschen zu schaffen; den Aufbau enger vertrauensvoller Kontakte zu anderen Menschen; die Entwicklung von Mitgefühl und Einfühlungsvermögen sich selbst und anderen gegenüber; die direkte Erfahrung der transzendenten Verbundenheit allen Lebens. „In seinen Werken stellt Dr. Ornish seine Erkenntnisse in den großen Zusammenhang mit einer Revolution der gesamten Medizin auf der Grundlage eines sich wandelnden Menschenbildes, das auch die spirituelle Dimension mit einschließt."[5]

Wann immer heute ein Mensch meine Liebe und Zuwendung braucht, gebe ich sie ihm. Zugleich öffne ich selbst mich dafür, Zuwendung zu empfangen. Denn ich weiß: Liebe und Zuwendung heilen – mehr als Medikamente.

31.

Gesund leben – gesund sterben

Wir alle müssen irgendwann unseren Körper ablegen, müssen sterben. Dem Tod kann niemand entkommen. Aber wir bestimmen, wie wir sterben. Einmal ist da die Frage, ob wir vor dem Tod dahinsiechen müssen. Indem wir bewusst und in Einklang mit den Naturgesetzen leben, sorgen wir dafür, dass wir, sobald unsere Zeit gekommen ist, einfach unseren Körper ablegen können. Eine andere Frage ist, *wie* wir sterben.

Völker, die sich mit der Sterbeforschung beschäftigt haben, wie zum Beispiel die Tibeter, behaupten: „Leben ist ein Training für das Sterben!" Weisheitslehrer gehen sogar so weit zu behaupten, dass nach dem Tod das eigentliche Leben beginnt. Der Bewusstseinszustand – nicht die einzelnen Erinnerungen, aber der Grad an erreichter Liebe und Weisheit – wird im Sterbevorgang destilliert und mit ins Jenseits genommen.

Da dieses Leben eine Schule ist, in der wir unser Bewusstsein erweitern können, ist es sinnvoll, möglichst lange und möglichst gesund zu leben, damit wir im Laufe unseres Lebens noch möglichst weit in unserem Bewusstsein, umfassend an Liebe und Weisheit werden können.

Viele Urvölker nutzen den Tod als Begleiter. Sie fragen bei jeder Handlung den Tod um Rat. Sie suchen damit nach Entscheidungen, die angesichts der Ewigkeit Bedeutung haben, eine erweiterte Perspektive, die über menschliche Begrenzungen hinausgeht.

Heute mache ich mir einmal bewusst, welche Dinge angesichts der Ewigkeit wirklich eine Rolle spielen – welches Gewicht haben all die großen und kleinen Probleme noch angesichts der Ewigkeit? Was möchte ich heute innerlich loslassen, um mich ein Stück leichter zu fühlen?

Februar –
Entspannung und
Entschlackung

1.

Drei Dinge ...

Drei Dinge, so sagte einmal ein Hundertjähriger, seien wichtig für Vitalität bis ins hohe Alter:

- gesundes Essen und Trinken
- ein gesunder Schlafplatz
- gesunde Luft

Eine Tageszeitung berichtete im Mai 2005 von einem 87-Jährigen, der erneut heiratete, weil seine Frau mit 85 Jahren gestorben war. Als Grund gab er an, dass er sich für ein erfülltes Liebesleben noch nicht als zu alt empfinde. Diese Aussage verweist uns darauf, dass bei allen äußeren Wichtigkeiten die inneren Faktoren nicht unterschätzt werden dürfen, nämlich ...

- dass wir leben *wollen*;
- dass wir uns unsere *Neugierde* aufs Leben bewahren;
- dass wir *täglich* bereit sind dazuzulernen und unsere Lebensfreude kultivieren, zum Beispiel indem wir, je nach Temperament, tanzen gehen oder die Natur genießen.

Heute überprüfe ich meine Ernährung, mein Trinkwasser, meinen Schlafplatz und die Qualität der Luft, die ich atme, ob sie meinem Bedürfnis nach Vitalität entsprechen. Doch ich prüfe auch meine Einstellung zum Leben und öffne mich dafür, das Leben zu feiern, so wie es ist.

2.

Mit der Wünschelrute auf der Suche nach der Fitness

Wie wir heute wissen, bilden Wasseradern und Erdverschiebungen Störfelder, die den Menschen belasten. Dies gilt besonders für den Schlafplatz und den Arbeitsplatz am Schreibtisch, wo man sich stundenlang aufhält Der Herzschlag wird verändert, die Nerven belastet, die Schlafqualität herabgesetzt.

Es lohnt sich also, mithilfe eines Rutengängers zu testen, ob Schlaf- und Arbeitsplatz gesundheitsbelastend sind oder nicht, und gegebenenfalls das Bett und den Schreibtisch ein wenig zu verschieben. Falls das aus Platzgründen nicht möglich ist, kann Ihr Rutengänger Sie beraten, welche anderen Methoden der Raumentstörung es gibt.

Elektrogeräte können die negative Wirkung von Störzonen erheblich verschlimmern, deshalb sollte neben dem Bett kein Elektrowecker, keine Stereoanlage und vor allem kein Fernseher stehen. Ideal ist es, wenn Sie nachts den Stromkreislauf im Schlafzimmer mittels Nullschalter unterbrechen.

Natürlich können Sie das Ruten Ihrer Wohnung auch selbst lernen (Infos unter www.praneohom.de). Falls Sie einen Haushund haben, können Sie positive Plätze leicht herausfinden: Erwiesenermaßen legen sich Hunde besonders gern auf Plätze, die gut für ihre Gesundheit sind, während Katzen eher auf „negative" Plätze gehen.

Heute prüfe ich einmal meinen Schlaf- und meinen Arbeitsplatz, ob sie für meine Gesundheit ideal sind oder ob ich mich besser fühle, wenn ich sie leicht verändere.

3.

So schaffen Sie im Winter ein angenehmes Raumklima

Hier sind einige Tipps, die Ihnen helfen, Ihre Räume behaglicher und gesundheitsfördernder zu gestalten, sodass Sie fit durch den Rest des Winters kommen:

- Nicht auf einmal zu lange lüften, da die Raumluft sonst zu trocken wird. Besser: mehrmals kurz lüften („Stoßlüften").
- Schaffen Sie sich ein Hygrometer an und achten Sie auf Luftfeuchtigkeit und Raumtemperatur. Zu trockene Raumluft trocknet die Schleimhäute aus, die sich dann nicht mehr so gut gegen Erreger wehren können. Ideal ist eine Luftfeuchtigkeit von 50 Prozent bei einer Raumtemperatur von ca. 22 Grad Celsius. Mehr als 50 Prozent sollten die Räume allerdings wegen Hausmilben etc. nicht haben.
- Sollte die Luftfeuchtigkeit nicht ausreichen, erhöhen Sie sie durch Nebler, Wasserschalen auf den Heizkörpern oder feuchte Tücher, die Sie über die Heizung hängen. Im Bedarfsfall besorgen Sie sich einen Luftbefeuchter mit Nacht-Leise-Schalter.[6]
- Zimmerpflanzen mit großen Blättern (also keine Palmen, sondern Bananen etc.) beeinflussen die Raumfeuchtigkeit vorteilhaft, spenden Sauerstoff auch in geschlossenen Räumen und schaffen eine angenehme Atmosphäre. Wichtig: Die Pflanzen richtig belichten, gießen, pflegen und liebevoll mit ihnen umgehen – denn die Liebe, die Sie ihnen geben, kehrt zu Ihnen zurück.
- Naturholzmöbel fördern im Gegensatz zu Möbeln mit laminierten Kunststoffen ein angenehmes Raumklima.
- Salzkristalllampen schaffen nicht nur ein angenehmes orangefarbenes Licht, sondern wirken sich durch die Salzionen auch gesundheitsfördernd aus. Vor allem neben dem Schlafplatz sind sie zu empfehlen.

- Angenehme Stimmungsbilder an der Wand spenden Kraft und Lebensfreude. Hier gibt es eine große Auswahl an Natur- und Kunstbildern, unter denen Sie auch im Internet auswählen können.

Heute prüfe ich einmal die Raumtemperatur (ideal 22 Grad Celsius), die Luftfeuchtigkeit (ideal 50 Prozent) und die Atmosphäre meiner Wohn- und Arbeitsräume, ob sie mich in meinem Wirken unterstützt, und verbessere, was hier zu verbessern ist, sodass ich mich in meinen Räumen wohl und fit fühle („Wohnen als Therapie").

4.

Gute Schlafgewohnheiten annehmen

Manche Menschen schlafen zwölf Stunden pro Tag und mehr. Das ist ein eindeutiges Zeichen dafür, dass an ihren Schlafgewohnheiten etwas falsch ist. Zu viel Schlaf kann nämlich müde machen. Wichtig ist es, im Schlaf die regenerierende „Tiefschlafphase" zu erreichen. Dies geschieht unter anderem durch optimale Schlafbedingungen und einen ausgewogenen Lebenswandel.

Wenn Sie es aufgrund besonderer Umstände einmal nicht schaffen, die üblichen sieben bis acht Stunden Schlaf zu bekommen, beispielsweise bei Einschlafstörungen, können Sie auf vielerlei Arten Abhilfe schaffen. Schlaftabletten sollten Sie allerdings nur im äußersten Notfall nehmen, da Sie damit, besonders wenn es sich um chemische Medikamente handelt, in Ihren Organismus eingreifen. Manche Menschen gehen sogar so weit, abends Schlaftabletten und tagsüber Aufputschtabletten zu nehmen. Dadurch bringt man allerdings seine innere Uhr völlig aus dem Gleichgewicht. In der Regel holt sich der Körper den Schlaf, den er braucht, und Sie können sich darauf verlassen, auch wenn Sie mal ein paar Tage lang weniger schlafen.

Übrigens reduziert Meditation das Schlafbedürfnis deutlich, speziell wenn Sie dabei in eine dem Schlaf vergleichbare Tiefenentspannung kommen. Faustregel: Eine Stunde Meditation am Tag ersetzt mindestens eine Stunde Schlaf am Tag.

Heute optimiere ich meine Schlafgewohnheiten.

5.

Ein voller Bauch schläft nicht gut

Da unser Verdauungssystem über Nacht ruht, sollten wir mindestens zwei Stunden vor dem Einschlafen nichts mehr essen. Wenn Sie dies beachten, ist Ihr Verdauungssystem nachts entlastet, Sie träumen bewusster, Ihre Träume sind aussagekräftiger, Sie wachen morgens frischer auf, sind tagsüber leistungsfähiger und mental optimal auf den anstehenden Tag eingestimmt.

Gegen einen Apfel vor dem Einschlafen oder einen Gutenachttee ist jedoch nichts einzuwenden.

Heute achte ich einmal darauf, dass ich mindestens zwei Stunden vor dem Einschlafen nichts mehr esse und so mein Verdauungssystem und meinen Schlaf entlaste.

6.

Weitere Tipps für einen guten Schlaf

- Ein regelmäßiger Schlafrhythmus wirkt sich sehr regenerierend aus.
- Lüften Sie Ihr Schlafzimmer vor dem Zubettgehen.
- Elektrogeräte, besonders Fernseher, haben in der Nähe Ihres Schlafplatzes nichts zu suchen.
- Eine Flasche stilles Wasser hilft gegen nächtlichen Durst.
- Ein Gutenachtgebet oder eine geistige Tagesrückschau mit „mentalem Umerleben" (siehe Seite 357) hilft beim Loslassen der Tagesanstrengung[7]; wir werden uns an anderer Stelle noch mit der geistigen „Tagesschau" beschäftigen.
- Gehen Sie zu Bett, bevor Sie völlig erschöpft sind. Dadurch ist es Ihnen möglich, bewusst in den Schlaf zu gleiten und sich im Schlaf optimal zu erholen.

Heute optimiere ich mein Schlafverhalten, beispielsweise indem ich mich bewusst und liebevoll auf das Schlafengehen vorbereite.

7.

Sauna

Die Sauna wirkt entschlackend auf den Körper und harmonisierend auf die Psyche. Die Saunawärme erhöht die Körpertemperatur um 1 bis 2 Grad, was eine Art „Heilfieber" erzeugt: Schlackenstoffe und Gifte werden aus dem Organismus ausgeschieden. Der Stoffwechsel wird angeregt, das Immunsystem gestärkt, Verspannungen lösen sich, die Haut wird rosig und weich, die Wirbelsäule entspannt sich, die Last des Alltags fällt von einem ab. Nachweislich wirkt saunieren gegen Stress.

Nach dem Saunabesuch sollten Sie sich kalt abduschen, einen Freiluftgang machen und etwas trinken, am besten Fruchtsäfte, Wasser oder alkoholfreies Bier, und eine halbe Stunde ruhen.

Heute gönne ich mir einen Saunabesuch.

8.

Powernapping – Kraft aus dem Kurzschlaf

Studien des Max-Planck-Instituts weisen nach, dass der Erholungseffekt des Kurzschlafs gewaltig ist. Beim mittäglichen „Kurzschlaf" ist es wichtig, dass Sie nicht so lange schlafen, bis Ihr Körper auf Dauerschlaf umgeschaltet hat, sondern nur maximal 20 bis 30 Minuten. Oft reichen sogar nur 5 Minuten, um die Batterien wieder aufzufüllen.

Gönnen Sie Ihrem Körper tagsüber regelmäßig einen Kurzschlaf. Hierfür können Sie einen Minutenwecker stellen – oder Sie halten Ihren Schlüsselbund lose in der Hand. Wenn Sie eingeschlafen sind, wird er auf den Boden fallen und Sie werden davon wieder aufwachen. Legen Sie sich für den Kurzschlaf aber nicht ins Bett, sondern nehmen Sie lieber den Pharaonensitz, den Schneidersitz oder die Droschkenkutscherhaltung ein, also leicht nach vorn gebeugt, die Unterarme auf den Oberschenkeln abgestützt. Wenn Sie Ihrem Körper immer wieder ein paar Minuten Kurzschlaf gönnen, werden Sie erquickt aufwachen und leisten Ihrem Körper damit größere Dienste, als wenn Sie stattdessen Koffein (Kaffee, Cola etc.) konsumieren.

Tipp: Wann immer Sie eine gewisse Müdigkeit verspüren und vielleicht den Drang haben, ein Aufputschmittel (Kaffee) zu sich zu nehmen, stellen Sie Ihren Minutenwecker auf 5 Minuten und nicken Sie kurz ein. Danach sich eventuell zur Erfrischung mit einem Waschlappen kurz kalt abwaschen, besonders das Gesicht, gegebenenfalls auch Arme und Nieren. In vielen Fällen können Sie sich danach den Kaffee sparen.

Heute gönne ich mir mindestens einen Fünfminutenschlaf und beobachte, wie frisch sich mein Körper danach anfühlt.

9.

Entspannung fördert Ihre Regeneration

Wir sind so involviert in die äußere Welt, dass wir oft völlig vergessen, loszulassen und unseren Körper zu entspannen. Doch ein verkrampfter Körper ist ein ungesunder Körper. In der Entspannung hingegen kann er Stress und Schlacken loslassen. Die Synapsen (Kontaktstellen zwischen Zellen) entspannen sich, der freie Energiefluss ist wieder gewährleistet.

Gestern haben Sie bereits bemerkt, wie kräftigend der Kurzschlaf ist. Heute nehmen Sie sich die Zeit, sich in sich selbst zu entspannen, entweder in der Mittagspause oder zum Feierabend. Wenn Sie eine Entspannungsmethode wie autogenes Training oder eine bestimmte Meditation beherrschen, dann nutzen Sie sie. Oder greifen Sie auf die progressive Muskelentspannung nach Jakobsen zurück: Hierbei spannen Sie alle Muskeln im ganzen Körper an, in den Armen, den Beinen, im Bauch. Sie ziehen das Gesicht zu einer Grimasse zusammen, bis es nicht mehr stärker geht. Und dann mit dem Ausatmen lassen Sie auf einmal alle Anspannung los. Spüren Sie, wie eine tiefe Entspannung durch Ihren ganzen Körper strömt?

Spüren Sie sich ganz bewusst in Ihrem Körper. Erkennen Sie, dass nur dort, wo Ihr Körper gerade ist, Ihr Leben stattfindet, nicht in Fantasien, Projektionen und fernen Welten. Im Körper sind Sie immer im Hier und Jetzt. Deshalb fühlen Sie in Ihren Körper hinein. Entspannen Sie sich genau an dem Ort, an dem Sie gerade sind. Entspannen Sie ganz bewusst Ihre Muskeln, Ihre Arme, Beine, Ihren Unterbauch. Bewegen Sie sich von der äußeren Welt aus nach innen. Klinken Sie sich für einige Minuten ganz bewusst aus der äußeren Welt aus, die auch ohne Ihr Zutun jetzt für sich selbst sorgen kann, und kehren Sie nach dem Üben gekräftigt und vitalisiert aus Ihrer Entspannung zurück.

Heute nehme ich mir ganz bewusst Zeit, um meinen Körper gezielt zu entspannen, beispielsweise mithilfe der progressiven Muskelentspannung.

10.

Eine stressfreie Art, mit Lärm umzugehen

Viele Menschen fühlen sich durch Lärm extrem gestört. Sie bedauern es, dass sie ihre Ohren nicht so einfach zumachen können wie die Augen. Unsere Unfähigkeit, die Ohren zu schließen, hat aber einen tieferen Sinn: Seit Urzeiten haben wir gelernt, unmittelbare Gefahren über Geräusche wahrzunehmen. Das Rascheln im Gebüsch hat unsere Vorfahren aufgeweckt und ihnen mitgeteilt, dass möglicherweise ein feindliches Tier in der Nähe ist. Und noch heute weckt das nächtliche Geschrei eines Babys dessen Mutter, damit sie sich um das noch hilflose Kind kümmert.

Manchmal erscheinen uns Geräusche jedoch sinnlos, da sie uns weder warnen sollen noch für uns eine tiefere Bedeutung haben. Dies ergeht uns beispielsweise so, wenn vor unserem Büro oder Wohnhaus eine Straße gebaut wird und der Presslufthammer dröhnt. Doch in dem Fall sind wir dem Lärm nicht hilflos ausgeliefert. Zum einen gibt es Ohropax, mit dem wir uns behelfen können. Wir können aber auch unserem Körper sagen, dass er sich momentan nicht auf die Geräusche zu konzentrieren braucht.

Übung: Gehen Sie für einen Moment in die Stille und sagen Sie sich: „Geräusche völlig gleichgültig, Geräusche völlig gleichgültig!" Wann immer Sie spüren, dass Sie ein Geräusch stört, sagen Sie sich diese Formel. Mit zunehmendem Üben werden Sie erleben, dass der Geräuschpegel tatsächlich in den Hintergrund tritt und Sie Ihren Körper mithilfe dieser Formel „trainieren" können, sich durch Hintergrundgeräusche weniger gestresst zu fühlen. Ergebnis: Sie haben weniger Verschleiß und bleiben länger fit.

Eine noch stärker wirkende Formel lautet: „Jedes Geräusch verstärkt meine Konzentration!" Wie das funktioniert? Ganz einfach: Ein Geräusch ist eine „Energie". So wie Ihre Leber Nahrung umwandelt, so können Sie Geräusche umwandeln. Sie nehmen einfach die Energie dieses Geräusches und nutzen sie als „Sprit", um noch tiefer in die Konzentration bzw. Meditation zu gehen. Wenn man einmal gelernt hat, Energien umzuwandeln, ist es möglich, auf dem Marktplatz, an der Hauptverkehrsstraße und sogar während der Arbeit genauso zu meditieren wie in einem Kloster. Denn in Wahrheit sind Meditation, Stille, Frieden immer da. Wenn unser Verstand keinen Lärm macht, kann uns auch der Lärm der Welt nicht stören.

Heute übe ich mich darin, störende Geräusche bewusst auszufiltern bzw. durchzulassen und mich dabei zu entspannen. Meditation, Stille, Frieden sind nicht abhängig von äußeren Umständen.

11.

Dinner Cancelling

Vor einigen Tagen haben wir gelernt, zwischen Abendessen und Schlafengehen eine deutliche Pause zu legen. Heute wollen wir einen wichtigen Schritt weiter gehen:

Forschungen haben ergeben, dass es sinnvoll ist, immer wieder einmal das Abendessen ausfallen zu lassen, es zumindest aber, wie wir bereits gehört haben, deutlich vor 20.00 Uhr einzunehmen. Besonders sollten Sie abends auf fettes, süßes und belastendes Essen verzichten. Auch Obst (bis auf den Apfel), Rohkost und Salate sind nicht für den abendlichen Konsum geeignet. Sie entwickeln, abends gegessen, Gärgase, die sich nachts in Fuselalkohol umwandeln, zu Blähungen führen und die Leber und Ihre Träume belasten. Wenn Sie überhaupt abends etwas essen, dann wählen Sie leichte Kost, vielleicht ein Süppchen, leichtes Gemüse, gegebenenfalls zwei Scheiben Brot.

Hintergrund des Dinner Cancelling: Die Leber stellt gegen Abend weitgehend ihre Arbeit ein und beginnt erst morgens wieder aktiv zu werden. Alles, was man nach 19.00 Uhr isst, bleibt unverdaut im Darm liegen. Nahrung, die nach 21.00 Uhr aufgenommen wird, wirkt auf die Dauer enorm belastend auf den Blutfettspiegel.[8]

Einzige Ausnahme: Prof. Dr. Ancel Keys aus Minneapolis wies nach, dass ein Apfel vor dem Zubettgehen den Schlaf fördert, da die Inhaltsstoffe des Apfels für eine gleichmäßige Verteilung des Blutzuckers während der Nacht sorgen. Der „Einschlafapfel" auf dem Nachttisch wurde bereits Goethe von seinem Arzt verordnet.

Deshalb beenden Sie das Essen am besten zu einer so frühen Tageszeit wie möglich. Nehmen Sie abends leicht verdauliche Nahrung zu sich oder verzichten Sie einmal ganz auf das Abendbrot, bis auf den bereits erwähnten „Einschlafapfel".

Heute lege ich das Abendbrot auf einen möglichst frühen Zeitpunkt. Ich esse bewusst und im rechten Maß das Richtige zu einer so frühen Tageszeit, dass ich unbelastet und gut durchschlafen kann.

12.

Wassertrinken – mehr als gesund

75 Prozent aller Westeuropäer sind dehydriert. Die meisten Menschen trinken zu wenig. Aufsehen erregte Fereydoon Batmanghelidj mit seiner These: „Sie sind nicht krank, sie sind durstig!"[9]

Zu wenig Wasser im Körper bedeutet:

- Der Stoffwechsel läuft zu langsam
- Fette lagern sich ab
- Chronisches Müdigkeitssyndrom stellt sich ein

Legenden berichten immer wieder von Heiligen, die sich ausschließlich von Wasser ernährt haben sollen. Das zeigt, wie wichtig Wasser für unsere Gesundheit ist. Sie sollten täglich mindestens 2, besser 3 Liter Wasser trinken. Vorteile:

- Die Nieren werden durchgespült
- Das Krebsrisiko wird um bis zu 80 Prozent reduziert
- In vielen Fällen verschwinden Gelenkprobleme allein durch ausreichenden Wasserkonsum

Tipp: Stellen Sie sich eine Flasche mit Wasser neben das Bett. Sollten Sie nachts aufwachen und Durst oder auch Hunger haben, trinken Sie einen großen Schluck Wasser – und beides wird verschwinden.

Heute achte ich darauf, dass ich mindestens 2 bis 3 Liter Wasser trinke und dadurch meinen Körper davor schütze, innerlich auszutrocknen.

13.

Lebendiges und sauberes Wasser trinken

Über das Wasser, das man trinken sollte, gibt es viele unterschiedliche Meinungen. Sie hängen möglicherweise mit der unterschiedlichen Disposition des Konsumenten zusammen.

Formel-I-Star Ralf Schumacher wie auch Günter Wagner, Ernährungswissenschaftler im Institut für Sporternährung, Bad Nauheim, halten ein Verhältnis von Calcium zu Magnesium von 2 : 1 für vorteilhaft: „Das 2 : 1-Verhältnis von Calcium und Magnesium entspricht genau dem Bedarf unseres Organismus, um beispielsweise den Verlust durch Schweiß auszugleichen. Die biologische Verwertbarkeit der beiden Mineralstoffe steht in enger Wechselwirkung. Zu viel oder zu wenig von dem einen kann die Aufnahme des jeweils anderen negativ beeinflussen."[10]

Neueste Testberichte lassen darauf schließen, dass auch Billiganbieter (zum Beispiel Supermarktketten) Mineralwasser verkaufen, das einen ausgewogenen Mineraliengehalt aufweist.[11] Inwieweit sich die Lagerung von Mineralwasser in Plastikflaschen auf die Energiequalität des Wassers nachteilig auswirkt, darüber streiten sich die Experten.

Sollten Sie eine hochwertige Heilquelle in Ihrer Nähe haben und können das Heilwasser in Glasgallonen (im Herbst in Baumärkten erhältlich) abfüllen, haben Sie wahrscheinlich ein hochwertigeres Wasser, als wenn Sie es im Supermarkt kaufen.

Wenn Sie Leitungswasser trinken, sollten Sie sich über seine Herkunft beim örtlichen Wasserwerk informieren. Die Unterschiede sind groß: Trinkwasser kann wiederaufbereitet oder aber direkt von einer Quelle abgeleitet sein. Wenn Sie keine Informationen über Ihr Wasser bekommen, können Sie es auch auf Arsen, Blei,

Cadmium, Uran, Kupfer und Zink bei einem Labor untersuchen lassen.[12] Selbst wenn die Wasserwerke aufwendige Verfahren zur Trinkwasseraufbereitung einsetzen, ist die Führung des Wassers in den engen Wasserleitungen nicht geeignet, es lebendig zu halten.

Heute prüfe ich, ob das Wasser, das ich trinke, hochwertig ist oder ob ich es gegebenenfalls durch Mineral- oder Quellwasser ersetze.

14.

Gekochtes Wasser gegen Erschöpfung

Im Ayurveda kommt dem Trinken von heißem Wasser eine große Bedeutung zu. Bevor man es trinkt, muss es jedoch 10 bis 15 Minuten gekocht werden. Dadurch wird die Clusterstruktur der Wassermoleküle aufgebrochen und die enthaltenen Schadstoffinformationen werden gelöscht.

Wasser ist ein Informationsspeicher. Abhängig von seinem „Werdegang" enthält es beispielsweise Hormoninformationen über die Anti-Baby-Pille, die von den Frauen über den Urin ausgeschieden werden, Schadstoffinformationen usw. Auch wenn diese Stoffe „chemisch" durch die Kläranlage ausgeschieden wurden, sind sie doch als Information noch im Wasser enthalten. Durch die Veränderung der Clusterstruktur beim langen Kochen werden diese Informationen aus dem Wasser gelöscht, das dann „zellgängiger" ist, also leichter die Zelle (Zellosmose) erreicht, die dadurch reinere, besser Informationen erhält.

Beim Kochen werden auch einige „tote" Mineralien, die die Gefäßwände belasten könnten, wie etwa Kalk, aus dem Wasser herausgelöst und lagern sich am Kochtopfboden ab. (Wenn wir zu viel kalkhaltiges Wasser trinken, belastet das die Arterien und kann Herzinfarkt fördern). Dadurch erhält das Wasser die Fähigkeit, Schlacken und tote Mineralien aus den Zellwänden auszuschwemmen. Spürbares Ergebnis: Es schmeckt erstaunlich gut und lässt sich viel leichter trinken als normales, unabgekochtes Leitungswasser.[13]

Tipp: Kochen Sie 2 bis 4 Liter Wasser mindestens 15 Minuten lang (Küchenwecker stellen). Nehmen Sie davon eine Suppenkelle voll ab und trinken Sie sie. Kochen Sie das Wasser immer wieder kurz auf, bevor Sie die nächste Tasse zu sich nehmen. Trinken Sie das gekochte Wasser direkt nach dem Aufwachen, 30 Minuten vor jeder Mahlzeit sowie über den Tag verteilt. Nehmen Sie auf diesem Weg mindestens 2 Liter Wasser über den Tag verteilt zu sich. Dies garantiert zum einen eine hinreichende Flüssigkeitsversorgung und zum anderen eine Reinigung des Organismus.

Fachleute gehen davon aus, dass die im Wasser enthaltenen Mineralien im Körper nur bedingt verwertet werden können und zu Mineralienablagerungen im Organismus führen – mit negativen Folgen. Deshalb empfiehlt sich zweimal im Jahr eine vierwöchige Wasserkur mit dampfdestilliertem Wasser, das die toten Mineralien aus dem Körper ausschwemmt, oder regelmäßiger Konsum von anderem aufbereitetem Wasser. Damit wollen wir uns auch morgen beschäftigen.[14]

Heute mache ich eine Wasserkur und trinke ausschließlich Wasser, das ich mindestens 15 Minuten lang gekocht habe.

15.

Wasseraufbereitung – ein lohnenswertes Thema

Weil Wasser so wesentlich für unsere Gesundheit ist, haben sich viele große Geister mit diesem Thema beschäftigt. Offenbar gibt es nicht nur ein Wasser für alle, sondern der Einzelne muss prüfen, was er mit dem Wasser erreichen will. Eine gute Übersicht über die meisten heute bekannten Wasseraufbereitungen finden Sie in den Werken von Reinhold D. Will.[14] Nachfolgend einige Aufbereitungsmethoden:

- **dampfdestilliertes Wasser:** Durch die Dampfdestillation (nicht zu verwechseln mit chemischer Destillation) werden die Cluster-strukturen im Wasser komplett aufgebrochen. Dampfdestilliertes Wasser ist deshalb nicht nur chemisch rein, sondern auch frei von allen Schadstoffinformationen. Bei der Dampfdestillation wird der Reinigungsvorgang der Natur nachgeahmt (Verdunstung und Regen). Der Ernährungspapst Dr. Norman Walker geht davon aus, dass destilliertes Wasser in der Lage ist, tote Mineralien, die Arterien und Herzgefäße belasten, wieder aus dem Körper auszuschwemmen.[15]
- **Nachteil:** Destilliertes Wasser ist energielos, da es nicht durch den Kontakt mit der Natur energetisiert wurde. Deshalb empfiehlt es sich, im Zusammenhang mit der Dampfdestillation das Wasser wieder zu energetisieren (siehe Folgetag). **Möglicherweise** ist dampfdestilliertes Wasser in Ergänzung zu anderen Aufbereitungsmethoden als Kur **ideal, da es tote Mineralien ausschwemmen kann.**
- **Umkehrosmose:** Dabei wird das Wasser durch ein extrem engmaschiges Sieb gepresst. Da Schadstoffe und Gifte gröbere Moleküle haben als reines Wasser, gehen sie nicht durch das Sieb und werden weggespült Osmosegeräte sind insgesamt aufwendiger in Handhabung und Pflege und die Anschaffungskosten

sind höher; auch können sie keine Keime ausfiltern, bieten jedoch den Vorteil, das Wasser in seiner Struktur ganz zu lassen.

- **levitiertes Wasser:** Durch Levitation nach Hacheney werden nicht die Schadstoffe entfernt, sondern durch eine der Gravitation entgegengesetzte Verwirbelung werden die schädigenden Schwingungen und Informationen des Wassers aufgehoben.
- **Grander-Wasser:** Hier wird das Leitungswasser mit feinstofflichen hohen Lichtschwingungen aufgeladen. Manche Anwender kombinieren Grander- und Plocher-Aufbereitungssysteme.

Heute prüfe ich für mich, ob ich eine Wasseraufbereitungsmethode in Anspruch nehme.

16.

So laden Sie Ihr Trinkwasser mit Energie auf

Wasser als Träger von Information kann Ihren Körper mit Energie versorgen, wenn Sie es vor dem Trinken energetisieren. Dadurch gelangt Vitalinformation in Ihren Körper. Genauso, wie es hochwertigen, frisch gepressten Orangensaft von Bio-Orangen gibt, der zwar chemisch das Gleiche enthält wie eingedickter und wieder mit Wasser angereicherter Orangensaft aus dem Supermarkt, so gibt es auch bei der Trinkwasserqualität gewaltige „energetische" Unterschiede. (Anm.: viele Leser von Tepperwein haben sich mit diesen Themen bereits beschäftigt.)

Es gibt mehrere sehr effektive Möglichkeiten, Ihr Trinkwasser zu energetisieren.

- **Spiralisierung:** Eine einfache Möglichkeit, Wasser zu energetisieren, ist, es spiralförmig zu bewegen. Hierfür benötigen Sie zwei große Wasserflaschen. Kleben Sie die beiden Deckel mit der Oberseite aneinander und bohren Sie mit einem Bohrer ein Loch durch beide. Dann füllen Sie eine Flasche mit Wasser und schrauben beide Deckel auf die Flaschen. Jetzt stellen Sie die volle Flasche auf den Kopf und erleben, wie das Wasser dadurch spiralförmig in die leere Flasche hineinfließt. So einfach ist Ihre Wasserenergetisierung.
- **Sonnenenergetisierung:** Dabei wird Wasser in einer Schale der Sonnenbestrahlung ausgesetzt und dadurch energetisch aufgeladen.
- **Musikenergetisierung:** Hier geben Sie das Wasser in eine Schale oder einen Krug aus Porzellan, Glas oder Ton und stellen es zwischen zwei Lautsprecher. Spielen Sie aufbauende Musik, zum Beispiel Händel, Bach, Mozart oder geistliche Musik oder auch die CD „Water Spirit" von Richard Hiebinger[16]

- **Rühren mit einem Stock:** Geben Sie Wasser in eine Schüssel und rühren Sie es mit einem Stock um, beispielsweise gegen den Uhrzeigersinn oder in Form einer liegenden Acht. Ein Gebet, das Sie beim Wasserrühren sprechen, kann ihm Kraft geben.
- **Besingen:** Es gibt Mantren, also Gebetsformeln, die das Wasser mit Energie aufladen. Wenn Sie persönlich das Wasser „besingen", beispielsweise mit dem Gayatri-Mantra – einem speziellen Wassermantra –, dem Klang AUM oder einem christlichen Gebet, verbinden Sie spirituelle Übung mit Wasserenergetisierung. Der Effekt kommt dem Wasser und Ihnen persönlich zugute.
- **Bedenken:** Wie Masaru Emoto in seinen Werken nachweist, kann allein ein Gedanke wie Liebe, Kraft oder Ähnliches, mit dem Wasser bedacht wird, es mit Energie aufladen.[17] Hierfür genügt es, sich das Wasser als „Wesen" vorzustellen und wahrzunehmen, dass genau diese Qualität, die Sie in Gedanken in sich erschaffen, in dem Wasser vorhanden ist.

Heute energetisiere ich mein Trinkwasser, zum Beispiel indem ich es der Sonne aussetze, es besinge, bedenke oder mit guter Musik beschalle.

17.

Den Körper von innen her fühlen

Als Vorübung fühlen Sie einmal Ihren Körper von außen. Fühlt er sich warm oder kalt an? Drückt es irgendwo? Wenn Sie möchten, können Sie sich auch über den Arm streichen und bewusst wahrnehmen, was Sie dabei spüren.

Dann fühlen Sie Ihren Körper einmal nur rechts und danach nur links.

Nun kommen wir zum entscheidenden Teil der heutigen Übung: Spüren Sie in Ihren Körper hinein. Werden Sie sich Ihres Körpers *von innen her* bewusst. Wo in Ihrem Körper sind warme und wo kalte Stellen? Wo fühlt sich Ihr Körper von innen her weit und wo fühlt er sich eng an? Ist es nicht ein Wunder, dass Sie Ihren Körper mit Ihrem Bewusstsein von innen her ertasten können?

Wenn Sie in Ihren Körper hineinfühlen können, sind Sie auch in der Lage, ihn geistig zu harmonisieren. Indem Sie Ihren Körper von innen her fühlen, entwickeln Sie Körperbewusstheit für das Innere – und ein Körper, der bewusst von innen her gefühlt wird, ist gesünder und fitter.

Heute fühle ich einmal ganz bewusst in meinen Körper hinein.

18.

Sind Sie übersäuert?

Bereits im Jahr 1953 erschien ein Buch, das uns eigentlich alle hätte wachrütteln müssen: „Der Säure-Basen-Haushalt des menschlichen Organismus" von Dr. med. Friedrich F. Sander. Darin beschrieb Sander die Gefahren einer zu sehr säurebildenden Nahrung. Die Gefahren der Übersäuerung wurden mehr als ein halbes Jahrhundert lang totgeschwiegen. Möglicherweise lag es auch nicht im Interesse der Fleisch-, Käse- und Genussmittelindustrie, dass dieses Wissen sich durchsetzte, schließlich gehören Fleisch, Käse und Genussmittel (Süßigkeiten etc.) zu den Stoffen, die am meisten säuern. Vielleicht spielt auch das Erscheinungsdatum des Buches (Nachkriegszeit) eine Rolle beim Totschweigen der Übersäuerungsfolgen: Viele Deutsche wollten damals ihre Defizite an Fleisch und Genussmitteln aus den letzten Jahren aufholen. So kam es, dass ein wichtiger Warnhinweis der Medizin nicht beachtet wurde.

Heute leiden 98 Prozent der Bevölkerung unter Azidose (Übersäuerung), in der Regel ohne es zu wissen. So wie ein Auto langsam durchrostet, wenn wir nichts dagegen tun, sosetzen wir durch Übersäuerung im Laufe der Jahre biologischen Rost an. Dieser Vorgang findet schleichend statt, sodass wir ihn jahrzehntelang nicht bemerken, bis es (fast) zu spät ist. Neueste Studien zeigen, dass sich 60 bis 70 Prozent aller Zivilisationskrankheiten vermeiden lassen, wenn wir uns basischer ernähren.

Es ist dem Heilpraktiker Hans-Heinrich Jörgensen zu verdanken, dass wir heute die erhebliche Beeinträchtigung der Pufferqualität (je größer die Pufferkapazität, desto stabiler ist das System gegenüber Änderungen des pH-Werts) von Blut und Plasma (der Interzellulärpuffer) durch die Übersäuerung nachweisen können.[18] Diese

Beeinträchtigung der Pufferkapazität entsteht durch eine Übersäuerung in der Zelle (intrazelluläre Azidose). Hinzu kommen Übersäuerung des Stoffwechsels, Entmineralisierung, Verschlackung.

Ein wichtiges Indiz für die eigene Übersäuerung erkennen Sie mithilfe des Harntests. Hierfür benötigen Sie Indikatorpapier (Lackmusstreifen) aus der Apotheke. Das Papier wird in den Urinstrahl gehalten und die Farbänderung mit einer Farbskala verglichen. Messen Sie den Morgenharn direkt nach dem Aufwachen, denn da ist der Harn am sauersten. Der pH-Wert sollte bei 7 sein, nicht saurer.

Heute kaufe ich mir Lackmuspapier, um morgen direkt nach dem Aufstehen den pH-Wert zu messen. Ich finde heraus, ob ich organisch übersäuert bin, damit ich gegebenenfalls vorbeugen kann.

19.

Folgen von Übersäuerung

Heute wissen wir, dass die negativen Folgen der Übersäuerung weit über das hinausgehen, was man anfangs vermutete. Die nachfolgende Liste mag Hinweise geben, ist aber noch lange nicht vollständig:

- **Alterung:** Mit zunehmendem Alter kann der Körper die Übersäuerung nicht mehr kompensieren. Dadurch altern Haut, Haare, Muskeln, Nieren und Knochen verfrüht (siehe unten).
- **Orangenhaut:** Um Säuren zu neutralisieren, bildet der Körper Schlacken, die sich in Bindegewebedepots ablagern, was sich durch Bindegewebsschwäche und optisch durch Cellulitis zeigt.
- **Osteoporose:** Übersäuerung hemmt die Aktivität der knochenaufbauenden Zellen, der Knochen wird entmineralisiert, brüchig.
- **Weitere Folgen von Übersäuerung von A bis Z:** Allergien, Durchblutungsstörungen, Fußschweiß, Gehörsturz, Gicht, Haarausfall, Haarwuchsprobleme, Hautallergien, Hautjucken, Herzinfarkt, Karies, Krampfadern, Magen-Darm-Erkrankungen, Migräne, Muskelkrämpfe, Neurodermitis, Parodontose, Rheuma, Rückenbeschwerden/Rückenschmerzen (ohne organische Ursache), Schlaganfall, Schuppenflechte, (übermäßiges) Schwitzen, Sodbrennen, Zahnplaque.

Aus diesen Gründen ist es wichtig, den eigenen Körper vor Übersäuerung zu schützen.

Heute mache ich mir bewusst, dass mir eine Übersäuerung des Körpers keinen Vorteil bringt, und entscheide mich bewusst dafür, sie zu vermeiden. Ich prüfe besonders, ob ich ein Symptom habe, das mich möglicherweise zu einer mehr basenorientierten Ernährung auffordert.

20.

Die Säure-Basen-Tabelle – ein wertvolles Hilfsmittel

Von Remer und Manz wurde die bekannteste Säure-Basen-Tabelle entwickelt, die uns zeigt, wie basisch oder wie sauer ein Lebensmittel verstoffwechselt wird. Gewertet wird hierbei nicht, ob das Lebensmittel süß oder sauer *schmeckt*, sondern ob es im Körper säure- oder basenbildend wirkt. Beispiel: Zitronen schmecken sauer, werden aber basisch verstoffwechselt? In der nachfolgenden Aufstellung haben Nahrungsmittel mit negativem Wert (in Milliäquivalenten pro 100 Gramm) einen basischen Effekt, Nahrungsmittel mit positivem Wert einen säuernden Effekt, je höher die Zahl, desto stärker die jeweilige Auswirkung.[19]

☹ ☹ Zu den Lebensmitteln, die einen *stark* säuernden Effekt auf den Säure-Basen-Haushalt haben, gehören:

- Eier (Eigelb +23,4, Hühnerei + 8,7)
- Fisch/Meeresfrüchte (Garnele +18,2, Miesmuscheln +15,3)
- Käse/Quark (Parmesan +34,2, Schmelzkäse +28,7, Hartkäse + 19,2, Gauda + 18,6, Quark +11,1)
- Nüsse (Erdnüsse + 8,7)
- alle Sorten Wurst (Salami +11,6)
- Fleisch (mageres Rindfleisch + 7,8, Hühnerfleisch + 8,7)
- Zucker

☹ Säuernd wirken auch:

Getreide und Getreideprodukte jeder Art (Vollkornmehl + 8,2, Weizenmehl + 6,9, Weißbrot + 3,7, Vollkornspaghetti + 6,5, Spaghetti 6,5).

Einzige Ausnahme: Reis ist neutral.

0 Relativ neutral wirken:

- Kaffee
- Bier
- Reis
- Öle
- Bitterschokolade (+0,4)
- Milch (+ 0,7)
- Kefir
- Joghurt

☺ Leicht basisch wirken:

- Tofu (– 0,8)
- Molke

☺ ☺ Durchgehend basisch wirken:

- Obst
- Gemüse (Spinat – 14,0, Petersilie – 12,0)
- Obst- und Gemüsesäfte (Tomate, Rote Bete, Karotte – 3,6)
- Tee (Früchtetee – 2,3)

Heute nehme ich anhand der Nahrungsmitteltabelle einmal wahr, ob ich mich vorwiegend sauer oder eher basisch ernähre. Ernähre ich mich zu sauer, reduziere ich einige säurebildende Nahrungsmittel.

21.

Entsäuerungsprodukte

Saurer Regen und übersäuerte Böden konfrontieren uns mit der Problematik eines gestörten Säure-Basen-Gleichgewichts in der Natur. Eine übersäuerte Natur gilt als „krank". Heute versucht man durch die Zufuhr von basischem Kalk die übersäuerten Böden wieder zu neutralisieren und zu remineralisieren und so wieder annähernd ein Gleichgewicht zu schaffen, das die Voraussetzung für eine gesunde Ökologie darstellt.

Ähnliches können wir für unseren Körper tun, indem wir „Basenmittel" zu uns nehmen. Hierfür eignen sich unter anderem Calciumcarbonat, Kaliumcitrat, Magnesiumcarbonat, Natriumcitrat und Natriumhydrogenphosphat. Entsprechende Basenpulver sind im freien Handel erhältlich.[20] Für unseren Körperstoffwechsel hat die Entsäuerung keine geringere Bedeutung als für unsere Umwelt.

Heute achte ich darauf, dass ich genug basische Nahrungsmittel esse, gegebenenfalls nehme ich zusätzlich ein Basenpulver ein, das meinen Säureüberschuss ausgleicht.

22.

Amalgam ausleiten – aber richtig

Amalgam in den Zähnen kann Ihre Gesundheit belasten. Darum sollte es schrittweise durch biologisch wertvolleres Zahnmaterial ersetzt werden. Zugleich mit der Amalgamentfernung sollte eine Amalgamausleitung vorgenommen werden, da es sonst zu einer Selbstvergiftung des Organismus kommen kann.

„Quecksilber wirkt als Zell- und Protoplasmagift, es ist in der Lage, Enzyme zu hemmen und Proteine zu denaturieren, wobei vor allem die SH-Gruppen (Sulfhidryl und Thiolgruppen) unter Quecksilbereinfluss nicht richtig verdaut werden können. Weiter ist es in der Lage, den Peroxidstoffwechsel anzuregen und damit freie Radikale zu bilden, die besonders aggressiv sind und die bei degenerativen Prozessen oder der Tumorentstehung eine große Rolle spielen. Darüber hinaus blockiert es auch die Enzyme, die zum Abfangen dieser freien Radikale dienen. Quecksilber reichert sich bevorzugt in Niere, Leber und Gehirn an und führt dort in entsprechend hohen Dosen zu manifesten Funktionsstörungen."[21] Auch noch Jahre nachdem das Amalgam aus den Zähnen entfernt wurde, können Reste von Quecksilber Ihren Organismus belasten und zu Depressionen, Herzrasen, Kopfschmerzen, Konzentrationsstörungen, Schwindel, Schlafstörungen führen. Deshalb sollten Sie prüfen, ob Sie eine nachträgliche Amalgamausleitung vornehmen lassen sollten. Dafür gibt es mehrere Möglichkeiten, für deren Auswahl Sie aber Ihren Arzt oder Heilpraktiker zu Rate ziehen sollten:

*   Algen, besonders die Chorella-Alge
*   Bärlauch
*   Bioresonanztherapie

- Chelatbildner wie zum Beispiel DMPS (2,3-Dimercapto-1-Propansulfonsäure) oder DMSA (meso-2,3-Dimercapto-Bernsteinsäure) mit Unterstützung Ihres Arztes
- Colonhydrotherapie (Entgiftung durch gezielte Einläufe)
- Eigenbluttherapie
- Homöopathie: Gabe vom potenziertem Mercurius oder Amalgam
- Orthomolekulartherapie mithilfe Ihres Arztes
- Unterstützung des Körpers durch Antioxidantien, Vitamin A, C, E, Magnesium etc.

Heute tue ich etwas für die Ausleitung eventuell vorhandener Schwermetalle aus meinem Körper, zum Beispiel durch Algenprodukte. Gegebenenfalls denke ich auch über eine Amalgamentfernung bzw. -ausleitung nach.

23.

Fasten dient der Entschlackung

Der Verzicht auf Nahrung, beispielsweise zur sogenannten Fastenzeit, hat traditionellen Ursprung und dient der Entschlackung, Entgiftung bzw. Regeneration des Körpers und der Seele.

Wenn Sie fasten, ist das wie ein Wochenende für Ihren Körper. Er muss an diesem Tag keine Verdauungsarbeit leisten. Was tun Sie am Wochenende? Vielleicht putzen Sie das Haus? Der Körper tut dasselbe, er beginnt sich zu reinigen. Er scheidet Ablagerungen, Verbrauchtes, Totes aus, alles, was ihn momentan belastet.

Ideal ist es, das Fasten mit Urlaub zu verbinden. Doch auch wenn Sie arbeiten müssen, können Sie zugleich fasten. Wenn Sie eine leichte Fastenkost suchen, die Sie zudem kräftigt, kochen Sie gemischtes Gemüse aus, seien es ab und löffeln dann die klare Brühe. Gegebenenfalls nehmen Sie die Gemüsebrühe einfach in der Thermoskanne mit ins Büro.

An einem Fastentag ist es sinnvoll, Spaziergänge an der frischen Luft zu machen (wegen des Sauerstoffaustauschs), jedoch ohne Anstrengung (zum Beispiel in der Mittagspause). Viel Flüssigkeit zu trinken hilft bei der Entgiftung.

Am besten fasten Sie zusammen mit einem Verbündeten, möglichst jemandem, der damit vertraut ist und mit dem Sie dann auch den Feierabend verbringen. Am Ende des Tages werden Sie tief schlafen und sich am nächsten Tag wie neugeboren fühlen.

Heute lege ich wieder einmal einen Fastentag ein, an dem ich weitgehend auf Nahrung verzichte. Damit leiste ich einen wertvollen Beitrag zur meiner Entschlackung und Entgiftung.

24.

Effektivität

Fit zu sein bedeutet auch, die eigene Zeit effektiv zu nutzen. Unsere Lebenszeit ist begrenzt. Und sie ist kostbar. Dabei ist Zeit das gerechteste Prinzip, das wir kennen: Jeder bekommt jeden Morgen 24 Stunden, was er damit anfängt, ist seine Sache.

Doch kaum einer nutzt seine Zeit effektiv. Manche versuchen die Zeit „totzuschlagen", suchen „Zerstreuung" oder „Ablenkung". Sie verhalten sich im Umgang mit der Zeit sehr unwissend. Sie glauben vielleicht, dass das Leben ein Spiel sei, bei dem es um nichts ginge. Sie benehmen sich in ihrem Dasein wie Besucher in einem Spielcasino, die achtlos ihre Jetons auf dem Spielfeld verteilen und glauben, es ginge beim Besuch des Casinos darum, nett in die Überwachungskameras zu lächeln. Erst später erfahren sie, dass jeder ihrer Jetons viele tausend Euros wert ist. So wie mit den Jetons ist es auch mit den Minuten: Sie sind nicht dafür da, um verschwendet zu werden, sondern um reichen Gewinn einzufahren. Wir können unsere Lebenszeit nutzen, um zu arbeiten, zu wachsen, zu reifen und uns und andere in der Entwicklung zu unterstützen, statt diese wertvolle Zeit ungenutzt verstreichen lassen.

Um unsere Zeit effektiv zu nutzen, benötigen wir zwei Tugenden: Konzentration und Ausrichtung. Ausrichtung beinhaltet Unterscheidungskraft, also die Fähigkeit, Prioritäten zu setzen und dabei das Wichtige vom Unwichtigen, das Wesentliche vom Unwesentlichen zu unterscheiden.

Jede unserer Minuten ist wertvoll. Der Dalai Lama sagt hierzu: „Lebe ein bewusstes und ehrsames Leben – dann wirst du dich am Ende des Lebens noch einmal darüber freuen können!" Langeweile ist immer ein Zeichen mangelnder Intelligenz. Es gibt viel zu tun, packen Sie es an. Vergeuden Sie Ihr Leben nicht.

Heute mache ich mir bewusst, wie ich mein Leben effektiv nutzen kann, besonders welche unerledigte Sache ich heute anpacken werde.

25.

Der frühe Vogel fängt den Wurm

Tatsächlich gibt es einige Menschen, die genetisch eher dafür programmiert sind, Lerchen als Eulen zu sein, doch das ist vermutlich die Ausnahme. Die Disposition, ob jemand ein Morgen- oder ein Abendmensch ist, ist zu einem großen Teil anerzogen. Bei vielen Menschen ist die Schlafenszeit ganz einfach eine Gewohnheit, die wir positiv verändern können.

Wir wissen heute, dass die Regeneration des Nervensystems vor allem in den Stunden vor Mitternacht stattfindet. Es ist eine alte Weisheit, dass die Stunden vor Mitternacht, die man schläft, doppelt zählen. Der Volksmund sagt: „Der frühe Vogel fängt den Wurm!"

Es liegt eine unglaubliche Schönheit darin, morgens aufzustehen, wenn die Welt noch im Schlaf liegt, und sich in den frühen Morgenstunden auf den Tag vorzubereiten. Man ist den Langschläfern einfach ein wenig voraus.

Wenn Sie also nicht sicher sind, ob Sie Morgen- oder Abendmensch sind, probieren Sie es doch einmal aus, etwas früher als gewohnt aufzustehen, und beobachten Sie, wie Sie sich dabei fühlen. Wenn Sie dann doch erleben, dass Sie eher ein Langschläfer sind, dann sollten Sie natürlich bei Ihrer optimalen Schlafenszeit bleiben, doch der Versuch lohnt sich.

Heute gehe ich einmal etwas früher zu Bett, als ich es gewohnt bin, und stehe morgen etwas früher auf. Ich beobachte, ob es mir gut tut, deutlich vor Mitternacht bereits im Bett zu liegen, und wenn ja, in welcher Weise.

26.

Stress belastet unnötig

Stress entsteht immer dann, wenn Sie mehr schaffen wollen, als in der zur Verfügung stehenden Zeit zu erreichen ist. Oft gingen dem Stress Schlamperei oder Faulenzerei voraus, die nun ihre Folgen zeitigen. Oder man war nicht in der Lage, das, was zu tun war, objektiv einzuschätzen, und hat sich (wieder einmal) übernommen. Oder man ist einfach zu ehrgeizig – und treibt dabei Raubbau mit seiner Gesundheit. Mein Vater sagte einmal: „Arbeite ruhig und gediegen – was nicht erledigt wird, bleibt liegen." Um frei von Stress arbeiten und leben zu können, muss man einige Spielregeln beachten:

- **Konzentrieren Sie sich stets auf das, was Sie jetzt tun:** „Tu, was du tust" sagte schon Buddha. Dies bedeutet, mit dem Bewusstsein im Hier und Jetzt zu sein.
- **Einen Schritt nach dem anderen:** Wer den zweiten Schritt vor dem ersten macht, fällt auf die Nase. Ordnen Sie die Dinge nach Prioritäten und tun Sie das eine, das zu tun ist, mit voller Aufmerksamkeit, und wenden Sie sich erst danach dem Nächsten zu.
- **Sich nicht unter Druck setzen (lassen):** Wenn Sie sich gestresst fühlen, weil Sie befürchten zu versagen, dann machen Sie sich am besten einmal bewusst, was „schlimmstenfalls" passieren könnte, falls Sie versagen. Akzeptieren Sie in Gedanken das Schlimmste. Und dann tun Sie alles, was Ihnen möglich ist, damit dies nicht passiert. Mehr als Ihr Bestes kann niemand von Ihnen verlangen. Und falls Ihr Bestes nicht ausreicht, dann müssen Sie das eben akzeptieren.
- **Zeitfressende Freizeitaktivitäten vermeiden:** Statt abends um die Häuser zu ziehen, nehmen Sie lieber an einem Meditationskurs teil. Sie haben langfristig mehr davon.

Heute finde ich Mittel und Wege, um unnötigen Stress zu vermeiden.

27.

Was Sie noch gegen Stress tun können

Eine wichtige Vorbeugung gegen Stress ist es, stressige Beziehungen zu vermeiden, das bedeutet:

- **belastende Beziehungen ausblenden:** Nehmen Sie nicht jedes Telefonat an, sondern vertrösten Sie Menschen, die Ihnen Zeit und Nerven rauben, auf die Abendstunden. Damit stellen Sie sicher, dass Sie dann, wenn diese Menschen anrufen, das Wesentliche von Ihren Tagesaufgaben geschafft haben.
- **delegieren:** Machen Sie nicht alles selbst, sondern spannen Sie Mitarbeiter, Experten in Ihre Arbeit ein, wo dies opportun ist.
- **unterstützende Beziehungen aktivieren:** Nutzen Sie dankbar die Unterstützung Ihrer Kollegen und Freunde. Pflegen Sie hilfreiche Beziehungen und bauen Sie ein berufliches und privates Unterstützungsnetzwerk auf.

Heute achte ich besonders darauf, dass meine Beziehungen stressfrei sind.

28.

Fünf stressauslösende Fehler, die Sie vermeiden sollten

Taibi Kahler gilt als der Förderer der Prozesskommunikation, einer Weiterentwicklung der Transaktionsanalyse Eric Bernes. In seinen Büchern und Seminaren[22] weist er auf fünf stressauslösende Fehler in der Aktion hin, die Sie vermeiden sollten:

1. **Please me:** „Tu's doch für mich!" – sich den Vorstellungen anderer, wie diese ihre Bedürfnisse erfüllt haben wollen, zu beugen führt zu Frustration, da wir dabei uns selbst vergessen. Fragen Sie sich: Tue ich etwas aus Schuldgefühlen, aus Angst (zum Beispiel vor Liebesentzug) oder freiwillig? Macht es mir Freude und stimmt es für mich, das jetzt zu tun? Wo Freiwilligkeit, Freude, Stimmigkeit fehlen, vergewaltigen Sie sich selbst und Ihre Gesundheit. Hierzu gehört auch emotionale Heuchelei „um des lieben Friedens" willen. „Nett sein statt echt sein" ist Betrug am anderen und an sich selbst. Richtig: Auch die eigenen Bedürfnisse wahrnehmen und für sie sorgen.
2. **Work hard:** „Streng dich noch mehr an!" – jede zwanghafte Anstrengung fordert ihren Tribut. Die Kraft für unsere Arbeit möchte aus der Freude und dem „Flow" kommen, nicht aus der Selbstvergewaltigung – sonst ist die Krise vorprogrammiert.
3. **Hurry up:** „Leb auf der Überholspur!" – wenn wir unser Lebenstempo künstlich vorantreiben, werden wir unnötigen Verschleiß erleben. Wie beim Märchen vom Hasen und dem Igel werden wir uns „totlaufen", statt mit den Rhythmen der Zeit und in Einklang mit unserem Tempo zu leben.
4. **Be strong:** „Zeige dich in jeder Situation stark!" – die Bereitschaft, eigene Schwächen und Unzulänglichkeiten zuzugeben, ohne ein Drama daraus zu machen, zeugt von Größe, Authentizität und Selbstwahrnehmung. Sie öffnet den Raum auch für

andere. Wenn wir jedoch in jeder Situation stark sein wollen, wird unser Ausdruck maskenhaft.

5. **Be perfect:** „Sei vollkommen!" Wenn wir so tun, als seien wir vollkommen, werden wir erleben, dass wir „in Perfektion versteifen". Souveränität zeigt sich in einem abgerundeten Umgang mit Unvollkommenheiten, nicht im Perfektionswahn.

Heute vermeide ich die fünf Stressoren „please me", „work hard", „hurry up", „be strong", „be perfect" und erlaube mir, in stressfreier Souveränität zu leben.

29.

Solarium

Sonne fördert unsere Gesundheit, doch was machen wir, wenn es draußen regnet, stürmt oder gar schneit und wir uns nicht vor die Tür trauen? Und wie kommen wir in die Lage, unsere Körperhaut der Sonne auszusetzen? Gott sei Dank gibt es das Solarium, das – in Maßen genossen – nicht nur unsere Gesundheit, sondern auch unser Lebensgefühl und unsere Sinnlichkeit positiv beeinflusst.

Hautärzte begrüßen mittlerweile das Solarium, warnen aber vor exzessiver Inanspruchnahme. Dreimal die Woche 15 bis 20, maximal 30 Minuten gelten als optimal. Bereits 10 Minuten auf einem guten Solarium genügen für den Anfang und sind in der Lage, die Stimmung zu heben. Nach dem Solariumbesuch empfiehlt sich der Konsum von Fruchtsäften, zum Beispiel Traubensaft.

Heute gönne ich mir einen Besuch im Solarium.

März –
Herz und Kreislauf

1.

Gesund leben – die beste Prophylaxe gegen Herzinfarkt

Fitness bezieht alle Bereiche des menschlichen Lebens mit ein. Statistiken belegen:

- Eine halbe Stunde Bewegung am Tag senkt das Risiko, chronisch krank zu werden, um 80 Prozent
- Distress zu vermeiden senkt das Krankheitsrisiko um 70 Prozent
- Gesunde Ernährung senkt das Krankheitsrisiko um 50 Prozent
- Spirituell rückverbundene Menschen haben eine um durchschnittlich sieben Jahre längere Lebenserwartung

Heute stelle ich mich geistig auf einen gesünderen Lebenswandel ein. Beispielsweise indem ich unnötigen Stress vermeide.

2.

Wer rastet, der rostet (der Wert täglicher Bewegung)

Die moderne Medizin weiß heute, dass viele sogenannte Zivilisationskrankheiten auf zu wenig körperliche Bewegung zurückzuführen sind. Viele Krankheiten können durch ausreichende Bewegung vermieden, zumindest verzögert oder gemildert werden, wie zum Beispiel Herz-Kreislauf-Erkrankungen, Diabetes, Gicht, Rheuma, Rückenbeschwerden, hoher Blutdruck, Übergewicht, Kurzatmigkeit usw.

Heute mache ich mir den Wert täglicher Bewegung bewusst. Ich sorge dafür, dass ich meinen Körper heute angemessen bewege – und wenn es nur ein zügiger Spaziergang in der Mittagspause ist.

3.

Bereits ein klein wenig Bewegung fördert die Langlebigkeit

Es gibt einen eindeutigen Zusammenhang zwischen Fitness und Gesundheitsrisiko: Je nach Herz-Kreislauf-Konstitution ist das Gesundheitsrisiko eines Menschen hoch, mittel oder niedrig. Bereits ein klein wenig Bewegung senkt, so die bekannte BLAIR-Studie,[23] das Risiko, frühzeitig zu sterben, um 50 Prozent. Selbst wenn es nur ein kleiner Spaziergang ist, ein wenig Gartenarbeit oder Nachbarschaftshilfe beim Umzug oder in Nachbars Garten – all diese kleinen Dinge fördern Ihre Langlebigkeit.

Wenn ich zwischendurch einmal ein Leistungstief habe, zum Beispiel nach dem Essen, tanke ich frische Energie durch ein bisschen Bewegung, etwa durch einige Minuten zügiges Gehen.

4.

Muffige Luft im Auto kann die Gesundheit belasten

Im Auto sitzen Sie oft stundenlang in einem sehr engen Raum. Selbst wenn Sie Lüftung oder Klimaanlage einschalten, kann Ihre Atemluft belastet sein.

Die bei der Innenausstattung eines Neuwagens verwendeten Kunststoffe können, wenn auch wenig, so doch monatelang Gase (Dimethylformamid) ausströmen, die die Atemluft belasten.

- Schweiß und Körpergeruch setzen sich in den Sesseln und auf der Rückbank ab, nisten sich ein.
- Wasser, das nicht restlos verdunstet (zum Beispiel an einem Regentag, wenn Sie mit nasser Kleidung einsteigen), zusammen mit Rückständen von Lebensmitteln, die im Auto gelagert wurden (zum Beispiel von Essensresten, die vor Wochen versehentlich unter den Sitz gerutscht sind), führen zu einer dumpfen und von Bakterien getränkten Luft.
- Besonders belastend wirkt sich Rauchen im Auto aus.

Tipp: Lüften Sie das Auto immer wieder. Besonders wenn es an einem gesicherten Platz steht und Sie an einem Sonntag zu Hause sind, lassen Sie den Tag lang Fenster und Kofferraumdeckel offen, sodass das Auto ausdünsten kann. An heißen Tagen lassen Sie wenn möglich das Fenster zumindest einen kleinen Spalt offen (wegen des Luftaustauschs). Reinigen Sie Ihr Auto innen regelmäßig und mindestens einmal im Jahr Autopolster und Innenboden mit einem Waschsauger, der im Sprüh- und Extraktionsverfahren Boden und Polster im Auto von innen her säubert.

Zur Steigerung der Konzentration beim Autofahren eignet sich möglicherweise ein Duftspray, wie Sie es unter anderem in Ihrer Apotheke kaufen können.[24] Darüber hinaus sollten Sie sich bei längeren Fahrten ausreichend Flüssigkeit und Früchte mitnehmen, lockere Kleidung tragen und immer wieder eine kurze Pause machen.

Heute reinige ich den Innenraum meines Autos komplett und sorge für gute Luft im Auto, indem ich es einmal so richtig durchlüfte.

5.

Treppensteigen ist ein gutes Kreislauftraining

Ein wichtiger Aspekt, der im Alltag regelmäßig zu kurz kommt, ist unser Herz-Kreislauf-System. Ein optimales Kreislauftraining bietet uns das Treppensteigen: Der Puls wird kontinuierlich beschleunigt, ohne dass wir dafür Höchstleistungen erbringen müssten. Da unsere Häuser höher geworden sind bzw. wir heute auch mit Untergrundbahnen fahren, gibt es zahlreiche Möglichkeiten, im Alltag Treppen zu steigen. Die Verführung ist jedoch groß, stattdessen den Lift oder die Rolltreppe zu benutzen. Beides fördert jedoch nicht die Fitness. Daher sollten Sie immer wieder, sobald es die Umstände erlauben, auf das Treppensteigen zurückgreifen.

Tipp: Wenn Sie einen Geschäftstermin haben, legen Sie für das Treppensteigen gegebenenfalls das Jackett bzw. den Mantel über den Arm, damit Sie nicht ins Schwitzen kommen. Noch bequemer ist es natürlich, wenn Sie in Ihrer Freizeit zum Treppensteigen einen Jogginganzug anziehen. Im Idealfall sollten Sie auch darauf achten, dass Ihre Kniegelenke stets gebeugt bleiben und Sie schwungvoll mit den Armen gegenläufige Bewegungen machen. Beobachten Sie beim Treppensteigen Ihren Atem und lassen Sie ihn frei fließen. Versuchen Sie einen zügigen, gleichmäßigen Rhythmus beizubehalten, statt sich die Treppen „hinaufzuqälen". Sie ersetzen dadurch den Stepper im Fitnessstudio und tun etwas Wertvolles für Ihre Gesundheit, ohne Ihre Gelenke zu belasten. Natürlich können Sie sich auch im eigenen Wohnhaus, in einer öffentlichen Anlage, einem Turm, Hochhaus oder im Freien eine Treppe suchen, die Sie mehrmals hinauf- und hinuntersteigen. 30 Minuten zügiges Treppensteigen sind bereits ein hervorragendes Herz-Kreislauf-Training.

Heute praktiziere ich Treppensteigen, wann immer sich die Gelegenheit dazu ergibt.

6.

Trampolinspringen aktiviert den Lymphfluss

Das Trampolin ist ein hervorragendes Mittel zur Förderung der Gesundheit: Während Sie springen, sind Sie für einen Augenblick schwerelos. Beim Aufkommen wirkt ein Vielfaches Ihrer Schwerkraft, also beispielsweise 250 statt 70 Kilo. Dies bedeutet nicht nur Kreislauf-, sondern auch Krafttraining, da diese Masse auf den Körper einwirkt – wenn auch nur für ein paar Sekunden. Der besondere Wert beim Trampolinspringen liegt darin, dass jede einzelne Zelle und jeder Muskel durch den Druckwechsel massiert und trainiert, der Zellstoffwechsel angeregt wird. Vorteile: Bindegewebe und innere Organe wie Herz, Lunge, Nieren, Darm etc. werden angeregt, die Zellversorgung mit Sauerstoff und Vitalstoffen wird aktiviert. Stoffwechselschlacken werden quasi herausgepresst und abtransportiert. In unseren Fußgelenken befindet sich eine „Lymphpumpe". Durch die Trampolinbewegung wird über diese Lymphpumpe der Lymphfluss aktiviert, Lymphstaus verschwinden. Manche Hersteller vergleichen das Trampolin mit einer Lymphdrainage, die Sie sich selbst geben können. Viele Fitnessstudios sowie öffentliche Anlagen verfügen über Trampolins. Mittlerweile ist das Trampolin auch als „Minitrampolin" für den Hausgebrauch erhältlich.

Einen guten Effekt erzielen Sie, wenn Sie auf dem Trampolin zumindest in den ersten Minuten nicht springen, sondern nur wippen. Wer unter Gelenkproblemen leidet, sollte sich ohnedies vorwiegend auf das Wippen konzentrieren und nicht springen, um besonders seine Fuß- und Kniegelenke zu schonen.

Übung: Stellen Sie den Minutenwecker auf 10 bis 15 Minuten. Wippen Sie in dieser Zeit spielerisch, doch ohne Pause auf dem Trampolin. Nach ca. 10 Minuten werden Sie erleben, wie der

Lymphfluss aktiviert ist und ein wunderbares Gefühl der Entspannung Sie durchströmt.[25]

Heute springe ich Trampolin zur Unterstützung meiner Fitness. Sollte ich keines haben, wippe ich ersatzweise 15 Minuten lang mit Knien und Fußgelenken und aktiviere so den Lymphfluss.

7.

Trampolin – weitere Anwendungsmöglichkeiten und Nutzen

Wenn Sie möchten, können Sie nach den 10 bis 15 Minuten Wippen auf dem Trampolin darauf walken, rennen oder springen. 20 bis 30 Minuten Trampolinüben am Stück, zum Beispiel mit Trainings-CD[26], kann ein wertvoller Beitrag zur Erhaltung Ihrer Gesundheit sein. Zusätzliche Effekte: Die „kleinen" Muskeln werden besonders trainiert, Gleichgewichtssinn und Geschicklichkeit werden gefördert und die beiden Hirnhälften werden ermuntert zusammenzuarbeiten. Weitere Vorteile:

- Anregung von Kreislauf und Stoffwechsel
- Training und Verbesserung von Gleichgewichtssinn und Motorik
- intensives Training für Bindegewebe und Muskeln
- gelenk- und wirbelsäulenschonend, deshalb besonders bei Problemen an Wirbelsäule und Sprunggelenken oder bei Arthritis zu empfehlen
- spielerische Aktivierung der Stützmuskulatur an Knöcheln, Knien und Hüfte; Sie trainieren auf dem Trampolin zwei- bis dreimal intensiver als auf hartem Boden
- energetisierend am Morgen, entspannend am Abend
- Verbesserung der Konzentration und Aufnahmefähigkeit
- Lockerung von Verspannungen im Schulter- und Nackenbereich

Heute praktiziere ich ein erweitertes Programm auf meinem Trampolin, beispielsweise durch Wippen, Walken oder Hüpfen. Sollte ich kein Trampolin haben, probiere ich ein öffentliches aus, eines vom Nachbarn oder von einem Sportgeschäft. Oder ich übe mich im Auf-der-Stelle-Laufen (bei offenem Fenster) zu Musik.

8.

Radfahren fördert die Fitness

Das Fahrrad ist ein hervorragendes Kreislauftrainingsgerät, da es gleichmäßiges Treten ohne Gelenkbelastung ermöglicht. Viele Menschen lieben das Radfahren in der freien Natur; in der Stadt ist es wegen des Autoverkehrs weniger angenehm.

Tipp: Fahren Sie einmal *ganz bewusst* Rad. Achten Sie dabei auf einen Rundtritt, also auf die Gleichmäßigkeit der Tretbewegung, und genießen Sie sie. Achten Sie auch darauf, dass Ihr Rücken dabei entspannt ist. Wenn Ihre Arbeitsstätte mit dem Fahrrad erreichbar ist, fahren Sie doch einmal mit dem Rad zur Arbeit. Gegebenenfalls nehmen Sie etwas zum Umziehen mit. Oder Sie radeln in Ihrer Freizeit. Auch zum Supermarkt oder zu Ihrem Freund können Sie mit dem Rad (statt mit dem Auto) fahren. Atmen Sie beim Radfahren tief durch. Bereits ab 30 Minuten zügigem Fahrradfahren setzt die Fettverbrennung ein, der Stoffwechsel wird angeheizt. So tun Sie außer für Ihr Herz-Kreislauf-System etwas Gutes für die Figur und sparen außerdem auch noch Benzin. Falls Ihr Fahrrad einen Platten hat oder aus anderen Gründen nicht funktioniert, reparieren Sie es heute und gewinnen Sie erneut Freude an ihm.

Natürlich können Sie das Radfahren auch mit einem Heimtrainer oder in Ihrem Fitnessstudio üben.

Heute fahre ich mit dem Rad und trainiere so meinen Kreislauf.

9.

Behaglichkeit und Fitness miteinander verbinden – die Vorteile von Heimtrainern nutzen

Heimtrainer haben den Vorteil, dass man sie auch benutzen kann, wenn das Wetter für eine Radtour nicht geeignet ist. Zudem bieten Fernsehen oder Videoverleih interessante Filme, die man vielleicht während des Trainings sehen möchte.

Tipp: Kaufen Sie sich ein Heimfahrrad oder einen Stepper. Wann immer Sie fernsehen bzw. DVDs anschauen, trainieren Sie währenddessen. Dadurch wird Ihr Bedürfnis nach interessanter Unterhaltung und nach Fitness gleichermaßen gefördert. Im Gegensatz zum herkömmlichen Fernsehen auf dem Sofa, bei dem der Konsum von Knabbereien oft gegen Nervosität helfen soll, sorgt Fernsehen auf dem Heimtrainer dafür, dass Sie nebenbei schlank werden bzw. bleiben. Nervosität und Alltagsstress werden durch die Bewegung auf dem Heimtrainer abgebaut und nicht durch Genussmittel kompensiert. Die Übungszeit sollte mindestens 15 Minuten betragen und kann sich bis zu 1 Stunde hin steigern.

Sollten Sie keinen Heimtrainer zu Hause haben, genügt auch eine einfache, etwa 30 Zentimeter hohe Kiste, die Sie wie einen Stepper benutzen. Ihr Supermarkt oder Wertstoffhof hat sicherlich so eine Kiste übrig – sie ist dann der preiswerteste Heimtrainer der Welt.

Heute probiere ich einen Heimtrainer aus bzw. alternativ das Kistensteigen.

10.

Geh, wenn du fahren kannst

Die modernen Fortbewegungsmittel (Auto, Straßenbahn etc.) verführen uns dazu, nur noch einen kleinen Teil unserer Wegstrecken zu Fuß zu gehen. Da wir im Gegensatz zu früheren Zivilisationen vorwiegend am Schreibtisch arbeiten, bewegen wir uns eindeutig zu wenig. Dem können wir entgegenwirken, indem wir gehen, statt das Auto bzw. die öffentlichen Verkehrsmittel zu benutzen. Wenn der Weg dafür zu lang ist, könnten wir das Auto etwas vor dem Ziel parken und das restliche Stück laufen. Dies ist besonders dort hilfreich, wo wir am Zielort ohnehin Parkplatzprobleme hätten, wie zum Beispiel in der Innenstadt. Fahren wir mit öffentlichen Verkehrsmitteln, können wir eine Station früher aussteigen und den Rest zu Fuß gehen.

Natürlich können wir auch in unserer Freizeit einen Spaziergang an der frischen Luft machen. Hierbei sollten wir zügig und schwungvoll gehen, also die Beine heben und den ganzen Fuß abrollen, sodass wir einen dynamischen Gang haben und nicht schleichen. Dies wirkt sich unter anderem auch förderlich auf unsere innere Haltung aus. Denn die äußere Haltung, die wir einnehmen beeinflusst unseren Gemütszustand. *Beispiel:* Man lässt die Schultern hängen, macht einen Katzenbuckel und schon fühlt man sich lustlos. Gegenbeispiel: Man streckt die Brust raus, atmet tief durch und fühlt sich motivierter.

Heute gehe ich ganz bewusst eine bestimmte Strecke zu Fuß.

11.

Gegenläufige Armbewegungen beim schwungvollen Gehen

Inzwischen ist das „Walken" (engl. to walk = gehen) bei uns in Mode gekommen. Es war Prof. Klaus Bös, der gegen Ende der 80er-Jahre das Nordic-Walking aus Finnland in unsere Breiten importierte. Doch auch wenn Sie keine Nordic-Walking-Stöcke zu Hause haben bzw. sie nicht mögen, können Sie ein wenig von den Erkenntnissen aus dieser für uns neuen Sportart profitieren.

Tipp: Beim nächsten Spaziergang führen Sie mit angewinkelten Armen gegenläufige schwungvolle Bewegungen aus. Das bedeutet: Zugleich mit dem rechten Bein geht der linke Arm vor, zugleich mit dem linken Bein der rechte Arm. Gehen Sie mit relativ großen Schritten und gewöhnen Sie sich an einen gleichmäßigen, schwungvollen Rhythmus. Er ist schneller als beim üblichen Spazierengehen, aber langsamer als beim Joggen. Wählen Sie ein Tempo, bei dem Sie leicht außer Atem kommen, aber gerade noch reden könnten. Dadurch trainieren Sie Ihren Kreislauf und holen zugleich frische Luft.

Möglicherweise finden Sie schnell eine für Sie angenehme Stammstrecke. Wenn Sie irgendwo unterwegs sind oder keine Stammstrecke haben, nehmen Sie ein Handy mit Weckerfunktion oder einen kleinen zusammenklappbaren Wecker mit, stellen Sie ihn auf 15 Minuten und drehen Sie nach dem Läuten um – so haben Sie eine effektive Trainingszeit von 30 Minuten. Da schwungvolles Gehen zugleich die Körperkoordination fördert, eignet es sich hervorragend für die Zeit direkt nach dem Aufwachen.

Tipp: Statt noch eine halbe Stunde im Bett vor sich hinzudösen, walken Sie allein oder mit Ihrem Partner in der umgebenden Natur. Falls Sie mitten in der Stadt wohnen, lohnt sich ein morgendlicher Ausflug in den Stadtpark. Möglicherweise erleben Sie durch das Vogelgezwitscher sogar zusätzlich noch eine gewisse Morgenromantik.

Heute übe ich mich im schwungvollen Gehen.

12.

Tiefenatmung im schwungvollen Gehen

Nachdem wir das schwungvolle Gehen geübt haben, wollen wir heute einmal bewusst auf die Atmung achten. Atmung ist Leben. Da sich unser Leben zivilisationsbedingt vorwiegend in geschlossenen Räumen abspielt, erhält der Körper nicht den Sauerstoff, den er für eine optimale Funktion benötigt. Gerade dann, wenn wir uns müde oder abgespannt fühlen oder nicht mehr klar denken können, kann uns frische Luft ungeheuer helfen. Hierbei kommt es nicht nur darauf an, dass wir atmen, sondern auch *wie* wir atmen.

Tipp: Üben Sie sich im schwungvollen Gehen. Achten Sie beim Ausatmen darauf, dass Sie alle verbrauchte Luft aus Ihrem Körper herausatmen. Sie können das unterstützen, indem Sie tief ausatmen und dabei eventuell ein leicht zischendes Geräusch von sich geben „sch…". Atmen Sie jeweils tief ein und stellen sich dabei vor, dass der frische Sauerstoff bis tief in Ihre Zehen hinunterdringt. Forcieren oder unterdrücken Sie dabei die Atemzüge nicht künstlich, sondern erlauben Sie dem Atem, selbst Tiefe und Rhythmus zu bestimmen. So werden Sie beim schwungvollen Gehen eins mit Ihrem Atemrhythmus.

Konzentrieren Sie sich während des gesamten Spaziergangs ausschließlich auf die Atmung. Vielleicht können Sie sogar wahrnehmen, wie verbraucht die Luft ist, die Sie ausatmen, und gehen so lange, bis Sie an Ihrem Ausatmen feststellen, dass Sie nun genügend frischen Sauerstoff getankt haben, dass alles Alte aus Ihren Atemwegen entlassen ist.

Heute nehme ich beim schwungvollen Gehen bewusst meinen Atem wahr.

13.

Schwungvolles Gehen und dabei hören

Zu Beginn der Fitnesswelle unterschied man lediglich drei Arten von Fitness: Ausdauer, Kraft und Koordination. Wir wollen heute lernen, sportliche Aktivität mit *Sinnesbewusstheit* zu verbinden.

Übung: Machen Sie sich mit einer Hand ein Zeichen für das *Hören*, beispielsweise indem Sie Zeigefinger und Daumen zusammenlegen. Dann beginnen Sie schwungvoll zu gehen und achten zugleich auf alle *Geräusche*, die in Ihr Bewusstsein dringen. Das Ohr ist ein ungeheuer „wendiges" und intelligentes Organ, das die wenigsten von uns bewusst nutzen. Nun, heute ist Gelegenheit dazu:

Achten Sie auf die feinsten Unterschiede und auf die Herkunft der Klänge, ob es sich jetzt um das Zwitschern eines Vogels oder um ein vorbeifahrendes Auto handelt. Bewerten Sie diese Geräusche nicht und unterscheiden Sie sie nicht nach angenehm oder unangenehm. Lauschen Sie vielmehr dem An- und Abschwellen des Klanges. Nehmen Sie feinste Klangunterschiede wahr, während Sie schwungvoll gehen. Ihre ganze Konzentration richtet sich auf das Hören. Durch diese Übung verschaffen Sie sich eine interessante Abwechslung in Ihrem Kreislauftraining und lernen auch in schwungvoller Bewegung bewusst und konzentriert zu bleiben. Nebenbei fördert diese Übung Ihre Stressstabilität.

Heute gehe ich schwungvoll und achte dabei auf die Geräusche, die beim Gehen zu mir dringen.

14.

Schwungvolles Gehen und dabei sehen

Heute verbinden wir schwungvolles Gehen mit unserer Art des *Sehens*.

Übung: Machen Sie sich mit der gleichen Hand ein (anderes) Zeichen für *Sehen*, zum Beispiel, indem Sie Daumen und Mittelfinger aneinanderlegen. Und nun achten Sie ganz bewusst beim schwungvollen Gehen auf das, was Sie mit den *Augen* wahrnehmen können. Sehen Sie feinste Farbunterschiede. Erkennen Sie beispielsweise, dass eine Wiese nicht einfach nur grün ist, sondern sie das Grün in zahllosen Schattierungen wiedergibt. Nehmen Sie ebenso die Farben des Himmels ganz bewusst wahr und vor allem auch die verschiedensten Perspektiven. Neben Ihrem Kreislauf trainieren Sie ganz nebenbei noch Ihre Perspektive, den „Blick für das Detail" und die wichtigen Dinge im Leben. Sie lernen, sehr aktiv und zugleich bewusst hinschauend zu sein. Nebenbei fördert diese Übung auch die bewusste Wahrnehmung von Details in Ihrem Berufsalltag.

Heute gehe ich schwungvoll und achte einmal ganz bewusst auf das, was ich sehe.

15.

Schwungvolles Gehen und dabei riechen

Die Nase ist das Organ, das uns am stärksten mit unseren Instinkten verbindet und das auch noch am unverfälschtesten ist. Heute wollen wir einmal ganz bewusst unser Kreislauftraining mit dem *Geruchssinn* verbinden.

Übung: Machen Sie sich mit der gleichen Hand ein (anderes) Zeichen für Riechen, zum Beispiel indem Sie Daumen und Ringfinger aneinanderlegen. Dann gehen Sie schwungvoll und achten dabei auf das, was Sie *riechen*. Falls Sie glauben, nichts zu riechen, fragen Sie sich, was Sie mit einem feiner entwickelten Geruchssinn (etwa wie bei einem Hund) riechen könnten. Auf einmal erleben Sie eine völlig neue Welt: Sie riechen Düfte der Natur, den Geruch von Wasser, Moos, Staub oder Parfum, der Ihnen bisher entgangen war. Indem Sie dynamische Aktivität mit dem Riechen verbinden, fördern Sie auch Ihre Bewusstheit im Jetzt. Im Alltag kann sich die bewusste Wahrnehmung des Geruchs auch so auswirken, dass Sie günstige Gelegenheiten oder auch Gefahren besser riechen können. Sie erleben, was brenzlig riecht, und entwickeln eine „goldene Nase" für die Chancen und die richtigen Menschen in Ihrem Leben.

Heute verbinde ich schwungvolles Gehen mit der Wahrnehmung meines Geruchssinns.

16.

Schwungvolles Gehen und dabei tasten

Heute wollen wir Aktion und Körpergefühl zusammenbringen.

Übung: Machen Sie sich mit derselben Hand ein Zeichen für den Tastsinn, beispielsweise indem Sie den Daumen und den kleinen Finger zusammenbringen. Beginnen Sie nun schwungvoll zu gehen und seien Sie sich dabei Ihres *Tastsinns* bewusst. Fühlen Sie, wie Ihre Kleidung die Haut berührt. Nehmen Sie den Luftzug in Ihrem Gesicht wahr und den wechselnden Druck unter Ihren Fußsohlen. Indem Sie darauf achten, was Ihr Tastsinn wahrnimmt, während Sie schwungvoll gehen, lernen Sie, in der Aktion Ihrer Empfindungen gewahr zu sein. Sie sind mit Ihrer Aufmerksamkeit im Hier und Jetzt. Indem Sie lernen, Ihren Körper von außen zu fühlen, verbessert sich ganz nebenbei Ihre Körperwahrnehmung.

Heute verbinde ich schwungvolles Gehen mit der Wahrnehmung meines Tastsinns.

17.

Schwungvolles Gehen und inneres Fühlen

Heute wollen wir ganz bewusst schwungvolles Gehen und inneres Fühlen koordinieren.

Übung: Machen Sie sich mit der gleichen Hand ein Zeichen für inneres Fühlen, beispielsweise indem Sie den Daumen in die Innenhand legen oder eventuell eine Faust machen. Während Sie schwungvoll gehen, achten Sie darauf, was Sie innerlich *fühlen*. Ihre Gefühle haben nichts mit dem Tastsinn zu tun, sondern mit Ihrer allgemeinen Befindlichkeit. Gibt es Emotionen, die in Ihnen sind? Erlauben Sie, dass sie sich in Ihnen ausbreiten und im Laufe Ihres bewussten und zügigen Gehens durch Sie durchlaufen. Sollten die inneren Gefühle unangenehm sein, bringt in vielen Fällen reines Gewahrsein – ohne etwas verändern zu wollen – die erwünschte Transformation. Indem Sie sich darin trainieren, in sich hineinzuspüren, während Sie schwungvoll gehen, verbessert sich Ihre innere Wahrnehmung. Während Sie Herz und Kreislauf trainieren, werden Sie sich mehr und mehr Ihrer Emotionen und Empfindungen bewusst. Nebenbei ermöglicht Ihnen diese Übung, auch im Alltag Ihre inneren Empfindungen stärker wahrzunehmen und sie – dort, wo es angebracht ist – sinnvoll zu kommunizieren.

In vielen buddhistischen Traditionen ist das bewusste Gehen ein Bestandteil der spirituellen Praxis und wird besonders zur Bewältigung von Emotionen empfohlen.[27]

Heute verbinde ich einmal ganz bewusst schwungvolles Gehen mit der Wahrnehmung meiner inneren Empfindungen.

18.

Ausdauertraining mindestens zweimal pro Woche

Ausdauertraining im aeroben Bereich trägt zur Vitalisierung des Körpers bei. Der aerobe Bereich ist der Pulsbereich, in dem Ihr Körper noch optimal mit Sauerstoff versorgt wird, das heißt, Sie sind zwar außer Atem, aber nicht völlig erschöpft. Es wirkt sich positiv auf das Herz-Kreislauf-System aus und hilft dabei, Übergewicht zu reduzieren, besonders wenn länger als 30 Minuten am Stück trainiert wird. Da die Fettverbrennung erst ab 30 Minuten Training ihren Höhepunkt erreicht, ist es hilfreich, das Ausdauertraining auf 30 Minuten, später vielleicht sogar auf 60 Minuten auszudehnen. Sollte es Ihnen schwer fallen, eine hohe Leistung über einen längeren Zeitraum durchzuhalten, empfiehlt sich ein Intervalltraining, das heißt 30 Minuten mit abwechselnd intensiverer und geringerer Belastung (also sich einige Minuten lang eine hohe Belastung/hohes Tempo zumuten und dann wieder einige Minuten mit geringerer Belastung in geringerem Tempo.) zu trainieren statt beispielsweise 15 Minuten in der höchsten Leistungsstufe.

Für Ihr Ausdauertraining kommen alle Sportarten in Betracht, die Ausdauer verlangen, besonders Jogging, Radfahren, schnelles Walken, Ballsportarten wie Fußball, Tennis, aber auch Gruppenaktivitäten wie Aerobic, Body Pump (ein Fitnessprogramm mit Gewichten) usw. An Ihrer Pulsfrequenz können Sie sehr gut erkennen, ob Sie im rechten Maß trainieren.

Der vorteilhafte aerobe Trainingsbereich liegt bei einer Belastung von 60 bis 80 Prozent des Maximalpulses. Was Maximalpuls ist, wird nachfolgend definiert: Der Maximalpuls – 220 minus Lebensalter – ist dabei der Puls, in den Sie möglichst nie kommen sollten, da er stark anaerob ist, das heißt, das Trainieren im Maximalpuls entzieht dem Organismus Sauerstoff (genauere Definition von

„anaerob", siehe nächster Übungstag). Wenn Sie also beispielsweise 50 Jahre alt sind, beträgt Ihr Maximalpuls 170. Im aeroben Bereich liegen Sie dann, wenn Sie mit einer Pulsfrequenz von 102 bis 136 trainieren. Hierbei hat sich für die Aktivierung des Fettstoffwechsels eher der untere und für das Konditionstraining eher der obere aerobe Bereich als sinnvoll erwiesen. Als Anfänger sollten Sie bei einem niedrigen Wert beginnen und gegebenenfalls Pausen einlegen (Intervalltraining). Falls Sie keinen Pulsmesser zur Hand haben, können Sie den Puls ganz einfach ermitteln, indem Sie zwischendurch immer wieder mal 15 Sekunden lang die Fingerspitzen einer Hand auf die Halsschlagader legen und die Anzahl der gefühlten Pulsschläge mal vier nehmen.

Heute mache ich eine halbe Stunde Ausdauertraining, indem ich jogge, Rad fahre oder Ähnliches.

19.

Meiden Sie anaerobes Training

Trainieren Sie auch heute Ihren Kreislauf. Dabei sollten Sie den anaeroben Bereich (in unserem Fall von 136 bis 170 Schläge pro Minute) vermeiden, weil der Körper bei dieser Pulsfrequenz unter Sauerstoffmangel leidet. Wenn wir im anaeroben Bereich, also in unserem Beispiel oberhalb eines Pulses von 136, trainieren, bekommen die Muskeln weniger Sauerstoff, als sie brauchen. Der Körper gerät in einen Mangelzustand und verbrennt kein Fett mehr, sondern Zucker, was den Organismus und die Organe belastet, unter anderem zur Übersäuerung und zur Auszehrung des Körpers führt.

Messungen bei Stadtläufen haben ergeben, dass über 90 Prozent der Läufer im anaeroben Bereich und damit übersäuert waren.

Mittlerweile sind zu günstigen Preisen Herzfrequenzmessuhren erhältlich, sodass Sie auch, wenn Sie daheim trainieren, stets Ihre Herzfrequenz beobachten können.[28]

Heute trainiere ich Herz und Kreislauf, aber nur im aeroben Bereich.

20.

Tanzen Sie sich frei

Heute werden in jeder Großstadt in einigen Diskotheken sogenannte Afterworkpartys angeboten – eine Möglichkeit, sich nach einem anstrengenden Arbeitstag freizutanzen. Zugleich kommen Sie doch pünktlich zum Abendessen nach Hause und früh genug ins Bett. Bereits 30 Minuten tanzen können genügen, um sich danach entspannt zu fühlen. Wenn Sie möchten, treffen Sie sich mit Ihrem Partner und tanzen zu zweit.

Unabhängig von den immer beliebteren lateinamerikanischen Tänzen wie Salsa, Tango usw. bietet das freie Tanzen die Möglichkeit, sich ungezwungen zu bewegen. Sie müssen kein Profitänzer sein, um den Feierabend mit einem Tanz tatsächlich auch zu feiern. Tanzen bietet viele Vorteile:

- Aktivierung der Sinnlichkeit
- Aktivierung des Stoffwechsels (wichtig wegen Fettverbrennung)
- Aktivierung des Unterkörpers, man kommt raus aus dem Kopf und rein in die Vitalität
- Die Gedanken können frei fließen, ein offener weiter Raum entsteht
- Reduktion von Rückenschmerzen
- Lockerung der Muskeln durch harmonische Bewegungen
- Lockerung von Wirbelsäule, Hüften, Gelenken
- Man wird geistig beweglicher
- spielerische Anregung des Kreislaufs
- stark entstressende Wirkung

Wenn Sie tanzen, achten Sie darauf, dass Sie sich nicht pushen, sondern Ihren Körper von der Musik berühren lassen. Versuchen Sie auch nicht andere oder Ihren Partner zu beeindrucken, sondern fließen Sie mit der Musik. Denn es geht hierbei nicht darum, vor anderen gut auszusehen, sondern sich selbst etwas Gutes zu tun. Die Bewegungen weder vorantreiben noch unterdrücken. Überlassen Sie dem Körper, nicht dem Kopf, die Führung bei dem, was im Tanzen geschieht. Lassen Sie Ihren Körper ausdrücken, wie er durch die Musik angeregt wird. Entdecken Sie Ihre „Fühligkeit".

Heute gehe ich tanzen, zu zweit oder allein für mich, und genieße es, wie mein Körper sich entspannt und sich im Takt der Musik bewegt.

21.

Schwimmen Sie sich fit

Schwimmen bietet viele Vorteile. Besonders dem Eintauchen in natürliche Gewässer kommt eine erhöhte gesundheitliche Bedeutung zu. Da es noch ein wenig früh ist, um einen Sprung in die Naturseen zu wagen, wollen wir heute auf ein Warmbad zurückgreifen. Thermenwasser ist für den Körper wohltuender als ein öffentliches Schwimmbad, doch wenn keine Therme in Ihrer Nähe ist, tut es auch das „Städtische". Gerade in einer Zeit der erwachenden Natur unterstützt das Schwimmen das Erwachen der eigenen Sinnlichkeit, also die „Frühlingsgefühle". Weitere Vorteile des Schwimmens:

- Da der Körper beim Schwimmen nahezu unbedeckt ist, erfolgt eine wesentliche Sauerstoffaufnahme über die Hautzellen, was den Regenerationsprozess fördert
- Die gleichmäßigen Bewegungen sorgen dafür, dass Sie gleichzeitig aktiv sind und sich entspannen
- Schwimmen entlastet Knochen und Gelenke, besonders das Rückenschwimmen ist wegen der tragenden Eigenschaft des Wassers gut für die Wirbelsäule, denn es entlastet sie
- Schwimmen kräftigt die Lunge. Beim Schwimmen sind die Atemzüge lang, tief und gleichmäßig – ideal für ein Lungentraining
- Schwimmen regt den Kreislauf an, schon allein durch den Kältereiz
- Schwimmen wirkt appetitfördernd und mobilisiert den Stoffwechsel

Tipp: Schwimmen Sie regelmäßig. Bereits 15 Minuten haben eine wohltuende Wirkung. Schwimmen Sie dabei zügig, aber nicht schnell, sodass Sie sich dabei gut entspannen können, und genießen Sie die Bewegungen. Nehmen Sie bewusst wahr, wie Ihre Arme und Beine die Schwimmbewegungen vollziehen, und gestalten Sie diese so harmonisch wie möglich.

Heute gehe ich schwimmen und profitiere von der gesundheitlichen Wirkung.

22.

Rohes Sauerkraut gegen Adernverkalkung

Sauerkraut fördert die Bildung positiver Darmbakterien, enthält viel Vitamin C, B 6, B 12, viel Kalium, Magnesium und Zink, es aktiviert den Gehirn- und Nervenstoffwechsel, fördert die Eisenaufnahme, bremst die Zellalterung, kräftigt die Knochen, reguliert den Fettstoffwechsel, senkt einen zu hohen Cholesterinspiegel und wirkt bindegewebsstärkend.

Bereits einige Gabeln rohes Sauerkraut (wenig, aber regelmäßig) genügen völlig, damit es seine wohltuende Wirkung entfalten kann. Es enthält fünfmal mehr Inhaltsstoffe als gekochtes oder vorgekochtes. Wenn Sie Sauerkraut kochen wollen, erwärmen Sie es am besten nur leicht, damit die wertvollen Inhaltsstoffe weitgehend erhalten bleiben.

Tipp: Wenn Sie aus geschmacklichen Gründen warmes, gekochtes Sauerkraut bevorzugen, dann vermengen Sie es am besten direkt vor dem Verzehr mit ein wenig rohem Sauerkraut. Dadurch wird das bereits gekochte reaktiviert, energetisch aufgewertet.

Heute tue ich etwas Gutes für meine Adern und für meine Immunabwehr, indem ich eine gute Portion (nach Möglichkeit rohes) Sauerkraut zu mir nehme.

23.

Nüchtern sporteln ist gesünder

Wenn Sie Ausdauersport treiben, dann am besten morgens direkt nach dem Aufstehen. Warum?

1. Zum einen ist Ihr Organismus nicht durch Essen belastet. Es fällt Ihnen deshalb viel leichter, durchzuhalten.
2. Die Muskeln suchen sich die Energie aus dem Körperfett und nicht aus dem, was Sie gerade gegessen haben.

Tipp: Gerade morgens, wenn Sie nüchtern sind, kann Ausdauersport Ihnen besonders helfen zu entschlacken und Körperfett zu verbrennen. Trinken Sie direkt nach dem Aufwachen eine große Tasse grünen Tee mit einigen Tropfen Sojasauce und dann geht's ab in die Joggingschuhe, aufs Fahrrad, zum Walken (bitte zügig gehen, sodass der Puls aktiviert wird) oder auf den Heimtrainer.

Heute mache ich am Morgen Ausdauersport – nüchtern –, das Frühstück schmeckt dann doppelt so gut!

24.

Körperfett hungert man sich nicht vom Leib – man verbrennt es durch Sport

Fett kann nicht durch Fasten oder „friss die Hälfte" abgehungert, sondern nur in den Muskeln verbrannt werden. Dafür ist eine Umwandlung von Fett über Stoffwechselprozesse notwendig. Dies ist der beste Weg, um Pfunde zu verlieren. Diäten ziehen oft einen Jo-Jo-Effekt nach sich. Es genügt aber nicht, ab und zu etwas Ausdauersport zu treiben. Ideal ist mindestens dreimal die Woche, am besten sogar täglich. Wenn Sie es einen Monat lang damit durchhalten, täglich morgens nüchtern Sport zu treiben, egal ob es stürmt oder schneit, wird dies für Ihre Körperzellen zu einer Gewohnheit – von da an läuft es sich täglich von selbst.

Wenn Sie es sich zeitlich leisten können, sollten Sie ca. 60 Minuten am Stück trainieren, sodass es Sie leicht anstrengt, aber nicht zu sehr, denn bekanntlich kommt die Fettverbrennung erst ab 30 Minuten so richtig auf Touren.

Wichtig ist es, und dies kann nicht oft genug betont werden, dass Sie im aeroben Bereich bleiben. Denn für die Fettverbrennung benötigt der Körper Sauerstoff. Trainieren Sie zu hart, bekommt der Muskel nicht den Sauerstoff, den er für die Fettverbrennung braucht – und die Fette bleiben im Körper. Achten Sie also darauf, im aeroben Bereich ca. 30 bis 60 Minuten zu joggen, Rad zu fahren oder ein anderes Fitnesstraining zu absolvieren. Nach Möglichkeit verwenden Sie dabei eine Herzfrequenzmessuhr, dann können Sie zwischendurch immer wieder überprüfen, ob Sie zu lasch oder zu hart trainieren. Sobald der Puls zu hoch ist, reduzieren Sie Ihre Anstrengung leicht und erhöhen sie wieder etwas, falls der Puls zu niedrig ist.

Wenn Sie Ihr Körperfett loswerden (Körperfettanteil liegt idealerweise unter 15 Prozent), werden Sie damit zugleich eine Menge anderer Probleme los (Gelenkprobleme, Herz-Kreislauf-Probleme, Arteriosklerose usw.).

Tipp: Falls Sie zusätzliche Motivation brauchen, um sich morgens aufzuraffen, ist ein Hund der ideale Gefährte für Sie – denn der braucht morgens sowieso seinen Auslauf.

Heute treibe ich Ausdauersport direkt nach dem Aufstehen und fördere so meine Kondition, die Entschlackung und tue etwas für meine Figur.

25.

Frische Säfte nach dem Frühsport

Genießen Sie nach Ihrem morgendlichen Training einen frisch gepressten Obst- und/oder Gemüsesaft, zum Beispiel Karottensaft mit einigen Tropfen Sahne oder Olivenöl, und die Fettverbrennung läuft bereits auf Hochtouren.

Heute bereite ich mir nach dem Morgentraining einen frisch gepressten Obst- und/oder Gemüsesaft, beispielsweise Karottensaft mit einem Tropfen Sahne oder Olivenöl.

26.

Das Geheimnis des „Gerade-noch-Wohlfühlpulses"

Wenn Sie einige Zeit mit der Herzfrequenzmessuhr trainieren, entwickeln Sie ein Gefühl für Ihren aeroben Bereich, also den für Sie stimmigen Herzfrequenzbereich. Wenn Sie gelernt haben, in Ihren Körper hineinzufühlen, dann spüren Sie es, sobald Sie in den anaeroben Bereich kommen. Sie spüren den Sauerstoffmangel im Blut und das Japsen nach Luft. Sie fühlen es, sobald Ihr Körper anaerob wird.

Wie der Arzt und Ausdauersportler Dr. Ulrich Strunz in seinen Büchern[29] zutreffend schreibt, ist der „Gerade-noch-Wohlfühlpuls" optimal für Ihre Gesundheit. Er ist, so Strunz, eigentlich kein Wert, sondern ein Gefühl. Sie erkennen ihn daran, dass Sie sich bei der Pulszahl gerade noch wohlfühlen. Dabei ist Ihr Atem so beansprucht, dass Sie sich gerade nicht mehr unterhalten können. Aber Sie können beim Trainieren noch fernsehen oder Musik hören, ohne dabei in Stress zu geraten. Der „Gerade-noch-Wohlfühlpuls" liegt im oberen Bereich des aeroben Pulsschlags. Sie spüren, dass Ihr Körper voll beansprucht ist, aber nicht überbeansprucht. Sie fühlen, dass Sauerstoff, freudige Erregung, vitales Leben Sie durchpulst, Sie aber nicht überfordert sind.

Sollte Ihnen zwischendurch die Puste ausgehen, dann ist es völlig in Ordnung, den Puls einmal um zehn oder auch fünfzehn Schläge sinken zu lassen und langsam weiterzumachen (Intervalltraining), bis die Energie für die nächste Leistungskurve vorhanden ist.

Heute betreibe ich einen Ausdauersport – Joggen, Walken, Radfahren – und achte dabei auf meinen „Gerade-noch-Wohlfühlpuls".

27.

Weitere Gründe für tägliche Bewegung

Mit knapp 400.000 Opfern im Jahr sind Herz-Kreislauf-Erkrankungen die Nummer eins der Todesursachen in Deutschland. Dr. Dean Ornish ist es gelungen, bereits verschlossene Herzkranzgefäße ohne chirurgischen Eingriff, einfach durch Veränderung der Lebensweise der Patienten, wieder zu öffnen. Er hat eine Methode entwickelt, wie Gesunde und Kranke ihr Herz stärken können. Wie er in seinen Forschungen nachweisen konnte, helfen in vielen Fällen Meditation, Ernährungsumstellung, Gruppenarbeit und Bewegung wesentlich besser als schulmedizinische Therapien. Besonders wies er nach, dass sich durch regelmäßige Bewegung beim richtigen Puls sogar verstopfte Gefäße wieder von ihren Ablagerungen befreien können.[30] Sie können also Gefäßablagerungen einfach durch Bewegung wegbrennen.

Der Herzinfarkt ist ja nichts anderes als die Folge eines Gefäßverschlusses. Angemessener Sport sorgt nicht nur für eine gute Durchblutung von Körper und Herz, sondern auch dafür, dass die Herzkranzgefäße weiter werden und sogar neue hinzukommen.

Darüber hinaus befinden sich bei angemessenem Sport im Blut mehr als 30 Prozent mehr T-Lymphozyten (Abwehrzellen), bei denen jede einzelne zudem um ein Vielfaches wirksamer ist als bei Nichtsportlern. Das Gehirn wird besser durchblutet, man kann besser denken.

Tipp: Bei Denkblockaden einfach eine Runde um den Block laufen.

Wann immer ich heute eine Denkblockade habe, laufe ich eine Runde um den Block, ich jogge oder mache schnelles Walking, um mein Gehirn zu durchlüften.

28.

Seelische Verhärtungen loslassen – Ihrem Herzen zuliebe

Medizinisch gesehen haben wir einen kleinen und einen großen Kreislauf. Im kleinen Kreislauf pumpt die rechte Herzhälfte die verbrauchte Luft in die Lunge, damit sie neuen Sauerstoff aufnehmen kann. Die linke Herzhälfte hat die Aufgabe, das mit Sauerstoff angereicherte Blut in den Körper zu pumpen (großer Kreislauf). Im Herzen sorgen Ventile (Herzklappen) für einen sauberen Ablauf dieser Arbeit.

Das Herz findet seine Entsprechung in der Weite, mit der ich die Welt umarme. Angina pectoris ist, wie der Name bereits sagt, ein zu enges Herz. Medizinisch bedeutet dies: Das Herz, genauer gesagt die Herzkranzgefäße sind verengt bzw. verhärtet (Arteriosklerose). Sauerstoff aus der Lunge kann das Herz nicht mehr erreichen. In fortgeschrittenem Stadium stirbt Herzmuskelgewebe. Man hat Herzschmerzen, sobald das Herz belastet wird. Begleitet wird diese Enge im Herzen oft von einem Engegefühl, von Herzschmerzen und Atemnot. Das Herz überarbeitet sich und fühlt sich permanent überfordert, bis es schließlich versagt. Psychosomatisch hängen Herzprobleme mit Folgendem zusammen:

- alles allein machen wollen (Enge)
- Angst, nicht genug zu leisten oder Anforderungen nicht gerecht zu werden
- etwas Besonderes sein wollen, Geltungssucht
- Mangel an Freude
- nur unter Druck und Spannung etwas erreichen können
- sich und/oder andere unter Druck setzen
- unbedingt der Erste sein wollen
- Verhärtung des Herzens

Die Lösung finde ich, indem ich stets das Rechte im rechten Maß tue, einen Weg finde, Freude in meine Arbeit zu bringen, Ängste und innere Anspannungen loslasse, vergebe, verzeihe und die unnötigen Verhärtungen beobachte und loslasse.

Heute pflege ich mein Herz seelisch und psychisch, indem ich mit weitem Herzen und in Verbundenheit mit anderen freudvoll arbeite. Innere Verhärtungen, falls ich sie erlebe, nehme ich bewusst wahr und lasse sie los. Sie gehören nicht zu einem liebenden Herzen.

29.

Im Rhythmus mit dem eigenen Herzen leben

Was wir als Puls wahrnehmen, ist nichts anders als das Sichausdehnen und Sichzusammenziehen der Gefäßwand, das durch den Blutstrom und den Herzrhythmus verursacht wird. So spiegelt der Puls die Herztätigkeit wider, prinzipiell ist der ganze Körper ein einziges pulsierendes Gewebe. Dabei hat jedes Herz seinen eigenen Rhythmus. Das Herz einer Fliege schlägt wesentlich schneller als unseres und das einer Schildkröte wesentlich langsamer. Auch unter den Menschen gibt es Unterschiede. Esoterisch gesehen könnten wir sagen: Alle gemeinsam sind wir eingebettet in den Einen Herzschlag der ganzen Schöpfung, die aus unzähligen verschiedenen einzelnen Herzschlägen besteht und der uns alle trägt und belebt. Die Mayas sprechen in diesem Zusammenhang von pulsierenden Kräften des Lebens.

Für unsere Vitalität ist es wichtig, in Einklang mit unserem eigenen Rhythmus zu leben, also weder ein zu hohes noch ein zu niedriges Tempo fahren und dabei in Kontakt mit unserem eigenen Lebensrhythmus sein. Bei aller Arbeit brauchen wir das Gefühl, im Takt mit uns selbst zu sein. Es geht also nicht darum, aus seinen Beziehungen noch „Freizeitstress" zu machen, sondern Oasen der Ruhe, der Beschaulichkeit und der Verbundenheit zu finden und zu gestalten, frei von seelischem Druck zu sein und Raum für sich selbst zu haben.

Heute achte ich darauf, dass ich in einem harmonischen Rhythmus arbeite. Ich nehme mir Zeit für mich selbst, schaffe Oasen der Ruhe.

30.

Wertvolle Freundschaften schützen das Herz

Nehmen Sie sich Zeit für Menschen, Freunde, gute Gespräche. Denn dort, wo Sie das Herz seelisch pflegen, kommt das auch körperlich Ihrem Herzen zugute,

Besonders hilfreich sind Freundeskreise, in denen man sich entspannt trifft und austauscht, beispielsweise im Dienste einer inneren Aufgabe im Sinne des Jesuswortes „Wenn zwei oder drei in meinem Namen zusammen sind ...".

Dort, wo Sie wertvolle Freundschaften vernachlässigen, weil Sie unter dem Druck stehen, unbedingt etwas erreichen zu müssen, Ihren Arbeitsrhythmus künstlich voranpeitschen, gegebenenfalls sich noch mit Koffein und Muntermachern aufputschen, besteht die Gefahr, dass Sie aus Ihrem natürlichen Rhythmus kommen. Die Folge sind Unregelmäßigkeiten in der Herzfrequenz bis hin zu Herzrhythmusstörungen.

Heute pflege ich mein Herz psychisch wie physisch, besonders eine Freundschaft, die mir wertvoll ist. Gegebenenfalls schaue ich mich nach einem Freundeskreis um, mit dem ich mich regelmäßig treffe.

31.

Der wichtigste Augenblick, der wichtigste Mensch, die wichtigste Tat

Von Meister Eckehart stammt das Motto: „Der wichtigste Augenblick ist immer jetzt! Der wichtigste Mensch ist immer der, der dir gerade gegenübersteht [bzw. der gerade anruft]! Die wichtigste Tat ist immer die Liebe!"

In dieser Aussage finden wir das Wichtigste für Ihr Herz zusammengefasst, sie ist quasi Ihr „Herzmantra". Beachten Sie es und Ihr Herz wird gesund bleiben.

Heute lebe ich bewusst im Hier und Jetzt, wende mich dem Menschen zu, der mir gerade gegenübersteht, und praktiziere tätige Liebe – ich tue damit meinem Herzen etwas Gutes.

APRIL –

GESUNDE ERNÄHRUNG (I)

1.

Die Botschaft der Nahrung beachten –
ein neues Verhältnis zum Körper gewinnen

Durch die Forschungen von Prof. Fritz-Albert Popp sind wir zu völlig neuen Erkenntnissen über die Vitalität und Gesundheit unseres Körpers und unserer Nahrung gelangt, die in der Lebensführung der meisten Menschen allerdings leider immer noch stiefmütterlich behandelt werden.

Popp fand heraus, dass sich unsere Zellen im Körper mithilfe von Lichtwellen, den sogenannten Biophotonen, unterhalten und in ihrem Zusammenspiel aufeinander abstimmen. Dieses Licht der Biophotonen ist der eigentliche „Regisseur" unseres Stoffwechsels. Mit seiner Hilfe werden die Millionen gleichzeitig stattfindender Vorgänge gesteuert. Ob eine Zelle gesund oder krank ist, kann mithilfe von Biophotonen-Messungen daran ersehen werden, wie gut sie Licht empfangen, speichern und abgeben kann.

Die Entdeckung des „Lichts in unseren Zellen" hat das Bild vom menschlichen Organismus entscheidend verändert: Er wird nicht mehr rein als „biochemische Küche" betrachtet, die nur genügend Brennstoffe benötigt, sondern als ein „komplexes System sich vielfältig überlagernder und regulierender Rhythmen und Schwingungen" angesehen – ein System, das durch Energie bzw. energetische Informationen in Schwung gehalten wird. Laut Popp beruhen Regulation und Heilung eines Körpers auf der Übertragung „fehlender Schwingungen" auf den Organismus. Er schreibt: „Nahrung ist sozusagen ein Geigenbogen, der den schwingenden Organismus wie die Saiten einer Geige anzuregen vermag".[31]

Heute gehe ich in einen Bioladen und prüfe einmal intuitiv, welche Nahrung mich „energetisch" anspricht.

2.

Den Wert des Lichts in unserer Nahrung beachten

Unsere Zellen benötigen nicht nur Kalorien, sondern das Licht, das in unserem Essen gespeichert ist, also hochwertige „Lichtnahrung". Wir essen, gesundheitlich betrachtet, nicht Stoff, sondern „Lichtinformation".

Eine Verarmung an Biophotonen (Lichtinformationen) in der Zelle führt zu einer Verlangsamung des Stoffwechsels, womit sofort nachlassende Vitalität und eine Schwächung des Immunsystems einhergehen. Dem sollten Sie vorbeugen.

Prof. Popp hat nun den Lichtgehalt von Lebensmitteln untersucht, und dabei festgestellt, dass gerade die Mikroalgen außergewöhnlich viel „Biolicht" in einem weit gefächerten Farbspektrum als energetische Nahrung an uns abgeben können, gleichsam den ganzen Regenbogen des Lichts. Gerade Mikroalgen halten für eine solche Übertragung „fehlender Schwingungen" die gesamte „Regenbogen"-Lichtpalette bereit – so kann der Organismus wieder in die richtige „Stimmung" und zum vollen „Tönen" gebracht werden. Jedoch auch andere biologisch hochwertige Kost bietet einen hohen Licht- und Informationsgehalt.

Wie der Prana-Lehrer Master Choa Kok Sui betont, ist es möglich, die Lichtqualität von Nahrung zu fühlen und auch das Prana (Lebensenergie), das in der Nahrung enthalten ist, zu sehen. In speziellen Pranakursen können Sie diese Fähigkeit entwickeln und trainieren. Laut Choa Kok Sui[32] verfügt Fleisch über relativ wenig Prana, Obst und Gemüse jedoch über sehr viel.

Heute gehe ich einkaufen und versuche, die Lichtqualität der Nahrung, die ich einkaufe, zu fühlen.

145

3.

Drei Arten von Neigungen – drei Arten von Nahrung

In vielen Kulturen glaubt man, dass die Art und Weise der Ernährung eines Menschen den Grad seiner geistig-seelischen Entwicklung ausdrückt. In alten Schriften sind drei Seinszustände beschrieben, die wir heute als Unruhe (Rajas), Trägheit (Tamas) und Reinheit (Sattva) bezeichnen. Durch die Wahl der Nahrung können wir uns auf die eine oder andere Art stimulieren:

- **Rajas:** Rajasig wirken Kaffee, Knoblauch, schwarzer Tee, Zwiebeln, alles Scharfe, Saure, Brennende, Gesalzene. In kleiner Dosis kann rajasige Nahrung anregend wirken, doch sie kann auch überreizen und Stress hervorrufen. Natürlich wirkt auch raffinierter Zucker rasig, aber den sollten Sie ohnehin weitgehend meiden.
- **Tamas:** Tamasig wirkt alle Nahrung, die im Körper ein Gefühl von Schwere und Trägheit hervorruft. Dazu gehören besonders Alkohol, Eier, Fisch, Fleisch, die meisten Konserven, abgestandenes, verdorbenes oder mehrfach aufgewärmtes Essen oder auch ein Übermaß an Essen (mehr, als man Hunger hat). Tamasische Nahrung kann dem Menschen die Kraft nehmen, seine Ziele zu erreichen. Der Geist wird träge. Die einzige tamasische Nahrung, die wirklich gesund ist, falls keine Umweltbelastung vorliegt, sind Pilze.
- **Sattva:** Sattvische Nahrungsmittel machen ausgewogen, leicht, harmonisch, heiter und klar. Als sattvisch gelten alle vollwertigen, biologisch angebauten hochwertigen Lebensmittel ohne Konservierungsstoffe, also hochwertige Früchte, Gemüse und Getreide, Nüsse, Samen, Kräuter usw.

Bei der Auswahl der Nahrung geht es nicht um Selbstkasteiung, sondern lediglich darum, das Mittel der Nahrung bewusst zu wählen.

Heute wähle ich reine Nahrung für einen starken Körper und einen reinen Geist, eine Nahrung, die meinem Anspruch an den Körper als „Tempel der Seele" gerecht wird.

4.

Topfit durch Psychodiät –
„winkendes" und „summendes" Essen

In den siebziger Jahren machte ein Ernährungswissenschaftler namens Leonard Pearson Furore durch die Erkenntnis, dass unser Körper ganz genau weiß, welches Essen uns gut tut. Hierbei geht es nicht darum, Gier, Sucht, Verlockungen oder Fixierungen zu befragen, sondern in den Körper hineinzufühlen. Es geht darum, das Essen zu finden, das den wahren Bedürfnissen des Körpers gerecht wird, nicht seinem Sucht- und Kompensationsverhalten. Bei der von Pearson entwickelten „Psychodiät" sind weder starre Regeln noch der blinde Appetit maßgebend, sondern ... Bewusstheit.

Pearson unterscheidet hierbei zwischen „summendem Essen" und „winkendem Essen". „Summendes Essen" ist dabei das Essen, das uns gut tut, das unseren Körper stärkt, fit hält und erfreut, bei dessen Genuss unsere Körperzellen sinnbildlich anfangen zu summen. „Winkendes Essen" ist Essen, das vorgaukelt, besonders toll zu sein, aber uns letztendlich müde und „unterernährt" zurücklässt. Wie können wir jetzt „summendes" von „winkendem" Essen unterscheiden?

Ganz einfach: Vor dem Essen gehen Sie kurz in die Stille. Spüren Sie in Ihren Körper hinein. Sagen Sie: „Lieber Körper, was brauchst du jetzt?" Lassen Sie sich von Ihrem Körper ein Signal geben, das frei von Gier ist. Beispielsweise das Summen. Fragen Sie sich: „Wenn Essen in mir summen könnte, würde dieses Essen in mir summen?" Wenn es in Ihren Körperzellen „mmmhh" macht, handelt es sich um aufbauendes, „summendes" Essen. Wenn das Essen aber mehr mit Ihren Vorstellungen und Gewohnheiten zu tun hat, es also nicht „summt", dann handelt es sich um „winkendes Essen", um Essen, das sich aufdrängt, wie beispielsweise

148

durch die Werbung propagiertes Fastfood, „Frustfraß", anerzogenes oder angewöhntes Essen, das Ihrer Fitness nicht zuträglich ist. Sobald Sie sich an „summendem" Essen orientieren, wird das „winkende" Essen verschwinden. Ihr Körper winkt bei zweitklassiger Nahrung ab, weil er genug Nährstoffe hat.[33]

Heute spüre ich einmal ganz bewusst in mich hinein, welches Essen mir gut tut, und genieße eben dieses.

5.

Natürliche Nahrung wächst,
wenn man sie in die Erde steckt

Wenn Sie künstlich veränderte, denaturierte Nahrung zu sich nehmen, wird Ihnen Ihr Körper durch weiteres Hungergefühl signalisieren, dass er noch nicht alle Nährstoffe hat. Wenn Sie daraufhin weiterhin kaum verwertbare Nahrung zu sich nehmen, erleben Sie, dass Ihr Essen den Hunger nur noch fördert. Sie verhungern quasi mit vollem Magen.

Tipp: Achten Sie heute einmal darauf, besonders vitale und naturbelassene Nahrung zu sich zu nehmen. Hierzu gehören besonders die Dinge, die „wachsen, wenn man sie in die Erde steckt", also Samen, Keime, Nüsse, Früchte usw.

Da naturbelassene Nahrung keine künstlichen Geschmacksverstärker oder Aromen enthält, hat sie die angenehme Eigenschaft, nicht süchtig zu machen (im Gegensatz zu Chips usw.). Darüber hinaus führt sie dem Körper alle Nährstoffe zu, die er benötigt, sodass er irgendwann das Signal der Sättigung geben kann.

Ergebnis: Sie werden von naturbelassener Nahrung so viel essen, wie Ihr Körper braucht, aber nicht um Emotionen zu kompensieren. Folge: Sie leben gesünder und vitaler.

Heute achte ich einmal darauf, naturbelassene Nahrung zu mir zu nehmen.

6.

Wer richtig isst, der braucht keine Medizin – wer falsch isst, dem nützt keine Medizin

Der Mensch ist, was er isst! Durch richtige Ernährung können Sie sehr viel Gutes für Ihre Gesundheit tun. Wenn Sie dann noch die notwendigen Nahrungsergänzungen zu sich nehmen, sich genügend bewegen, einen erfüllten Beruf haben und eine erfüllte Partnerschaft, wenn Ihr Leben einen Sinn für Sie hat und Sie eine vitale und undogmatische Beziehung zu einer höheren Kraft haben, wenn Sie Meditation und Gebet pflegen und für Ihren Nächsten ein gutes Wort oder auch ein offenes Ohr haben, tun Sie damit mehr für Ihre Gesundheit, als Ärzte, Medikamente und teure Apparatemedizin schaffen können.

Heute bin ich dankbar für meine Gesundheit und lebe gesundheitsbewusst.

7.

Stressfreie Nahrung

Das, was wir essen, und die Art und Weise, wie wir es zu uns nehmen, entscheidet darüber, wie sehr uns unsere Nahrung stärkt oder stresst. Hier einige Tipps für eine stressfreie Ernährung:

- Achten Sie darauf, dass Ihre Nahrung ballaststoffreich ist. Eine Wohltat für Ihren Darm!
- Die Verdauung beginnt bereits im Mund. Kauen Sie deshalb bewusst und lange.
- Ernähren Sie sich vorwiegend oder ganz vegetarisch. So bleiben Sie von dem Stress, den viele Schlachttiere in sich tragen, verschont. Möglicherweise sind die Ängste, die Tiere auf dem Weg zum Schlachthof ausstehen und die viele mit dem Fleisch essen, mit ein Grund für emotionale Unausgewogenheit und Ängste unter den Menschen.
- Essen Sie in Ruhe und Harmonie, wird Ihr Essen diese Ruhe und Harmonie zurücksenden – Sie tun sich leichter, in den nächsten Stunden in Harmonie zu bleiben.
- Essen Sie nicht, wenn Sie keinen Appetit haben oder Ihnen das Essen im Halse stecken bleibt.
- Nehmen Sie sich Zeit zum Essen, sparen Sie lieber an anderen Stellen Zeit ein. Langsam essen! Essen Sie nie im Stress, zumindest keine richtigen Mahlzeiten.
- Nicht den Körper überlasten. Alte Regeln besagen: Der Magen sollte mit 2/4 durch feste, zu ¼ durch flüssige Nahrung gefüllt werden, das letzte Viertel bleibt leer.
- Nehmen Sie nicht mehr als fünf verschiedene Lebensmittel pro Nahrung zu sich, da dies für den Körper bekömmlicher ist.
- Obst, Gemüse und hochwertiges Getreide geben Kraft und liefern wichtige Nährstoffe.

- Positive Gespräche beim Essen (wenn überhaupt geredet wird) laden das Essen mit positiver Energie auf. Noch besser ist es jedoch, schweigend zu essen.
- Wenn Sie das Essen segnen bzw. vor dem Essen beten, wirkt sich das positiv auf die Qualität Ihrer Nahrung aus, Ihr Essen wird dadurch „energetisch aufgewertet". Das Gleiche gilt, wenn Sie während des Essens an Gott/Mutter Natur als Geber der Gaben denken.

Heute ernähre ich mich stressfrei.

8.

Vegetarische Ernährung ausprobieren

Es gibt Ernährungsforscher, die davon ausgehen, dass wir als Vegetarier gedacht sind. Eine Reihe von Gründen spricht dafür: Das Tier hat Klauen zum Reißen der Beute, der Mensch Finger zum Pflücken. Unsere Artverwandten, die Affen, sind mehrheitlich Vegetarier. Wir haben Mahlzähne, während fleischfressende Tiere lange, spitze Reißzähne haben.

Der Verdauungstrakt von Raubtieren ist von der Natur sehr kurz gehalten. Grund: Fleisch beginnt sich im Gegensatz zu pflanzlicher Nahrung sofort zu zersetzen, sobald das Tier getötet ist (selbst wenn es im Kühlschrank lagert). Es beginnt schnell zu faulen und muss deshalb den Darm schnell wieder verlassen. Unser Verdauungstrakt ist viermal so lang wie bei den Fleischfressern und deshalb in der Lage, große Nahrungsmengen zu speichern und langsam zu verdauen, so wie bei Pflanzenfressern. Fleisch zu verdauen dauert im menschlichen Darm vier Stunden, während pflanzliche Nahrung nur etwa zwei Stunden Verdauungszeit benötigt. Da Fleisch also deutlich schwerer verdaulich ist als pflanzliche Nahrung, setzt sich der Fäulnisprozess im Darm weiter fort. Durch die Zersetzungsprozesse entstehen im Darm Toxine, also Giftstoffe, die sich in Leber, Niere und Dickdarm ansammeln und diese schwer belasten können.

Fleisch verfügt darüber hinaus über ein Übermaß an gesättigtem Fett, dessen Säuren sich innerhalb und außerhalb lebenswichtiger Organe und Blutgefäße ablagern. Außerdem erhöht es den Cholesterinspiegel (die Fettmenge im Blut), was unter anderem zur Verhärtung der Blutgefäße führen kann (Arteriosklerose).

Fleisch verfügt zudem über sehr viel Harnsäure. Raubtiere haben ein Enzym zu deren Aufschließung, das dem Menschen fehlt. So

154

kann die tierische Leber im Vergleich zur menschlichen ein Vielfaches an Harnsäure neutralisieren, während die menschliche Leber und Niere durch Harnsäure sehr stark belastet wird.

Übermäßiger Fleischkonsum belastet Herz und Gelenke. Es gibt also viele gute Gründe, um den Fleischverzicht zumindest einmal auszuprobieren. Wenn wir mehr und mehr auf teures Fleisch verzichten, können wir das dadurch gesparte Geld für Ökonahrung ausgeben.

Heute ernähre ich mich bewusst vegetarisch und spüre nach, ob mir dies gut tut bzw. wie es auf mich wirkt.

9.

Lebensmittel – Mittel zum Leben

Alles Leben wird Tag für Tag von der Sonne neu mit Lebensenergie aufgeladen. Man sagt deshalb, dass Lebensmittel, die der Sonne am nächsten sind, am meisten Vitalenergie in sich tragen. Dies gilt besonders für die Pflanzen, die durch Photosynthese Sonnenenergie in Pflanzenbestandteile umwandeln und dabei die Sonnenenergie in sich speichern. Man sieht das sehr schön beim goldfarbenen Getreide, beispielsweise beim Mais, wie die Sonne Materie gestaltet.

Pflanzenfressende Tiere sind nicht in der Lage zur Photosynthese, sondern nehmen die Sonnenenergie auf, indem sie Pflanzen essen, sie erhalten die Energie aus zweiter Hand. Beispiel: der Elefant.

Fleischfresser ernähren sich von Tieren, deren Nahrung Pflanzen oder andere Tiere sind. Hier ist die Lichtenergie schon sehr weit von der Sonne entfernt. Beispiel: Raubtiere.

Inzwischen weiß man, dass Umweltgifte umso konzentrierter vorhanden sind, je öfter sie durch die Nahrungskette gegangen sind. Dieses Gesetz ist heute als „biologische Verstärkung" bekannt. Wenn wir „Viertkonsument" sind (zum Beispiel ein Raubtier essen), ist die Belastung durch Umweltgifte wesentlich höher, als wenn wir „Zweitkonsument" sind, uns also direkt von der Pflanze ernähren. Dies gilt selbst für den Fall, dass die Nahrungspflanze belastet ist.

Wenn wir uns von Pflanzen ernähren, erhalten wir noch den höchstmöglichen Anteil an Sonnenkraft mit unserer Nahrung. Das wäre ein Vorteil der vorzugsweise oder völlig vegetarischen Ernährung. Wenn wir dann noch auf Biokost achten, erhalten wir echte

Lebensmittel, also „Mittel zum Leben" statt eines Essens, das nur „Nahrungsmittel" oder gar nur „Genussmittel" darstellt.

Heute nehme ich Lebensmittel „aus erster Hand" zu mir, die möglichst viel Sonnenkraft in sich tragen.

10.

Eiweiß – Fette – Zucker – Vitamine – was davon ist wichtig?

Wir können unsere Nahrungsmittel wie folgt unterscheiden:

- **Eiweiß (Protein):** Eiweißhaltige Nahrung brauchen wir, damit der Körper mit den essenziellen Aminosäuren versorgt wird. Eiweiß ist in vielen Getreidesorten, Nüssen, Samen und Kernen enthalten. Natürlich finden wir es auch im Fleisch, nehmen bei zu hohem Fleischkonsum allerdings zu viel davon zu uns und oft auch in einer geringen Qualität. Hier handelt es sich um Stickstoffverbindungen, die über den Körper wieder ausgeschieden werden müssen, was bei zu hohem Eiweißkonsum die Nieren belasten kann.
- **Fette:** Fette helfen dem Körper, Vitamine zu speichern, Knochenmarkscheiben aufzubauen und die Organe zu polstern. Wir müssen hierbei zwischen gesättigten und ungesättigten Fettsäuren unterscheiden. Gesättigte Fettsäuren im Übermaß, zum Beispiel durch zu hohen Fleischkonsum, können unter anderem zu Herzproblemen führen. Ungesättigte Fettsäuren, wie wir sie über wertvolle Öle, über Früchte, Nüsse, Bohnen und Getreidesorten erhalten, sind für den Körper hingegen sehr wichtig.
- **Sacharide (Kohlenhydrate):** Pflanzen speichern ihre Energie in Kohlenhydraten. Bei ihnen müssen wir zwischen einfachen und komplexen unterscheiden. Einfache Kohlenhydrate (zum Beispiel raffinierter Zucker) liefern nur Kalorien ohne Nährwert und machen dick, während komplexe Kohlenhydrate, wie etwa Stärke, gesund sind. Wir finden komplexe Kohlenhydrate beispielsweise in Kartoffeln, Kichererbsen und Getreideprodukten.
- **Vitamine, Mineralien, Spurenelemente:** Das sind sehr komplexe Verbindungen, die vorwiegend von Pflanzen produziert

und über die Pflanze vom Menschen aufgenommen werden. Damit der Vitamin- und Mineralgehalt der Nahrung möglichst intakt dem menschlichen Körper zugeführt werden kann, dürfen einige Pflanzen, besonders Kräuter, gar nicht gekocht werden, andere nur relativ kurz.

Fleisch enthält oft viel Fett, viel Cholesterin, aber wenig Ballaststoffe. Bohnen, Gemüse und Früchte liefern hingegen in der Regel viel Ballaststoffe, wenig Fett und wenig Cholesterin.

Heute achte ich auf ein ausgewogenes Verhältnis zwischen Eiweiß, Fett, Kohlenhydraten, Vitaminen, Mineralien und Spurenelementen.

11.

Eier durch Sojamehl ersetzen

Eier haben zwar viel Energie, aber sie sind für den Verzehr nur bedingt geeignet. Zum einen enthält jedes Ei 200 Milligramm Cholesterin. Zum anderen ist das Ei das Produkt, das am schnellsten von allen Nahrungsmitteln im Darm zu faulen beginnt. Schauen wir uns in der Natur um, welche Tiere Eier essen, so handelt es sich dabei vorwiegend um Raubtiere, wie Schlangen usw. Mittlerweile gibt es nur wenige Lebensmittel ohne Ei. Kuchen, Suppen, Pfannkuchen, Spätzle, Salatsoßen – fast überall wurden Eier mit verarbeitet. So essen wir oft wesentlich mehr Eier pro Tag, als uns bewusst ist.

Bei in Lebensmitteln enthaltenen Eiern handelt es sich vorwiegend um geringwertige Eier aus Legebatterien, in denen die Hühner sehr unfrei gehalten werden, sicherlich nicht um Eier von glücklichen Hühnern.

Eine deutlich bessere Qualität bekommen Sie natürlich, wenn Sie sich für Eier aus Freilandhaltung entscheiden. Doch eigentlich brauchen Sie gar keine Eier. Pfannkuchen schmecken hervorragend auch mit Sojamehl, Eiweiß ist nicht nur in Sojapflanzen, sondern auch in Hülsenfrüchten in großem Ausmaß vorhanden und Nudeln bekommt man auch eifrei.

Heute verzichte ich einmal ganz bewusst auf Eier und prüfe, ob mir das gut tut und wie es sich auf mich auswirkt.

12.

Nahrung und Ethik

Man sagt, wir hätten die Erde von unseren Kindern nur geborgt. Wir sollten deshalb das Essen ehren und schätzen, dann wird es uns Kraft geben. Dazu gehört beispielsweise, kein Essen wegzuwerfen, wenn es nicht unbedingt sein muss. Dazu gehört aber auch Dankbarkeit für das Essen – sie ist gleichzeitig Dankbarkeit für das Leben und kann uns Kraft schenken. Hierher gehört aber noch ein weiterer Punkt: Durch zu hohen Fleischkonsum tragen wir zum sozialen und ökologischen Ungleichgewicht auf der Erde bei:

Beispiel Regenwaldabholzung: Der Regenwald ist die Lunge der Erde. Er ist wichtig für uns, wirft aber keinen Profit ab. Deshalb wird Jahr für Jahr Regenwald in der Größe Bayerns abgeholzt und in Weidefläche zwecks Fleischproduktion umgewandelt Es ist so, als würde man von der Lunge Jahr für Jahr einen deutlichen Prozentsatz herausschneiden. Das Fleisch aber kommt nicht armen Einheimischen zugute, sondern wird exportiert und der Massenverwertung zugeführt.

- **Energieverschwendung:** Wenn wir Getreide in Fleisch umwandeln, indem wir es an Schlachttiere verfüttern, gehen dabei mehr als 90 Prozent des Eiweißes und der Vitamine des Getreides verloren – und sämtliche Ballaststoffe.
- **Geldverschwendung:** Für den Preis für ein Kotelett ohne Beilage bekommen wir eine komplette, hochwertige vegetarische Mahlzeit inkl. Salat und Nachspeise.
- **Fleischproduktion:** Gerade in den armen Ländern der Welt werden Lebensmittel (Getreide, zum Beispiel Sojabohnen) zum Zwecke der Fleischproduktion an Tiere verfüttert, weil das mehr Geld bringt. Gleichzeitig sterben jährlich 60 Millionen Menschen an Unterernährung.

- **Verschenkte Anbaufläche:** Um ausreichend Rindfleisch für das ganze Leben eines Fleisch essenden Menschen zu produzieren, braucht man eine Fläche von ca. 5 Hektar Land, auf der die Pflanzen für das Rind angebaut werden, das man dann schlachtet. Stattdessen könnte man aber auf dieser Fläche Mais für 5 Menschen, Weizen/Roggen für 12 Menschen oder Soja für 30 Menschen produzieren.

Heute beachte ich bei der Wahl meiner Nahrungsmittel auch ethische Gesichtspunkte. Ich wähle hochwertige Nahrung, unter deren Produktion so wenig Lebewesen wie möglich leiden.

13.

Weitere Gründe, warum Sie den Fleischkonsum reduzieren sollten

Tiere, deren Fleisch wir essen, beziehen ihre Kraft in der Regel aus pflanzlicher Nahrung. Die Natur zeigt uns, dass Tiere, die sich vegetarisch ernähren, normalerweise ausdauernder sind als Fleischfresser, beispielsweise auch, dass sie weniger Schlaf brauchen. Der Löwe mag zwar ein starkes Raubtier sein, aber er braucht nach einem Raubzug zwanzig Stunden Schlaf. Vielleicht können wir uns hier an den Pflanzen fressenden Tieren ein Vorbild nehmen? Unabhängig davon ist unsere Fleischproduktion für die Tiere alles andere als stressfrei: Massentierhaltung, Nahrungsergänzungsmittel im Futter (in Einzelfällen sogar Penicillin und Antibiotika), minderwertige Nahrung, unwürdige Lebensbedingungen und der Stress der Tiere, wenn sie zum Schlachthof gefahren werden, haben zur Folge, dass sich Gifte in ihrem Fleisch ansammeln, die dort gespeichert werden, ebenso wie der Stress. Es ist offensichtlich ein Unterschied, ob ein Jäger ein Reh in freier Wildbahn schießt und es dann verzehrt oder ob heute Tiere gezielt gemästet werden. Ein besonders abscheuliches Beispiel finden wir in ostasiatischen Gebieten, wo Tiere vor der Schlachtung bewusst gefoltert oder gequält werden, weil der dadurch bedingte Adrenalinausstoß ihr Fleisch würziger macht. Biofleisch aus artgerechter Haltung bietet möglicherweise eine Verbesserung.

Wir nehmen unbewusst die Energie des Erzeuger unserer Nahrung in uns auf. Da das Tier in der Regel auf einer niedrigeren Bewusstseinsstufe lebt als der Mensch, entsteht durch Fleischverzehr eine Diskrepanz zwischen beiden, was sich in Unruhe, Spannung und Aggression zeigen kann. Wir können heute davon ausgehen, dass übermäßiger Fleischverzehr aggressiv machen und auch den Körper übersäuern kann. Sollten Sie nicht auf Fleisch verzichten können oder wollen, so sollten Sie auf die Qualität achten und es deshalb von einem möglichst gewissenhaften Biobauern beziehen. Viele Menschen fahren dauerhaft besser mit einer vegetarischen Ernährung, leben gesünder, fühlen sich leichter. Es ist ein Märchen, dass man ohne Fleisch nicht ausreichend ernährt ist. Doch der Verzicht darauf soll kein Dogma sein, sondern nur ein Versuch, ein Experiment.

Auch heute verzichte ich auf Fleisch. Wenn mir jedoch unbedingt danach zumute ist, weiche ich auf Biofleisch aus.

14.

Die richtige Menge an Eiweiß zu sich nehmen

Beim Fleischkonsum wird das Eiweiß nicht direkt verwertet, sondern, wie auch bei anderer Nahrung, in seine Grundbausteine zerlegt. Ein Zuviel an Fleisch kann, wie inzwischen nachgewiesen wurde, zu sogenannten Eiweißspeicherkrankheiten führen, zu denen unter anderem Herzinfarkt, Schlaganfall, Arteriosklerose, Paradontose, Bluthochdruck, Zuckerkrankheit, Gicht, Rheuma und Angina pectoris gehören, die weitaus gefährlicher sind als Eiweißmangelkrankheiten – wogegen der Abbau von Eiweißüberschüssen bei verschlackten Körpern unsere Gesundheit fördern kann.[34]

Natürlich brauchen wir auch Eiweiß für den Aufbau des Körpers. Acht verschiedene Aminosäuren müssen wir zu uns nehmen – doch sie kommen allesamt auch in pflanzlicher Nahrung vor. Beispiel: Ein Mahl von Hülsenfrüchten allein oder kombiniert mit Getreide kann hier die ganze Palette abdecken.

Der Eiweißbedarf ist unterschiedlich: Wer sportlich trainiert und dabei seine Muskeln aufbaut, benötigt mehr hochwertiges Eiweiß als der reine „Schreibtischtäter". Das Eiweiß sollte man frühestens 30 Minuten nach dem Training, aber spätestens eine Stunde danach zu sich nehmen. Hier leistet beispielsweise ein Eiweiß-Soja-Drink auf pflanzlicher Basis gute Dienste: Er ist leicht verdaulich und setzt nicht an.

Wer wenig Sport treibt, tut hingegen gut daran, im Körper eingelagerte Eiweißüberschüsse abzubauen, beispielsweise durch Fleischverzicht.

Heute achte ich auf die richtige Menge an hochwertigem Eiweiß.

15.

Der Bärlauch – Frühjahrsputz oder auch Ganzjahresputz für Ihren Körper

Bärlauch ist ein Meisterreiniger. Seinen Namen verdankt er der Beobachtung, dass Bären nach dem Winterschlaf diese Pflanze in Massen fressen, um ihren Körper durchzureinigen und ihren Stoffwechsel wieder in Schwung zu bringen. Bärlauch wirkt besonders blutreinigend, entgiftend, appetitanregend, antibakteriell, cholesterin- und blutdrucksenkend, gegen schädliche Darmbakterien und Darmpilze und verbessert dank seines hohen Gehalts an Vitamin C und Eisen das Allgemeinempfinden sowie die Körperabwehr. Seit alters her gilt Bärlauch auch als Heilmittel, etwa gegen Husten. Seinen starken Geruch verdankt er seinen Schwefelverbindungen, die sich jedoch positiv auf die Gelenke auswirken. Am besten essen Sie Bärlauch immer gemeinsam mit Ihrem Partner, dadurch wird der Körper- und Mundgeruch, den Bärlauch verursacht, für beide erträglich.

Tipp: Im Wald Bärlauchblätter sammeln, im Fleischwolf zerkleinern, in Einmachgläser füllen und das Glas so mit hochwertigem Olivenöl auffüllen, dass am oberen Rand eine kleine Ölschicht steht, denn sie konserviert. Dadurch ist er das ganze Jahr über haltbar. Sollten Sie den Bärlauch nicht selbst zubereiten wollen, können Sie ihn auch fertig im Naturkostladen kaufen. Bärlauch schmeckt hervorragend, beispielsweise wenn Sie ihn mit geriebenen Mandeln und Parmesan mischen und auf Nudeln oder Gemüse geben.

Heute gönne ich meinem Körper einen „Hausputz", indem ich Bärlauch zu mir nehme, beispielsweise mit Nudeln.

16.

Die Signatur von Gemüse offenbart seine positive Wirkung auf Ihre Psyche

Gemüse bietet uns Vitamine, Mineralien und Spurenelemente in ausgewogener Form. Darüber hinaus liefert es Faserstoffe, die die Verdauung fördern, wertvolle Aminosäuren und (im Idealfall) reines Wasser. Generell unterstützt Gemüse den Abbaustoffwechsel (Katabolismus) und ermöglicht dadurch, dass überschüssige gespeicherte Energie dem Körper zur Verfügung gestellt und Schlacken, alte Zellen und andere Stoffe abtransportiert werden. Deshalb eignet sich reine Gemüsesuppe auch so gut für Entgiftungskuren. Allgemein wirkt Gemüse dem Aufbau von Fetten und Eiweißen entgegen. All dies ist bekannt. Weniger bekannt ist, dass wir aus der Signatur, also der Art, wie sich das Gemüse in der Natur zeigt, Rückschlüsse auf seine psychische Wirkung ziehen können (ähnlich wie in der Homöopathie):

- **Wurzelgemüse (Möhren, Radieschen etc.):** fördert aufgrund seines langsamen und stetigen Wachsens Ihre psychische Festigkeit und Zentriertheit, ist zusammenziehend und besonders im Winter zum Verzehr geeignet.
- **Bodengemüse:** Gemüse, das an der Erdoberfläche wächst, vermittelt Harmonie und Ausgewogenheit zwischen den verschiedenen Energien. Hierbei gibt rundes Gemüse (Kohl) eher eine sammelnde und längliches Gemüse (Gurke, Zucchini) eher eine ausdehnende Energie. Für den Menschen bedeutet das beispielsweise, dass jemand, der sich sammeln, der in sich gehen möchte, mit Kohl gut bedient ist, wenn er hingegen aus sich herausgehen möchte, wären Zucchini geeigneter. Der Mensch isst die Information des Gemüses mit, seine Signatur, die Art, wie das Gemüse in der Welt ist (siehe dazu auch die Signaturenlehre, wie wir sie u. a. auch in der Homöopathie finden).

- **Blattgemüse:** das Blatt von Gemüsepflanzen, entsteht aus schnell aufsteigendem Wachstum und fördert in Ihnen Beweglichkeit, Bewegungsfreude, Flexibilität und Leichtigkeit.

Neben dieser Faustregel kennt der Botaniker eine weitaus größere Differenzierung. Da gibt es: Blattgemüse (alle Salate), Blattkohl (Wirsing), Blattstielgemüse (Rhabarber), Blütengemüse (Artischocke), Fruchtgemüse (Auberginen, Kürbis), Hülsenfrüchte (Erbsen, Linsen), Keimlinge, Knollengemüse (Kohlrabi), Pilze, Samengemüse (grüne Bohnen), Sprossknollengemüse (Kartoffel), Stängelgemüse (Spargel), Wildgemüse (Löwenzahn), Wurzelgemüse (Möhren) und Zwiebelgemüse (Zwiebel, Lauch). Die positive Wirkung dieser Sorten auf Ihre Psyche können Sie herausfinden, indem Sie das Gemüse nicht als toten Gegenstand, sondern als ein Lebewesen betrachten und sich seine Eigenart bewusst machen und im wahrsten Sinne des Wortes einverleiben. Falls Sie sich nicht sicher sind, probieren Sie es einfach aus.

Heute nehme ich ein leckeres Wurzel-, Boden- oder Blattgemüse zu mir. Indem ich die Signatur des Gemüses beachte, finde ich die für mich ideale psychische Unterstützung.

17.

Rhabarber – Energie für die Zellen

Schon der antike Orient schätzte den Rhabarber wegen seiner gesundheitlichen Wirkung sehr. Rhabarber in Maßen genossen kann Ihre Fitness fördern. Er enthält sehr viele B-Vitamine, zum Beispiel Niacin (Vitamin B3), das Zellenergie, Kreislauf und Allgemeinbefinden stärkt, Pantothensäure (Vitamin B5), die für Vitalität und Stressabwehr zuständig ist und eine gesunde Hautbildung fördert. Rhabarber ist reich an Folsäure, Mineralstoffen und Spurenelementen, besonders an Magnesium, Mangan, Kalium und Pektin. Rhabarber schützt Magen und Darm vor schädlichen Bakterien.

Achtung – Gegenindikation: Rhabarber ist sehr oxalreich. Seine Oxalsäure kann den Zahnschmelz angreifen (deshalb nach dem Essen Zähne putzen) und die Bildung von Nierensteinen begünstigen. Menschen mit gereizter Magenschleimhaut oder mit Neigung zu Rheuma, Arthritis oder Gicht sollten nicht zu viel Rhabarber verzehren.

Heute genieße ich die gesundheitsfördernde Wirkung des Rhabarbers.

18.

Küchenzwiebeln und Zwiebelrezepte für Ihre Gesundheit

Zwiebeln – am besten roh genossen – wirken stimulierend, regen die Drüsen an, fördern die Abwehrkräfte und wirken antibakteriell. Sie erhalten sehr viel Lauch- und Senföle (ätherische Öle) und wertvolle Schwefelverbindungen (schwefelhaltige Aminosäuren). Letztere wandeln sich beim Zerkleinern in bakterienhemmende Thiosulfinate um. Die ätherischen Öle regen Leber, Gallenblase, die Sekretinproduktion im Zwölffingerdarm und die Bauchspeicheldrüse zur Abgabe von Verdauungsenzymen an. Dadurch fördern sie die Eiweiß-, Kohlenhydrat- und Fettspaltung. Zwiebeln stimulieren die Magenschleimhaut zur verstärkten Produktion von Magensäure und somit auch die Darmflora. Dadurch werden Krankheitserreger abgetötet und natürliche Abwehrkräfte gestärkt. Besonders wertvoll ist der Pflanzenfarbstoff Quercetin sowie das Prostaglandin A, das unter anderem gegen Bluthochdruck hilft. Des Weiteren hat die Zwiebel harntreibende Wirkung, sie gilt außerdem als blutbildend. Ihr hoher Fluorgehalt wirkt sich günstig auf den Zahnschmelz aus. Die Zwiebel enthält viele Vitamine (A, C, E, diverse B-Vitamine) und Mineralstoffe (unter anderem Kalium, Calcium, Phosphor, Eisen). Sie lindert entzündliche Prozesse, mindert Blutgerinnsel, beugt Arteriosklerose vor, hemmt Krebsentwicklung, lindert Husten und Erkältungen.

Tipp: Bei Husten und Erkältung mischen Sie mehrere dicke Zwiebelscheiben mit braunem Zucker, lassen das Ganze zwölf Stunden ziehen und nehmen den sich bildenden Saft esslöffelweise mehrmals täglich ein. Bei Entzündungen hacken Sie die Zwiebeln sehr fein, verrühren sie mit Wasser zu einem Brei und tragen diesen auf die betroffenen Stellen auf. Zwiebelmilch mit Honig hilft bei Schlafproblemen. Hierfür wird die aufgeschnittene Zwiebel in heiße (nicht kochende) Milch gelegt, zugedeckt 15 Minuten lang ziehen gelassen und wieder herausgenommen.

Achtung: Wer zu einer verstärkten Magensäureproduktion neigt oder gar Gastritis hat, sollte die Zwiebel mit Vorsicht genießen, da sie in dem Fall zu anregend wirken kann.

Heute esse ich Zwiebeln zum Essen und rege dadurch meine Drüsen an.

19.

Täglich Karottensaft – eine Wohltat für Mann und Frau

Möhren oder Karotten gehören zu den ältesten und bekanntesten Gemüsesorten. Schon im Altertum waren sie eine geschätzte Gemüse- und Heilpflanze. Bereits in den vor 3000 Jahren entstandenen sogenannten Schweizer Pfahlbauten fand man Reste eines Möhreneintopfs.

Karotten enthalten sehr viel Carotin. Sie schützen die Schleimhaut der inneren Organe sowie Haare und Nägel. Karotten enthalten reichlich Folsäure und die Vitamine B1, B6, und C. Sie helfen bei der Regeneration der Haut, des Blutes und der Nervenzellen und fördern die Aufnahme des Mineralstoffs Eisen. Vitamin A und Kalium hemmen Cholesterinablagerungen, beugen Arteriosklerose, Herzinfarkt und Schlaganfall vor, senken das Krebsrisiko, fördern die Sehfähigkeit, stärken das Immunsystem und regulieren die Verdauung. Zudem enthalten Karotten Selen.

Tipp 1: Am besten nimmt der Körper das fettlösliche Vitamin mit etwas Fett (einem Tropfen Öl oder Sahne) auf.

Tipp 2: Karotten schmecken auch besonders gut gepresst oder geraspelt mit einigen Tropfen flüssiger Sahne.

Tipp 3: Karotten lassen sich auch sehr gut mit Äpfeln (gerieben) und Rosinen kombinieren.

Tipp 4: Karotten werden deutlich gesünder durch kurzes Dünsten. Dabei werden ihre Zellen aufgebrochen. Das Carotin kann dann besser vom Darm ins Blut übergehen. Wer rohe Karotten isst, scheidet einen großen Teil des Carotins leider ungenutzt wieder aus.

Heute nehme ich reichlich Karotten zu mir und mache mir das zur Gewohnheit, wenn es mir zusagt. Gegebenenfalls dünste ich die Karotten kurz, um die Wirkung des in ihnen enthaltenen Carotins zu steigern.

20.

Tomaten gegen Krebs?

Die Tomate ist ein hochwertigeres Lebensmittel, als man bisher dachte. Besonders wird sie aufgrund ihres hohen Anteils an Lycopen zur Krebsprophylaxe eingesetzt.

Lycopen ist ein Bioflavonid, das die Zellaußenwand und Inhalte der Zellflüssigkeit schützt. Deshalb wirkt es vorbeugend gegen Krebs, Umweltgifte, Bakterien und vieles mehr. Besonders neutralisiert Lycopen die schädliche Wirkung von Nitraten, wie sie in Billigsalaten oder nicht biologisch gedüngter rote Bete vorkommen. Aus dem Grund empfiehlt es sich, in den Salat bzw. die Rohkost regelmäßig Tomaten guter Qualität hineinzuschneiden. Tomaten wirken auch vorbeugend gegen Blasenkrebs, Darmkrebs, Gallenblasenkrebs, Lungenkrebs, Magenkrebs, Pankreaskrebs, Prostatakrebs und Hautkrebs.[35] Weitere Vorteile der Tomate: hoher Gehalt an Vitamin C. Von ihr kann man mehr auf einmal essen als etwa von Zitronen oder Petersilie. Hoher Gehalt an Folsäure und an B-Vitaminen. Hoher Gehalt an Tyramin, das stimmungsaufhellend wirkt und die Kommunikationsfreudigkeit fördert. Die Tomate senkt das Tumorrisiko und sie beugt Arterienverkalkung vor, ebenso der Hornhauttrübung. Sie stärkt das Immunsystem. Aufgrund ihres hohen Gehalts an Chrom, das das Sättigungsgefühl aktiviert, ist die Tomate bei gleichzeitig niedriger Kalorienzahl ein idealer Schlankmacher.

Gerade bei Tomaten gibt es Qualitätsunterschiede, die man schmecken kann. Statt Billigtomaten zu kaufen, sollten Sie hier auf Qualität achten. Am besten bauen Sie Ihre Tomaten selbst an oder beziehen sie vom regionalen Bauern, es lohnt sich.

Anmerkung: Lycopen ist auch in Tomatenmark enthalten. Hier sollten Sie reines Mark ohne Zucker (also kein Ketchup) verwenden.

Achtung: Wer zu Nierensteinen neigt, sollte mit Tomaten sparsam umgehen, da die in ihnen enthaltene Oxalsäure die Nierensteinbildung fördern kann, besonders wenn man zu wenig trinkt.

Heute mache ich mir die gesundheitsfördernde Wirkung der Tomate bewusst und genieße sie deshalb besonders.

21.

Knoblauch für elastische Gefäßwände

Prof. Dr. Gustav Belz ist Direktor des Instituts für Herz-Kreislauf-Forschung in Mainz. In einer Langzeitstudie mit 200 Personen, von denen 100 in der Vergangenheit regelmäßig Knoblauch zu sich genommen hatten, fand er heraus, dass die Knoblauchkonsumenten wesentlich vitaler waren, besonders über elastischere Gefäßwände verfügten. Diese Erkenntnis ist vor allem deshalb wichtig, weil Menschen in der zweiten Lebenshälfte zu Gefäßversteifung neigen. Prof. Belz geht aufgrund seiner Studien davon aus, dass die Gefäße eines Menschen durch regelmäßigen Knoblauchkonsum 15 Jahre (!) länger jung bleiben.

Knoblauch ist reich an Vitamin A, Vitamin B, Vitamin C. Außerdem wirkt er antibakteriell. Regelmäßig eingenommen, schützt er vor Arteriosklerose, unterstützt Herz und Kreislauf.

Besonders enthält Knoblauch wertvolles *Allicin*, das vor Umweltschadstoffen schützt.

Tipp: Der Gehalt an Wirkstoffen ist bei Knoblauch extrem schwankend. Empfehlenswert ist frischer Knoblauch direkt vom Markt. Wenig nutzbringend sind angetrocknete Zehen oder Knollen mit grünen Trieben. Wem der Geschmack von Knoblauch zu stark ist, der kann die Zehen zuvor in einer Pfanne oder einem Topf leicht angaren. Dadurch wird er milder.

Heute beziehe ich den gesunden Knoblauch in meine Ernährung mit ein.

22.

Gemüse ist wertvoll (I)

Alle Gemüsesorten verfügen über hochwertige bioaktive Substanzen. Nachfolgend sind Vitamine, Mineralien und die gesundheitlichen Vorzüge einzelner Gemüsesorten aufgeführt:

- **Blumenkohl:** Vitamin C und E, Kalium, Folsäure, beugt Tumorerkrankungen vor, senkt den Cholesterinspiegel, hilfreich bei Magengeschwüren
- **Brokkoli:** Vitamin C und B2, Folsäure, Vitamin K, mindert Krebsrisiko, beugt Arteriosklerose, Herzinfarkt, Schlaganfall, grauem Star vor
- **Kohlrabi, Rosenkohl, Rotkohl:** Vitamin C und E, Kalium, Folsäure, beugt Tumorerkrankungen vor, senkt den Cholesterinspiegel, u. a. hilfreich bei Magengeschwüren
- **Weißkohl:** Schon bei den Römern wurde er gegessen. Den Seefahrern diente er in Form von Sauerkraut als Nahrungsmittel für ihre lange Reise. Doch seine heilsame Wirkung wurde erst im 12. Jahrhundert von Hildegard von Bingen erwähnt. Weißkohl versorgt den Körper mit reichlich Ballaststoffen, Vitamin A, B1, B2, B6, Niacin, C und Mineralstoffen wie Kalium, Phosphor, Magnesium, Natrium, Jod und Eisen. Da er nur wenig Kalorien enthält, aber viele Ballaststoffe, Vitamine und Mineralien und zudem satt macht, wird er als Schlankheitsmittel („Kohlsuppendiät") geschätzt.

Heute nehme ich ein kraftvolles Gemüsegericht zu mir, beispielsweise Kohl mit Kartoffeln, appetitlich zubereitet.

23.

Gemüse ist wertvoll (II)

Der gesundheitliche Wert von hochwertigem Gemüse kann gar nicht oft genug betont werden. Alle Gemüsesorten verfügen über hochwertige bioaktive Substanzen. Nachfolgend sind Vitamine, Mineralien und die gesundheitlichen Vorzüge einzelner Gemüsesorten aufgeführt:

- **Sellerie:** Vitamin B, C, Kalium, enthält einen hohen Anteil wertvoller ätherischer Öle und Ballaststoffe, senkt Blutdruck und Tumorrisiko, da er antimykotisch und antibakteriell (pilztötend) im gesamten Verdauungstrakt sowie entzündungshemmend und stärkend auf Niere, Blase und Harnwege wirkt. Sellerie hilft auch bei Blähungen, Durchfall, wirkt nervenstärkend (gut bei Gereiztheit), konzentrationsfördernd, gehirnstimulierend, stimmungsaufhellend und stärkt unter anderem Augen, Haare, Haut und Leber.
- **Spinat:** Vitamin C, K, B2, Folsäure, Kalium, Calcium, Eisen, Carotinoide, Chlorophyll, Ballaststoffe. Spinat senkt das Krebsrisiko, beugt Arteriosklerose, Herzinfarkt und Schlaganfall vor, stärkt das Immunsystem, fördert die Blutbildung.
- **Zucchini:** Die Zucchini ist eine Kürbisfrucht. Sie enthält Vitamin C, Carotine, Kalium, Calcium, Phosphor und vor allem viel Magnesium. Die Zucchini ist kalorienarm, leicht verdaulich und gut bekömmlich. Kleinere Zucchinis (bis 20 Zentimeter) verfügen prozentual über mehr Inhaltsstoffe als größere.

Natürlich gibt es noch eine Menge an anderem gesundem Gemüse, das Sie selbst aussuchen und genießen können, wie zum Beispiel Mangold, Kohlrabi usw.

Heute suche ich mir ein Gemüsegericht aus, das meine Gesundheit fördert.

24.

Magnesiumhaltige Obst- und Gemüsesorten sind gut für das Herz

Magnesium hilft mit bei der Reizübertragung in der Muskulatur, unterstützt stressgeplagte Menschen beim Entspannen, fördert besonders die Muskelentspannung und hilft damit gegen Krämpfe und Stress, ist gut fürs Herz und für die Synapsen.

Diese Erkenntnisse werden unter anderem gestützt durch die 1948 begonnene „Framingham-Studie". In dieser Studie wurde systematisch die Bevölkerung der Stadt Framingham auf Ursachen und Risiken der koronaren Herzkrankheit und der Arteriosklerose untersucht. Hierbei wurde beispielsweise nachgewiesen, dass das Herzinfarktrisiko sinkt, je höher der Magnesiumspiegel ist. Der Blutwert an Magnesium sollte idealerweise bei 0,9 bis 1,0 liegen.

Natürlich können Sie Magnesium auch als Mineraldrink zu sich nehmen, doch mit Pflanzen eingenommen ist es gesünder.

Heute nehme ich ausreichend magnesiumhaltige Nahrung zu mir, zum Beispiel durch den Verzehr von Bananen oder Zucchinis.

25.

Auf den niedrigen Nitratgehalt der Nahrung kommt es an

Nitrat ist in umweltbelasteten Böden enthalten und kann über die Nahrung Ihre Gesundheit beeinträchtigen. Doch nicht jede Pflanze nimmt die Nitrate in gleichem Maße auf und speichert sie.

Nitratreiche Gemüsesorten sind: Rucola, Kopfsalat, Feldsalat, Spinat, Mangold, rote Bete, Endivien, Rettich, Fenchel, Kohlrabi, Radieschen, Wirsingkohl, Knollensellerie, Zucchini, Chicorée, Chinakohl.

Nitratarme Gemüsesorten sind: Auberginen, Erbsen, grüne Bohnen, Gurken, Paprika, Tomaten, Kartoffeln, Mais, Möhren, Spargel, Schwarzwurzeln, Rosenkohl, Rotkohl, Brokkoli, Blumenkohl, Lauch, Knoblauch, Zwiebeln.

Bei nitratreichem Gemüse sollten Sie besonders auf hochwertige Qualität, zum Beispiel kontrollierten biologischen Anbau oder Eigenanbau achten. Nitratreiche Gemüsesorten sollten Sie möglichst frisch kaufen, nur kurz und kühl lagern und hygienisch verarbeiten, so lassen sich Bakterien in Schach halten, die das enthaltene Nitrat in giftiges Nitrit umwandeln.

Da die Umwandlung von Nitrat in Nitrit durch Vitamin C gehemmt wird, hilft es, Vitamin-C-reiches Gemüse wie Paprika unter den Salat zu mischen oder Zitronensaft in das Dressing zu geben.[37] Bei nitratarmem Gemüse sind diese Faktoren nicht so sehr von Bedeutung.

Heute achte ich darauf, frisches, nitratarmes Gemüse zu mir zu nehmen und mit gesunden, Vitamin-C-reichen Zugaben (zum Beispiel Zitronensaft) anzureichern.

26.

Salate fördern Ihre Gesundheit – besonders wenn sie aus dem Reformhaus oder dem eigenen Garten stammen

Salate sind ungemein wertvoll, weil sie die Zellen und das Gewebe des Körpers ernähren, viel Chlorophyll enthalten und sich zudem auch noch optimal auf unser Verdauungssystem auswirken. Der Ernährungspapst Dr. Norman Walker hat aus diesem Grund den Salaten ein ganzes Buch gewidmet, in dem er ihren gesundheitlichen Wert beschreibt.[36] In unserer heutigen Zeit muss jedoch bei der Wahl der richtigen Salate sehr stark differenziert werden, da viele umweltbelastet sind. Salat gehört zu den schnell wachsenden Pflanzen. Deshalb ist die Gefahr der Nitratbelastung hier besonders hoch.

Gerade beim Salat gibt es große Qualitätsunterschiede. Biosalat ist in der Regel weitaus weniger belastet als Supermarktware, Eisbergsalat weniger als Kopfsalat. Eisbergsalat braucht weniger Schädlingsbekämpfung und ist auch nach einigen Tagen noch knackig, während Kopfsalat oft belastet ist und schnell zerfällt.

Die höchsten Nitratgehalte weisen Salate auf, die unter Glas oder Folien kultiviert wurden. Daher lieber Freilandgemüse der Saison einkaufen.

Tipp für den Eigenanbau: Besser ist es, nitratreiche Gemüsesorten aus dem Garten *abends* zu ernten, denn das Sonnenlicht und die Temperatur am Tag fördern den Nitratabbau.[37]

Heute wähle ich beim Salatkauf bewusst gesunde Ware, Biosalat oder ersatzweise den schadstoffarmen Eisbergsalat. Züchte ich Salat im eigenen Garten, achte ich darauf, ihn abends zu ernten, weil er dann gesünder ist.

27.

Rohkost gleicht Ernährungssünden wieder aus

Untersuchungen von Prof. Dr. Michael Kunze vom Institut für Sozialmedizin, Wien, bestätigen die gesundheitliche Wirkung von Rohkost. Sie schützt vor Magengeschwüren und wirkt vorbeugend gegen Magen-/Darmkrebs. Isst man einen Rohkostteller, bevor man denaturierte Nahrung zu sich nimmt, gleicht die Rohkost diese Ernährungssünde wieder aus. Besonders werden dabei Stoffwechselstörungen vermieden, die bei Industrienahrung sonst entstehen würden.

Heute nehme ich vor meinem eigentlichen Essen einen gemischten Rohkostsalat zu mir und bereite dadurch meinen Körper optimal auf die nachfolgende Nahrung vor.

28.

Hochwertige Öle helfen beim Abnehmen

Viele Menschen glauben, sie könnten etwas für ihre Figur tun, indem sie Fett meiden. Doch Fett macht nicht automatisch fett – es kommt auf die Qualität der Fette an. Fett macht nur billiges Bratenfett, wie es beispielsweise in Pommes frites enthalten ist. Was dick macht, ist zudem Weißbrot aus raffiniertem Mehl, der Volksmund sagt dazu zu Recht: „Brot macht alt!" Dick machen auch Industriezucker, Kuchen, Zuckerlimonaden usw.

Öle aus hochwertigen Pflanzen helfen paradoxerweise Fett abzubauen, obwohl sie „fett" sind. Wenn Sie also einen kräftigen Schuss hochwertiges, kalt gepresstes Olivenöl, Leinöl, Hanföl oder Kürbiskernöl in Ihren Salat gießen, tun Sie Ihrer Figur etwas Gutes. Nicht nur Öle mit essenziellen Fettsäuren, auch hochwertiges Eiweiß, Vitamine, Spurenelemente und Biokatalysatoren (sind Enzyme, die aus Aminosäuren bestehen und die biochemischen Reaktionen und physiologischen Prozesse aller Lebewesen ermöglichen) helfen beim Abnehmen.

Tipp: Eine besonders hochwertige und zugleich preisgünstige Delikatesse erhalten Sie, wenn Sie Salzkartoffeln, Leinöl und Bioghurt bzw. Bioghurt vermischt mit Speisequark miteinander kombinieren.

Heute tue ich etwas für meine Gesundheit, beispielsweise indem ich hochwertiges, kalt gepresstes Leinöl mit Kartoffeln und Bioghurt, vermischt mit Speisequark, zu mir nehme.

29.

Raus aus der Komfortzone –
dann hat Adipositas keine Chance

Gerade überempfindliche Menschen neigen dazu, Übergewicht anzusetzen. Sie richten im Körper Pufferzonen ein. Bei der Adipositas (Fettsucht) zeigt die Stelle, an der die Fettpölsterchen angesetzt werden, wo man überempfindlich ist und dies durch „Wurstigkeit" zu verdrängen sucht.

Der Weg der Einlösung von Adipositas liegt hier darin, von der „Überempfindlichkeit" zur „Feinfühligkeit" zu kommen. Dies bedeutet, die eigenen Gefühle bewusst wahrzunehmen und in Kontakt mit ihnen herauszufinden, was sie einem zu sagen haben. Dies bedeutet den Mut zu haben, „heiße Eisen anzupacken" (die Fettverbrennung zu aktivieren) und, wo nötig, auch schlafende Hunde zu wecken, das eigene Leben daraufhin zu überprüfen, ob es vital ist oder man von sich selbst weggekommen ist, der Bequemlichkeit zuliebe oder aus Furcht vor Repressalien.

Sicherlich braucht es Mut, die Komfortzone („Knautschzone" bzw. „Pufferzone") loszulassen. Es bedeutet, die eigenen Gefühle und Überempfindlichkeiten liebevoll anzunehmen und dazu zu stehen, was Sie empfinden, ohne gleich andere dafür verantwortlich zu machen. Indem Sie Bewusstheit über Ihre Gefühle entwickeln, entsteht in Ihnen „emotionale Intelligenz", die Gabe, mit Ihren Gefühlen liebevoll umzugehen und sie als Botschafter für und Hinweise auf Ihre wesentlichen Bedürfnisse anzunehmen. In der Bereitschaft, sich positiv und aktiv mit dem Leben und Ihren Gefühlen und Empfindungen auseinanderzusetzen, liefern Sie die beste Voraussetzung dafür, dass die Pfunde purzeln können.

Heute bin ich bereit, bewusst zu fühlen, was ich fühle, statt es hinter einem Berg von süßen Worten oder süßer Nahrung zu verstecken. Ich lasse Überempfindlichkeiten bewusst hinter mir und mache mich auf, feinfühlig umzugehen – mit mir und anderen.

30.

Die Nahrung segnen

Das Tischgebet, das wir noch von unseren Eltern gelernt haben, hat durchaus seinen höheren Sinn. Denn durch das Gebet wird das Essen mit einer „positiven Mentalenergie" aufgeladen. Ein einfacher Segensspruch lautet: „Komm Herr Jesus, sei unser Gast und segne, was du uns bescheret hast!" Wenn wir diesen Segensspruch beten und wörtlich nehmen, ist unser Essen damit gesegnet und hat eine höhere Qualität.

Doch auch derjenige, der dem Buddhismus oder den Naturgottheiten nahe ist, kann sein Essen segnen. In allen Religionen gibt es genügend Segenssprüche, die das Essen aufladen können.

Falls Sie zum Essen kein Tischgebet wünschen, hilft es allein die Hände über das Essen zu halten, um sie mit Prana (Lichtenergie) aufzuladen. Und falls selbst dies Ihnen zu auffällig ist, dann genügt es, das Göttliche, das Schöne im Essen zu sehen, bevor Sie es zu sich nehmen, und dabei innerlich und still Mutter Natur dafür zu danken, dass sie für uns Nahrung hat wachsen lassen.

Heute segne ich mein Essen und erhöhe dadurch seine Qualität.

Mai –

der Wonnemonat

der Sinnlichkeit

1.

Kleiderfarben nach Stimmung

Kleiderfarben wirken auf Ihre Befindlichkeit. Vorteilhaft ist es, wenn Sie je nach Anlass und Stimmung verschiedene Kleidung in verschiedenen Farben zur Auswahl haben. Unabhängig davon, welcher Farbtyp Sie sind und welche Kleidung Ihnen besonders gut steht, gibt es innerhalb jeder Farbe einen ganz bestimmten Ton, der besonders gut zu Ihnen passt. Wenn Ihnen Lindgrün nicht steht, dann vielleicht Waldgrün, wenn Ihnen Hellblau nicht steht, dann vielleicht Dunkelblau. Nachfolgend die psychologische und energetische Wirkung der Farben:

- **Blau:** wirkt beruhigend und klärend auf den Geist
- **Braun:** symbolisiert den Kontakt mit der Erde und beruhigt den Körper
- **Gelb:** wirkt angenehm auf Magen und Verdauungssystem. Es vermittelt Leichtigkeit und intellektuelle Beweglichkeit
- **Grün:** wirkt harmonisierend, stressmildernd und symbolisiert den Einklang von Mensch und Natur. Zudem aktiviert Grün die natürliche Heilkraft im Menschen und sein Immunsystem
- **Orange/Pfirsich:** Orange ist die Farbe des Sonnenaufgangs. Orangetöne wirken angenehm anregend. Besonders die Drüsen der Entgiftungsorgane Blase und Niere werden stimuliert
- **Rot:** aktiviert Herz und Kreislauf, fördert die Vitalität und Durchsetzungskraft
- **Schwarz:** erlaubt, die Kraft in sich selbst zu spüren, und stellt einen guten Schutz gegen unerwünschte Einwirkungen von außen dar
- **Weiß:** symbolisiert die Strahlkraft des Lichts und stärkt die Selbstpräsentation

All dies sind aber nur Anhaltspunkte. Natürlich verfügen auch Mischfarben wie Rosa, Violett, Türkis usw. über eine einzigartige psychische Wirkung. Am besten probieren und erkennen Sie selbst, wie Sie sich in welcher Farbe fühlen.

Heute achte ich einmal bei der Wahl meiner Kleiderfarbe ganz bewusst darauf, welche psychische Wirkung diese Farbe auf mich hat, und wähle angemessen und bewusst.

2.

Ihre Kleiderfarbe wirkt auch auf andere

Die Kleiderfarbe wirkt nicht nur auf das eigene Unterbewusstsein, sondern auch auf das anderer Menschen. Durch die Wahl der richtigen Kleiderfarbe werden Sie als „stimmiger" wahrgenommen. Zugleich verbessern Sie dadurch Ihre Wirkung. Die Kleiderfarbe muss auch zum Anlass passen. Bei einer Verhandlung unter Bankern kleiden Sie sich möglicherweise in einem dezenten Blau. Wenn Sie auf einer Motivationsveranstaltung andere mitreißen wollen, passt vielleicht ein kräftiges Rot – zumindest als Krawattenfarbe. Und wenn Sie eine lange Reise im Zug oder im Flugzeug vor sich haben, wählen Sie eventuell eine Farbe, die Sie vor energetischem Verschleiß schützt und in der Sie sich zentriert fühlen, vielleicht ist dies Weiß, eventuell auch Beige, aber das sollte jeder für sich herausfinden. Wenn Sie die richtige Kleiderfarbe wählen, wird dadurch automatisch Ihre Lebensfitness gestärkt. Und so wirkt Ihre Kleiderfarbe auf andere:

- **Blau:** seriös und ruhig
- **Braun:** bodenständig
- **Gelb:** leicht
- **Rot:** kraftvoll
- **Schwarz:** sich selbst spürend, abgegrenzt von negativen Einflüssen
- **Weiß:** ist die Strahlkraft des Lichtes, wirkt erhellend, rein, sauber

Die Kleiderfarbe sollte auch Ihrem Jahreszeitentyp entsprechen. Nähere Hinweise dazu erhalten Sie in einer speziell auf Sie abgestimmten Farbberatung.

Heute wähle ich genau die Kleiderfarbe, die mich stärkt und die dem äußeren Anlass angemessen ist.

3.

Gesundheitsbelastende Kleidung ausmustern

Es gibt Kleidung, die Ihrer Gesundheit zuträglich ist, und solche, die sie belastet. Viele Menschen fühlen sich in Kleidung aus Kunstfasern nicht wohl.

Ebenso ungesund sind Kleidungsstücke, die den Leib oder den Hals abschnüren oder in denen Sie sich aus anderen Gründen nicht wohlfühlen. Auch zu enge Schuhe können belasten.

Natürliche Fasern wie Wolle oder Baumwolle werden im Allgemeinen gut vertragen. Inwieweit Sie beim Kleidungskauf auf das Prädikat „Öko" achten möchten, liegt bei Ihnen. Manche Menschen sind da empfindlicher, andere nicht.

Tipp: Überprüfen Sie doch einmal, in welcher Kleidung Sie sich wohlfühlen und in welcher nicht.

Heute mustere ich Kleidung, die meine Gesundheit oder mein Wohlbefinden belastet, aus bzw. kaufe mir Kleidung, in der ich mich wohlfühle und die meiner Gesundheit zuträglich ist.

4.

Die Badewanne – ideal zum Regenerieren

Über die wohltuende Wirkung des Badens ist von Schroth und anderen schon viel geschrieben worden. Warum ist das Baden so wertvoll?

Das heiße Wasser öffnet die Poren, weitet die Blutgefäße, fördert die Durchblutung am ganzen Körper. Das ist besonders hilfreich für Menschen, die unter kalten Händen und Füßen leiden. Durch das heiße Wasser wird der Körper künstlich erhitzt und kann dadurch Schlackenstoffe besser ausscheiden. Das Liegen im heißen Wasser wirkt beruhigend auf Haut und Nerven. Das Ruhen im Bad ist vergleichbar mit dem Liegen eines Embryos im Fruchtwasser. Das Wasser im Körper – wir bestehen zum Großteil aus Wasser – korrespondiert mit dem Badewasser. Es entsteht automatisch eine ganzheitliche Harmonisierung.

Die Wassertemperatur sollte idealerweise ca. 38 Grad Celsius haben, also etwas höher sein als die Körpertemperatur. Am besten messen Sie mit einem Badethermometer nach.

Je nachdem, was Sie mit dem Bad erreichen wollen, stehen Ihnen verschiedene Badezusätze zur Verfügung. Sie werden über die Haut aufgenommen und gelangen so in den Körper, wo sie unterschiedliche Wirkungen zeigen:

- **Essig** wirkt drüsenanregend, durchblutungsfördernd, reinigend, kräftigt den Säuremantel der Haut (wichtig zum Beispiel nach Schwimmen in gechlortem Wasser)
- **Eukalyptus** reinigt die Atemwege
- **Heilerde** enthält wertvolle Mineralien, die über die Haut aufgenommen werden

- **Honig,** gegebenenfalls vermengt mit ätherischen Ölen (zum Beispiel Fichtennadel, Kastanie, Melisse, Rose, Rosmarin etc.), eignet sich auch als Badezusatz
- **Kamille** beruhigt
- **Lavendel** harmonisiert
- **Melisse** bringt Herz und Körper in Einklang
- **Wacholder** hilft bei Verspannungen und Muskelbeschwerden

Wenn Sie mögen, können Sie Ihren Badegenuss durch eine entschlackungsfördernde Musik unterstützen, beispielsweise durch „Die Moldau" von Smetana.

Heute nehme ich ein ausgiebiges Vollbad, bei dem ich mich erhole, und wähle dafür den passenden Badezusatz.

5.

Geistige Streicheleinheiten fördern die Immunkraft

Auch geistige Streicheleinheiten sind wichtig. Der schwedische Arzt Dr. Lindstroem aus Oslo wies in einer Langzeitstudie mit mehreren Hundert Menschen nach, dass aufrichtig gemeinte Komplimente und seelische Anteilnahme die Vitalität und Gesundheit des Menschen deutlich steigern.

Beispiel: Untersuchungsteilnehmer, an denen permanent herumgenörgelt wurde, wurden regelmäßig krank, weitaus häufiger als Menschen, die in unterstützenden beruflichen und privaten Beziehungen lebten.

Menschen, die im Laufe der Untersuchung aus einer unbefriedigenden privaten oder beruflichen Situation in ein Umfeld wechselten, in dem sie mehr Lob und Förderung erfuhren, erlebten eine deutliche Verbesserung ihrer gesundheitlichen Beschwerden.

Heute mache ich einmal bewusst ein ehrlich gemeintes Kompliment und rufe einen Menschen an, von dem ich weiß, dass er mich sehr schätzt, und bedanke mich dafür.

6.

Fit durch Flirten

Das Psychologenteam Lewellyn/Barnley hat in einem mehrjährigen Großversuch nachgewiesen, dass Flirten vitalisierende Wirkung hat. Die Untersuchungen ergaben folgende Vorteile des Flirtens:

- Die Fähigkeit, schwierige Lebenssituationen anzupacken, verbessert sich
- Die positive Adrenalinsteigerung macht aktiver
- Die Seele beginnt zu lächeln
- Kopfdruck, Migräne, Müdigkeit sind wie weggezaubert
- Die Freude an der Arbeit wird gesteigert
- Die Leichtigkeit im Leben nimmt zu
- Die Muskeln im Nacken-, Rücken- und Wirbelsäulenbereich entspannen sich
- Die Seele erfährt eine Umprogrammierung auf das Positive im Leben; optimal gegen Depressionen
- Das Immunsystems wird gestärkt, Antikörper und Lymphozyten vermehren sich
- Das eigene Selbstwertgefühl erfährt eine Steigerung

Wer in einer festen Beziehung lebt, braucht deswegen nicht auf das Flirten zu verzichten: Auch nach jahrelanger Ehe kann man immer noch flirten – mit dem eigenen Partner.

Heute öffne ich mich für das Flirten, vielleicht sogar mit dem eigenen Partner.

7.

Kuscheln für die Fitness

Der amerikanische Wissenschaftler und Arzt Prof. Dr. Edward Lawrey in Los Angeles fand in einer Langzeitstudie heraus, dass Kuscheln die Fitness stärkt. Er hatte fünf Jahre lang 50 Paare betreut, untersucht und ihre medizinischen Werte gemessen. Er stellte fest, dass Kuscheln medizinische Effekte im Organismus auslöst, die der Morgengymnastik nicht nachstehen. Während übertriebene Gymnastik am Morgen müde machen kann, bietet Kuscheln wesentlich mehr Lebensfreude: „Kuscheln ist Lebenselixier und Medizin!" (Lawrey).

Auf der Plusseite des Kuschelns verbuchen wir auch den Ausstoß von Endorphinen und der Energieausgleich, der automatisch stattfindet, wenn zwei (gegenpolare) Körper beieinanderliegen. Motto: „Körper vitalisieren Körper!" Wer keinen Kuschelpartner hat, dem empfiehlt sich der Besuch einer Kuschelparty.[38]

Heute genieße ich die körperliche Nähe mit meinem Partner.

8.

Weitere Argumente für das Kuscheln

Medizinisch messbare positive Effekte des gemeinsamen Kuschelns
sind laut. Dr. Lawrey:

- Kreislauf und Herz werden sanft angeregt, nicht zu stark und
  nicht zu sanft, genauso, wie es für ein langsames Wachwerden
  nach einem langen, tiefen Schlaf richtig ist
- Die Koordination wird verbessert, man geht aktiv und doch
  harmonisch in den Tag
- Morgenstress („Gedankenkreisen") wird verhindert. Die Gegenwart eines anderen Körpers regt dazu an, im Fühlen, also
  bewusst im Hier und Jetzt zu sein
- Der Kopf wird entlastet, wird klar und kann sich, unterstützt
  durch ein präsentes Bewusstsein, tagsüber wesentlich effektiver
  den Aufgaben, Themen und Problemen zuwenden als direkt
  nach dem Aufwachen, sieht alles aus einer anderen Perspektive
- Kuscheln verbessert nachweislich die Fließeigenschaft des
  Blutes und beugt somit Arterienverkalkung vor
- Die Leber wird aktiviert und nachweislich bei ihrer Entgiftung
  unterstützt
- Der Stoffwechsel, die Nieren, aber auch die Atemwege werden
  angeregt
- Die Kuschelpaare zeigen deutlich verbesserte Cholesterin-, Tri-
  glyzerid- und Blutdruckwerte

Wenn Sie sich direkt nach dem Aufwachen Ihrem Partner zuwenden, ihn streicheln, seinen Atem, seine Wärme oder seinen Herzschlag spüren und mit ihm kuscheln, weckt dies nicht nur die Lebensgeister, sondern auch das „Ja zum Leben". Sollten Sie keinen
Partner haben, stellen Sie sich einfach Ihren Traumpartner vor und

imaginieren Sie, dass Sie in die Augen dieses geliebten Menschen schauen.

Tipp: Stellen Sie den Wecker auf 15 Minuten früher ein und laden Sie sich zusammen mit Ihrem Partner für den Alltag auf. Falls Sie getrennt schlafen (zum Beispiel weil Sie schnarchen), pilgern Sie frühmorgens zum Bett des anderen und nutzen Sie die Kuschelchance. Selbst wenn Sie nur aneinandergekuschelt liegen und einige Minuten den gemeinsamen Atem beobachten, kann dies bereits stark vitalisieren.

Auch heute genieße ich das Zusammensein mit meinem Partner.

9.

Raffinierten Zucker meiden oder durch gesunde Süße ersetzen

Vor zwei Dingen sollten Sie sich hüten: vor raffiniertem Zucker und vor raffinierten Menschen. Mit jedem Gramm raffiniertem Zucker, das Sie zu sich nehmen, höhlen Sie Ihren Körper aus. Raffinierter Zucker ist ein Mineralienräuber, belastet die Gelenke, fördert die Arteriosklerose, killt die Darmflora, fördert Karies und Osteoporose, schwächt das Immunsystem und die Lebenskraft. Isolierter und raffinierter Haushaltszucker besteht nämlich ausschließlich aus Saccharose. Keiner der für die Verstoffwechslung wichtigen Stoffe ist in ihm enthalten. Bei der Verdauung von Zucker werden dem Körper Mineralstoffe, Spurenelemente und Vitamine entzogen. Leider finden wir hohen Zusatz von raffiniertem Zucker in sehr vielen Nahrungsmitteln: in Limonade, Pudding, Schokolade, Marmelade, Keksen usw. Auch brauner Zucker, dem lediglich Melasse zugesetzt wurde, ist keine gute Alternative, auch nicht Süßstoffe, die auf der Basis von Cyclamat oder Phenylalin hergestellt sind. Empfehlenswerter ist in kleinen Mengen Agavendicksaft, Honig oder – sehr beliebt – Reissirup. Wichtig ist es darüber hinaus, den eigenen Geschmack umzugewöhnen. Die Sucht nach Süßem ist nämlich gelernt und kann genauso gut auch wieder verlernt werden.

Warum sind wir so versessen auf Süßes? Vielleicht weil uns die innere Süße des Lebens abhanden gekommen ist? Dabei können wir uns sehr leicht das Leben versüßen, wenn wir uns angewöhnen, unsere Nahrung wieder gründlich zu kauen. Wenn Sie beispielsweise eine Scheibe Brot im Mund so lange kauen, bis das Brot flüssig ist, werden Sie erleben, dass es nach einiger Zeit süß zu schmecken beginnt. Dies kann der Körper ganz von allein, ohne dass er dafür Süßstoff bräuchte. Zucker erzeugt einen Zuckerrausch, das heißt, der Zuckerpegel steigt an, bewirkt ein Hochgefühl und fällt dann umso stärker wieder ab, sodass man dann dringend Nachschub benötigt.

Tipp: Verzichten Sie morgens auf den Zucker im Kaffee oder Tee, essen Sie Ihr Brot nur mit Butter, aber kauen Sie es besser – oder belegen Sie es mit Schnittlauch, Radieschen oder Ähnlichem. Wenn Sie Heißhunger auf Süßes haben, können Sie auch eine getrocknete Feige oder Dattel nehmen, die Sie aber eher lutschen, statt sie zu kauen. Oder nehmen Sie ¼ Teelöffel Honig und lassen ihn langsam im Mund zergehen ohne nachzulegen. Fragen Sie sich auch einmal, warum Sie so versessen auf Süßes sind und was passieren würde, wenn Sie auf Süßes verzichten. Vielleicht kommen dabei verdrängte Gefühle zum Vorschein, die Sie anschauen und loslassen können, um frei von Zuckersucht zu sein.

Heute reduziere ich meinen Zuckerkonsum deutlich.

10.

Badesalz aus dem Toten Meer hilft beim Entschlacken

Badesalz aus dem Toten Meer ist in jedem Reformhaus erhältlich. Es reinigt den Körper besonders von Umweltbelastungen und Stress und neutralisiert ihn, ist reich an Magnesium, Kalium, Mangan, Eisen und hat eine umfassende gesundheitsfördernde Wirkung.[39]

Heute nehme ich ein Vollbad mit Salz aus dem Toten Meer und genieße seine wohltuende Wirkung.

11.

Sinnesbewusst leben – fit sein

Bewusste Sinnlichkeit bedeutet, präsent zu sein, um den Pulsschlag des Lebens in sich und um sich herum wahrzunehmen. Dafür benötigen Sie keine Suchtmittel, sondern allein die erwachende Natur – so wie sie ist – ist geeignet, Ihre Sinnlichkeit anzuregen.

Tipp: Wenn Sie an einem See oder am Meer sind und das Wasser ans Ufer schlägt, fühlen Sie in sich die Lebendigkeit des Wassers. Wenn ein Vogel singt, lauschen Sie bewusst seinem Gesang. Wenn Sie die Schönheit einer Blume erblicken, lassen Sie diese Schönheit auf sich wirken. Wenn Sie einen Sonnenaufgang wahrnehmen, lassen Sie die wunderbaren Strahlen der Sonne, ihr orangerotes Licht in Ihre Zellen hineinleuchten. Fühlen Sie die Erhabenheit eines nächtlichen Sternenhimmels in sich. Versperren Sie sich dem Schönen nicht. Doch auch wenn es heute regnen sollte, können Sie sinnlich leben: Wenn Sie zu Hause einer Musik lauschen, dann lauschen Sie jedem Ton einzeln, ohne in Gedanken dem Klang vorauszueilen oder hinterherzuhinken. Lauschen Sie, ohne zu denken, seien Sie das Lauschen und es wird Sie entzücken und vitalisieren! Erleben Sie, wie Ihre Sinneseindrücke im Inneren Ihrer Seele widerhallen.

Bewusste Sinnlichkeit ist nicht die Gier nach mehr, sondern die Fähigkeit, das Höchste, Gott/Göttin, durch sich riechen, schmecken, hören, sehen zu lassen. Es geht darum, den eigenen Sinnengenuss Höherem zu weihen. Es ist die Bewusstheit im Sinnenerleben, die uns reich macht.

Völlerei ist dagegen keine Sinnlichkeit, weil sie immer nur das „Mehr" sucht, sie sucht sich an der Quantität zu berauschen, vergleichbar dem Schwein am Futtertrog. Die Kunst des Menschen liegt jedoch in der bewussten Sinnesverfeinerung. Ein kleiner Sinnesreiz kann Ihnen so gestatten, die Tiefe der eigenen Kraft in sich zu erleben. Sie können einen Sinnesreiz als Vehikel zu dem Erhabenen in sich nutzen.

Sinnesbewusst zu leben bedeutet, ganz im Hier und Jetzt zu leben, denn die Sinneseindrücke geschehen immer jetzt. Indem Sie bewusst mit allen Sinnen im Hier und Jetzt präsent sind, werden Sie erleben, dass sich Ihr Körper mit Energie auflädt. Indem Sie mit allen Sinnen präsent sind, sind Sie fit im Hier und Jetzt.

Heute öffne ich einmal ganz bewusst meine Sinne für eine bewusste Wahrnehmung im Jetzt, für das Hören, Sehen, Tasten und/oder Schmecken – ich nehme meine Sinne wahr – bewusst im Jetzt.

12.

Ziehen Sie Lustgewinn aus Ihrer Nahrung

Untersuchungen des englischen Wissenschaftlers Prof. Dr. Wartburton mit mehreren Tausend Menschen wiesen nach, dass Menschen, die aus ihrer Nahrung Lustgewinn ziehen, gesünder leben als jene, die sich zwar biologisch-dynamisch und vitaminreich ernähren, aber ihren Geschmacksgenuss vernachlässigen.

Wer meint, sich mit gesundem Essen „bestrafen" zu müssen, belastet seine Psyche und fördert dadurch Schuldbewusstsein und Depressionen. Die Sinnenfülle gehört also offenbar zu einem gesunden Leben dazu. Wenn wir Essen auch dafür verwenden, um durch angenehme Geschmacksreize die Psyche zu streicheln, gleichzeitig aber auf eine gesunde Nahrung achten, ernähren wir uns optimal.

Heute gönne ich mir einmal ganz bewusst etwas zu essen, was meine Geschmacksknospen streichelt und meinem Lust- und Lebensgefühl wohltut.

13.

Honig in Maßen – gesunde Süße

Gerade beim Honig sollten Sie auf Qualität achten. Greifen Sie nicht zu Billighonig, bei dem die Bienen mit Zuckerwasser gefüttert wurden, sondern achten Sie darauf, dass er ohne Wärmebehandlung kaltgeschleudert entstanden ist. Die Wirkstoffe des Honigs unterstützen eine Vielzahl von Lebensfunktionen. Er enthält Vitamin B1, B2, B4, B5, B6, H (identisch mit Biotin) PP (Nicotin[säure]amid, auch Vitamin B3 genannt), Calcium, Magnesium, Eisen, Kupfer, Phosphor, Mangan, Silicium und wertvolle Enzyme, er hilft bei Nervosität, ist herz- und abwehrstärkend und fördert den Schlaf. Besonders wertvoll sind die Wirkstoffe Acetylcholin (einer der wichtigsten Neurotransmitter, herzunterstützend) und Inhibin (Hormon, das in den Hoden und in den Eierstöcken gebildet wird, hemmt das Wachstum schädlicher Bakterien). Im Gegensatz zu Industriezucker entzieht Honig dem Körper keine lebenswichtige Mineralien, sondern spendet sie und darüber hinaus wertvolle Enzyme. Er steigert schon in kleinen Mengen die Produktion von Antikörpern und stimuliert das Hormonsystem. Am besten lassen Sie Honig direkt auf der Zunge zergehen, sodass er direkt über die Mundschleimhaut von Ihrem Blutkreislauf aufgenommen werden kann.

Da Honig allerdings auch Zucker darstellt und ein Zuviel den Organismus beeinträchtigt, sollten Sie sich beim Konsum disziplinieren und ihn nicht massenweise, sondern nur, wenn Sie ihn brauchen, in der Dosis von einem halben Teelöffel zu sich nehmen, den Sie im Mund zergehen lassen – das reicht völlig aus. Da Honig Karies fördern kann, sollten Sie nach dem Genuss von Honig die Zähne putzen.

Wenn ich im Laufe des Tages Energie brauche, lasse ich mir einen halben Teelöffel Honig bester Qualität im Mund zergehen und spüre seine aufbauende Kraft.

14.

Musik hören für die Fitness

Inspiriert durch eine Initiative von Jehudi Menuhin entwickelte sich eine Serie klassischer Musik-CDs, die speziell die Gesundheit fördern sollen. Sie sind im Handel unter dem Titel „Therapeutica – Musik und Gesundheit" erhältlich. Lieferbar sind unter anderem:

- Vol. 1: Herz und Kreislauf, zum Beispiel mit Musik von Smetana
- Vol. 2: Haut, Schleimhaut, Gewebe, zum Beispiel mit Musik von Brahms
- Vol. 3: Magen, Leber, Blase, Darm, Bauchspeicheldrüse, Verdauungssystem zum Beispiel mit Musik von Tschaikowsky
- Vol. 4: Muskel, Sehnen, Gelenke, Wirbel, Knochen, Bewegungsapparat, zum Beispiel mit Werken von Debussy
- Vol. 5: Nerven und psychologisches Gleichgewicht, zum Beispiel mit Musik von Mendelssohn
- Vol. 6: Lunge, Nase, Hals, Stirnhöhle, Augen, Atemwege, zum Beispiel mit Musik von Grieg
- Vol. 7: Nieren, Blase, Prostata, zum Beispiel mit Musik von Händel
- Vol. 8: Abwehrsystem, Immunologie, zum Beispiel mit Musik von Wagner

Um die therapeutische Wirkung von orchestraler Musik allgemein zu nutzen, wählen Sie einfach eine Musik, die Sie gerade besonders berührt. Sollten Sie jedoch für einen speziellen Bereich Unterstützung brauchen, hören Sie am besten genau die klassische Musik, die Sie derzeit für Ihren Körper benötigen. Achten Sie beim Hören auf jeden Ton einzeln, eilen Sie also nicht in Gedanken dem eigentlichen Ton voraus oder hinken ihm hinterher. Gehen Sie ganz im Hören auf, seien Sie bei jedem Ton bewusst im Hier und Jetzt.

Heute höre ich einmal ganz bewusst ein Stück klassischer Musik zur Förderung meiner Vitalität und Gesundheit, beispielsweise den „Walkürenritt" von Wagner.

15.

Ein kleines Stückchen Bitterschokolade
tut Ihren Nerven gut

Der amerikanische Forscher Dr. Michael Liebowitz entdeckte, dass Schokolade eine wertvolle Aminosäure namens Phenyläthylamin enthält, die in der Lage ist, Nervenimpulse weiterzugeben, und die über das limbische System für gute Stimmung sorgt, aufmunternd wirkt. Um das zu erreichen, muss man allerdings keine großen Mengen an Schokolade essen. Bereits 10 Gramm, also 1/10 Tafel reicht völlig aus.

Nicht alles, wo Schokolade draufsteht, besteht auch hauptsächlich aus Schokolade. Bei der Inhaltsbezeichnung deutscher Waren muss immer der Bestandteil, der prozentual am meisten enthalten ist, an erster Stelle stehen. Wenn Sie also auf dem Etikett einer Tafel „Schokolade" an erster Stelle Zucker, an zweiter Stelle vielleicht sogar dann noch Milch genannt sehen, wissen Sie, dass der Schokoladenanteil eher zu kurz kommt. Hochwertige Schokoladen haben ihren Schokoanteil in Prozenten beschrieben. Besonders empfehlenswert ist (Zart-)Bitterschokolade, aus mehreren Gründen:

- Sie enthält wesentlich weniger Zucker als „normale" Schokolade
- Die Versuchung ist geringer, die ganze Tafel auf einmal zu essen
- Sie ist kalorienärmer als Milchschokolade und befriedigt die Schokolust schneller
- Der Schokoanteil von Bitterschokolade ist wesentlich höher

Mittlerweile gibt es wunderbare Kombinationen von Zartbitterschokolade: mit Pfeffer, mit Ingwer, mit Nüssen usw.

Tipp: Kaufen Sie eine hochwertige Bitterschokolade, sie darf ruhig das Doppelte von normaler Schokolade kosten. Wann immer die Schokolust Sie überkommt, brechen Sie sich ein kleines Eckchen ab. Gewöhnen Sie sich daran, die Schokolade nur zu lutschen, nicht zu beißen. Sie werden erleben, dass nach einigen Minuten Lutschen die Gier nach dem nächsten Täfelchen verflogen ist. Sie erzeugen keinen „Zuckerrausch", der Nachschub verlangt, sondern befriedigen lediglich Ihr Bedürfnis nach Schokolade. Erst nach einiger Zeit lutschen Sie das nächste Eckchen. So verschaffen Sie sich selbst Glücksgenuss, ohne in Sucht oder Abhängigkeit zu fallen. Ihr Gehirn bleibt fit, Ihr Körper leistungsfähig. Das rechte Maß macht den Genießer aus.

Heute lutsche ich das eine oder andere Täfelchen Zartbitterschokolade und genieße seine positive Wirkung auf Gehirn und Nerven bewusst.

16.

Mit Moorbädern zu Hause gegen Rheuma und Gelenkbeschwerden

Moor verfügt über die Gabe, Übersalzungen, Schlacken und Stoffwechselgifte aus dem Körper herauszuziehen. Zugleich versorgt es den Körper über die Haut mit Mineralien, Vitaminen, ätherischen Ölen, Spurenelementen und Farbschwingungen des Lichts (die das Moor über die Jahrtausende aufgenommen hat), es wirkt verjüngend auf den Organismus, fördert die Zellregeneration, hilft gegen Arterienverkalkung (auch wenn sie bereits besteht), Rheuma und vielem anderen mehr.

Inzwischen gibt es Moorbäder zu kaufen, die auch für die heimische Badewanne geeignet und über das Internet zu beziehen sind. Beispielsweise das Neydhartinger Heilmoor ist seit Jahrtausenden für seine Heilkraft bekannt. Es gilt als besonders wertvoll und reich an wasserlöslichen Moorwirkstoffen, über 300 verschiedene Heilpflanzen, die von der Haut aufgenommen werden. Sie besitzen entzündungshemmende, schmerzstillende, hormon- und muskelaktivierende Eigenschaften. Besonders Rheumapatienten erfahren durch Moorbäder Schmerzlinderung. In der Gynäkologie wird die Moortherapie seit etwa 190 Jahren erfolgreich angewandt. Das Moorbad fördert die Durchblutung der Haut und der darunterliegenden Gewebe. Als Ergebnis werden überschüssiges Wasser und Toxine ausgeschieden. Dieser entwässernde und entgiftende Effekt ist auch für Cellulitisbereiche von besonderer Bedeutung. Die hautstraffende, regenerierende, entschlackende Wirkung sorgt für Ihr Wohlbefinden.[40]

Moorbäder lassen sich auch gut mit Heilerde mischen und kombiniert anwenden. Gegebenenfalls empfiehlt sich ein Siebchen auf dem Aufguss, damit die Badewannenableitung nicht verstopft wird.

Sollten Sie große Probleme mit Rheuma, Arthritis oder den Gelenken haben, empfiehlt sich eine Moorkur an einem Heilkurort, die Ihnen möglicherweise Ihr Arzt verschreiben wird.

Heute kaufe ich mir ein Moorbad und genieße seine wohltuende Wirkung auf Knochen und Gelenke.

17.

Körperliche Streicheleinheiten fördern Ihre Lebensfreude

Streicheleinheiten, körperlich oder geistig, sind enorm wichtig für Ihr Wohlbefinden. Körperliches Streicheln wirkt anregend auf die Hautzellen und die Endorphinproduktion, fördert Sinnlichkeit und Lebenslust. Inzwischen ist erwiesen, dass Streicheln in vielen Fällen die Genesung und Vitalisierung des Menschen fördert. Kinder, die täglich 15 Minuten gestreichelt werden, sind gesünder und schlafen besser. Weitere Vorteile des Streichelns:

- Streicheln verhindert die Entfaltung gesundheitsbelastender Stresshormone (Glukokortikoide), die für zahlreiche Stresserkrankungen verantwortlich sind
- Streicheln zögert den Alterungsprozess hinaus
- Streicheln lädt den Körper des Gestreichelten mit Vitalenergien auf
- Streicheln fördert die Immunabwehr

Das gegenseitige Streicheln können Sie unterstützen durch Massageöl, Pfauenfedern und vieles mehr.

Heute streichle ich meinen Partner, lasse mich von ihm streicheln oder buche eine Massage. Ich genieße die wohltuende Wirkung.

18.

Rosenduft gegen Frigidität und Lebensunlust

Langzeitstudien französischer Wissenschaftler haben ergeben, dass der Duft von Rosen den Hormonhaushalt der Frau positiv beeinflusst – besonders in den Wechseljahren. Rosenduft fördert die Libido der Frau, bewirkt innerseelische Öffnungen, die den Ausstoß von Glückshormonen anregen. Es ist daher kein Zufall, dass Kavaliere seit alters her Frauen Rosen schenken. Doch auch auf Männer wirkt Rosenduft positiv. Er

- öffnet und kräftigt das Herz
- lockt schüchterne Menschen aus der Reserve
- stimuliert die Genitalien und schafft ein sinnliches Klima
- reinigt und stärkt das Blut
- bewahrt die inneren Organe vor Geschwüren und Tumoren

Aus diesem Grund sollten Sie beim Kauf einer Rose auch auf den Duft achten.

Tipp: Kaufen Sie eine Rose und riechen Sie daran lange und intensiv. Spüren Sie, wie der Rosenduft über die Nase direkt ins Gehirn und von da aus in alle Körperregionen geht und Sie angenehm anregt. Erfüllen Sie sich ganz mit dem Rosenduft. Nehmen Sie die unterschiedlichen Nuancen wahr und erleben Sie, wie der Duft zu Ihnen kommt, sich in Ihnen entfaltet und wieder abschwillt So eine „Rosenduftmeditation" kann bis zu 5 Minuten dauern.

Heute genieße ich bewusst den Duft einer Rose und die lebensbejahende Wirkung, die von ihm ausgeht – wenn mir danach ist, schenke ich diese Rose einem Menschen, den ich sehr mag.

19.

Küssen für die Fitness

Der „Hormonpapst" Prof. Dr. Dr. Johannes Huber ist Leiter der klinischen Abteilung für gynäkologische Endokrinologie am AKH Wien (Allgemeines Krankenhaus Wien). Nun propagiert er Küssen als die Medizin gegen die gesundheitlichen Risiken unseres Alltags – mit Recht. Seine Forschungen zeigen:[41]

- Küssen wirkt anregend auf die Neurotransmitter im Gehirn und fungiert dabei als Stressprophylaxe. Besonders reduziert Küssen die Entstehung des Stresshormons Glukokortikoid.
- Küssen hilft gegen Bluthochdruck, Muskelatrophie, vorzeitige Zellalterung, fördert den Kreislauf und das Immunsystem und normalisiert den Cholesterinspiegel.
- Untersuchungen zeigen, dass Patienten, die geküsst werden, schneller genesen.[42]
- Küssen regt die Speichelbildung an; dadurch können wertvolle Mineralien vom Zahnschmelz aufgenommen und zur Zahnhärtung verwendet werden, zum Beispiel Calcium.
- Küssen wirkt erwiesenermaßen schmerzlindernd, auch auf die Zeit nach dem Kuss.
- Küssen verbessert die Sauerstoffzufuhr und stärkt Lungen und Atemwege wie beim Joggen, da wir beim Küssen dreimal so viel atmen wie wenn wir allein dasitzen.
- Küssen vor dem Autofahren wirkt laut Verkehrsexpertin Angelika Brückner vorbeugend gegen Verkehrsstress.
- Küssen hilft gegen Schluckauf (!).
- Küssen aktiviert zig Gesichtsmuskeln gleichzeitig, dies wirkt sich verschönernd auf das Gesicht aus und hilft gegen Gesichtsverspannungen.
- Von Lippen und Zunge, besonders von der Zungenspitze, gibt es direkte Nervenverbindungen zu den Genitalien. Ergebnis:

Küssen regt die Produktion der Sexualhormone an, besonders
wenn dabei die Zungenspitzen beider Partner miteinander in
Verbindung bleiben.

- Küssen bewirkt eine „kreuzweise Immunitätstherapie": Durch
die andersartigen Bakterien im Speichel des anderen wird der
eigene Magen zur Produktion von Antikörpern angeregt, das
Immunsystem „lernt". So ist Küssen vielleicht die natürlichste
Schluckimpfung der Welt.[43]

*Heute küsse ich meinen Partner ganz bewusst und trage damit zu
unser beider Wohlbefinden bei. Als Single überlege ich, auf (Kuss-)
Partnersuche zu gehen.*

20.

Hingabe und Herzöffnung für den Partner

Wir in unserer Welt sind so sehr „Macher" geworden, dass wir sogar die natürlichen Dinge des Lebens „machen" wollen, statt sie geschehen zu lassen. Die angemessene Einstellung zur körperlichen Nähe mit Ihrem Partner ist es, mit ihm liebevoll zusammen zu sein, ohne etwas erzwingen zu wollen. Vermeiden Sie es, etwas zu „tun". Einander zu lieben ist wie ein „Körpergebet zu zweit", eigentlich Meditation. Dies bedeutet gerade zu Beginn des Sichaufeinander-Einlassens innehalten, miteinander *sein*. Darum sind Menschen, die tief beten oder meditieren, bessere Liebhaber: Weil ihnen die innere Intensität, die innere Hingabe zu eigen ist. Die Intensität beim Liebesakt ist eine „innere Intensität", sie hat nichts mit äußeren Handlungen zu tun.

Viele Menschen sind versessen auf sexuelle Techniken und Praktiken, weil ihnen die innere Intensität fehlt, weil sie die Fähigkeit, die Intensität des sexuellen Erlebens durch ihre Aufmerksamkeit und Bewusstheit selbst zu bestimmen, „ausgelagert" haben. Wenn Sie also lieben, nehmen Sie sich Zeit füreinander.

Schauen Sie einander an. Sehen Sie den Gott oder die Göttin im anderen. Öffnen Sie Ihr Herz für das „So-sein" des anderen, vielleicht gelingt es Ihnen sogar Mitgefühl mit dem Sein des anderen zu spüren, mit ihm zu fühlen, wie es das Wort so schön ausdrückt. Treiben Sie die bevorstehende Kommunion zweier Körper weder voran noch unterdrücken Sie sie. Lassen Sie sie vielmehr von selbst geschehen. Lassen Sie jeden Gedanken an einen möglichen Orgasmus, an Erektion usw. los. Denn diese Gedanken verhindern das Sicheinlassen auf das, was ist, auf die Schönheit der Begegnung, die entsteht, wenn das Ego beiseite tritt und der inneren Natur dieser Begegnung Raum gibt.

Bevor Sie sich vereinigen, entspannen Sie sich miteinander, lassen Sie den Verstand mit seinen Gedanken und Bewertungen einfach los und „es" geschehen. Erleben Sie Ihr Miteinandersein im gedankenfreien Zustand. Agieren Sie aus dem in der Begegnung sich öffnenden „inneren Raum" heraus, in dem „du" und „ich" „eins" sind.

Erlauben Sie der Natur, durch Sie beide zu handeln, wie immer sie handeln will. Falls die Körper sich zu bewegen beginnen, ist es gut, falls nichts geschieht, ist es auch gut. Die Begegnung zweier Liebender ist keine Reise irgendwohin, sondern ein Feiern, ein Erlauben dessen, „was ist", ein bewusstes Spüren dessen, was im Jetzt stattfindet. Indem Sie Ihre Gedanken und Vorstellungen loslassen (z. B. als Paar nicht unbedingt auf einen Orgasmus zusteuern), entsteht automatisch eine Intensität des Erlebens, eine gemeinsame Präsenz und sie ist sehr nährend. Sie lädt die Körper mit Vitalenergie auf und macht fit für die Herausforderungen des Tages.

Heute lasse ich mich ganz bewusst auf meinen Partner ein.

21.

Nahrungsergänzungen für die Libido (1)

Gemäß der Aussage des Herzchirurgen Prof. Dr. Christiaan Barnard ist regelmäßiger Sex einer der besten Unterstützer für ein gesundes und langes Leben und in dem Zusammenhang ist es durchaus opportun, Aphrodisiaka zu verwenden. Da der Körper mit zunehmendem Alter bestimmte Vitalstoffe nicht mehr produzieren kann, hilft es, wenn wir dafür spezielle Nahrungsergänzungen zu uns nehmen. Natürliche Hilfen für den Mann (M) oder die Frau (F) sind Nahrungsmittel bzw. -ergänzungen mit folgenden Inhaltsstoffen: Eisen (F), Ginseng (M), Calcium (F), OPC (gehören zu den Polyphenolen und haben eine ausgesprochen starke antioxidative Wirkung; M, F), Zink (M), L-Arginin (M, F), Ginkgo (M, F). Als wirksam gelten auch folgende Zusatzmittel:

- **Avena sativa (M):** Studien am Institut für fortgeschrittene Studien Dr. Reinhard Hittich zeigen, „dass Avena Sativa (gemeiner Hafer) hilft, die sexuelle Leistungsfähigkeit durch Maximierung des Testosteronspiegels zu verbessern, die Erholungsphasen zwischen den Liebesakten zu verringern, die Intensität der sexuellen Aktivität zu erhöhen, das sexuelle Verlangen zu steigern und den biologischen Aspekt des Orgasmus zu verstärken".
- **Brennnesselextrakt (M/F):** Brennnessel („Netta Root") vermindert die Eiweißbindung von Testosteron. Je weniger Testosteron gebunden ist, desto mehr steht zur Verfügung – und umso spürbarer werden seine positiven Effekte in der Vitalität und in der Liebe.
- **Cnidium (M):** Cnidium wurde in den letzten Jahren bekannt als das ‚pflanzliche Viagra‘, es bewirkt verbesserte Erektionen.
- **Coryceps (M, F):** Dieser Pilz unterstützt die Niere und beugt einem Mangel an Willenskraft und Motivation vor, beugt

Angst, Sorge und einem Gefühl der Leere vor, die oft aus einer Nierenschwäche resultieren. Studien belegen seine stimulierende Wirkung auf die Abgabe von Hormonen der Nebennierenrinde und seine stresshemmende Wirkung. Nach lang andauernden Erkrankungen und starken Belastungen hilft er bei der Regeneration des Körpers, stimuliert das Immunsystem, steigert die Ausdauer und sportliche Leistungsfähigkeit, fördert die Erholungsfähigkeit des Muskelgewebes und wirkt antidepressiv. Er ist ein wahrer Energielieferant für Körper und Geist, hat eine anregende Wirkung auf die Geschlechtsorgane, die Produktion von Geschlechtshormonen und auf das an der Fortpflanzung und am Geschlechtstrieb beteiligte neurologische System. Dadurch wirkt der Pilz sexuell stimulierend, vergleichbar mit einem natürlichen Aphrodisiakum.

- **Damiana (F):** Dieser gelb blühende Strauch ist in Mexiko seit langem als Aphrodisiakum für Frauen bekannt und wirkt auf das gesamte Hormonsystem stimulierend und auf das Gemüt stimmungsaufhellend.

Heute trinke ich Brennnesseltee und fördere damit mein frei verfügbares Testosteron.

22.

Nahrungsergänzungen für die Libido (2)

Folgende weiteren wertvollen Nahrungsergänzungen haben sich für ein erfülltes Liebesleben sowohl für Männer (M) als auch für Frauen (F) als hilfreich erwiesen:

- **Engelswurz (F):** Dieses Kraut, in China auch „Dong quai" genannt, wird dort seit Jahrhunderten bei vielen Frauenleiden benutzt. Es stimuliert das weibliche Genitalsystem.
- **Maca (M,F):** Maca ist eine qualitativ hochwertige Wurzel, die schonend und kalt getrocknet, gerieben und nicht erhitzt werden sollte. Macapulver ist außerordentlich nahrhaft, besonders reich an essenziellen Mineralien und von den Inkas her bekannt für seine fruchtbarkeitsfördernden Eigenschaften. Die traditionelle peruanische Kräutermedizin verwendet Maca als Immunstimulans und gegen Wechseljahrsbeschwerden. Ihre tonisierende Wirkung baut sich über längere Zeiträume auf. Es geht bei der Macawurzel also nicht um sofortige Wunder, sondern um einen kontinuierlichen Aufbau der Vitalität und Libido über Wochen.
- **Potenzholz:** ist ein strauchartiger potenzfördernder Baum aus Amazonien, dort bekannt unter dem Namen „Muira puama".
- **Sägepalmenextrakt (M):** Sägepalmenextrakt hemmt die Umwandlung von Testosteron und beugt daher Problemen des Mannes mit der Prostata vor.
- **Tribulus (M, F):** ist ein ayurvedisches Mittel. Die Produktion von Testosteron im Hoden wird durch das Hormon LH angeregt. Dieses LH wird von der Hirnanhangdrüse (Hypophyse) produziert. Bestimmte Zellen der Hoden reagieren auf dieses LH mit gesteigerter Testosteronbildung. Leider reagieren jedoch diese Zellen der Hoden mit zunehmendem Alter immer träger auf die LH-Stimulation und bilden immer weniger Tes-

tosteron. Tribulus, besonders wenn es reich an Protodioscin ist, macht die Hodenzellen wieder empfindlicher für die LH-Stimulation, was sich förderlich auf die Libido auswirkt. In Indien wird Tribulus auch „Ikshugandha" genannt und seit Jahrtausenden zur Behandlung sexueller Probleme bei Männern und Frauen verwendet.

- **Ziegenkraut (M):** ist auch unter dem Namen „Epimedioum" bekannt und fördert die Lust des Mannes; in den USA auch kennt man es auch als „horny goat weed".

Heute beschäftige ich mich mit Nahrungsergänzungen zur Förderung meiner Libido, da ich weiß, dass ein gesundes Liebesleben auch meine Vitalität und Gesundheit fördert.

23.

Yohimbe /Yohimbin – „pflanzliches Viagra" und Schlankmacher für Mann und Frau

Yohimbe ist eine aus Westafrika stammende Baumrinde, das zündende Mittel hinter alten sexuell-ekstatischen Stammesritualen, die bis zu 14 Tage lang dauern. Es fördert die Durchblutung der Leistengegend. Der in der Rinde enthaltene Wirkstoff Yohimbin ist „psychoaktiv" und wirkt bei erhöhter und längerfristiger Einnahme nachweislich aphrodisierend auf die Frau, fördert beim Mann zudem noch die Potenz. Yohimbin gehört zu den wenigen Aphrodisiaka mit einer wissenschaftlich bestätigten Wirkung auf die Erektion. Es ist als Medikament zur Behandlung von Erektionsstörungen offiziell zugelassen. Erfahrungsgemäß wirkt ein Yohimbintee, gekocht aus der Baumrinde, wesentlich stärker als reines Yohimbin. Yohimbin hilft bei seelisch begründeter Frigidität, wie auch bei seelischen oder leicht organischen Erektionsproblemen. In Tierversuchen konnte nachgewiesen werden, dass es das sexuelle Verhalten anregt, es liegt also hier kein Placeboeffekt vor. Man vermutet heute, dass Yohimbin bestimmte Alpha2-Rezeptoren blockiert, was dazu führt, dass mehr Noradrenalin aus den Speichern entlassen wird. Das freigesetzte Noradrenalin erweitert unter anderem die Arterien im Genitalbereich und verbessert die Durchblutung. Zudem verengt es die Venen im Penis und verhindert so den vorzeitigen Blutabfluss aus den Schwellkörpern. Im Gehirn fördert Noradrenalin die Wachheit und Reaktionsfähigkeit. Man vermutet zudem, dass Yohimbin die Menge des Glückshormons Serotonin und des antriebstärkenden Dopamins erhöht, die beide für die sexuelle Bereitschaft wichtig sind. Folge: Anregung des „Sex-Zentrums" im Gehirn. Boericke, Verfasser der bekannten homöopathischen Arzneimittellehre, schrieb: „Yohimbe regt die Sexualhormone an, wirkt auf Zentralnervensystem und Atemzentrum.

Ein Aphrodisiakum in physiologischen Dosen, aber kontraindiziert bei allen akuten und chronischen Entzündungen der Bauchorgane."

Yohimbin eignet sich durch seine stoffwechselanregende und durchblutungsfördernde Wirkung auf das vergleichsweise schlecht durchblutete Fettgewebe und die dadurch ausgelöste Thermogenese auch für den Fettabbau. Gerade Frauen profitieren von Yohimbin, da bei ihnen besonders viele Alpha2-Rezeptoren in den sogenannten Problemzonen zu finden sind. Vor der Einnahme sollten Sie Ihren Arzt oder Apotheker befragen, da eine zu hohe Dosierung negative Folgen, unter anderem Dauererektion, nach sich ziehen kann.[44]

Heute tue ich etwas für meine Vitalisierung, indem ich mir einen Yohimbintee zubereite oder ersatzweise einen mineralstoffreichen Tee aus der Rinde des Lapachobaumes.

24.

Bienenpollen fördern Ihre Vitalität

Bienenprodukte leisten einen hervorragenden Beitrag zu Ihrer Gesundheit, wenn Sie sie richtig nutzen. Neben dem bereits erwähnten und ausführlich erläuterten Honig gilt dies besonders für Bienenpollen. Sie enthalten 14 verschiedene essenzielle Aminosäuren, Provitamin A, Vitamin D, B12, Vitamin K, Vitamin E und Vitamin C, drei wichtige ungesättigte Fettsäuren (Linol-, Linolen- und Arachidonsäure), Eisen, Kalium, Chlor, Calcium, Magnesium, Phosphor, Silizium, Mangan, Kupfer und Schwefel, Enzyme, natürliche Antibiotika und Wachstumsstoffe.

In den Wechseljahren des Mannes zwischen 50 und 60 wird die Produktion von Testosteron, Androstendion und DHEA gedrosselt. „Nimmt der Mann jedoch in dieser Zeit Bienenpollen zu sich, reduzieren sich die Wechseljahrbeschwerden, man bleibt länger jung, potent und vital."[45]

Blütenpollen sind getrocknet und müssen, damit der menschliche Körper sie verwerten kann, eingespeichelt werden, sodass sie über die Mundschleimhäute aufgenommen werden können. Am besten lassen Sie sie mit einem Teelöffel hochwertigem Honig im Mund zergehen und spülen dann mit Wasser nach bzw. putzen die Zähne (wegen Karies).

Für Männer: Eine besondere Wirkstoffkombination ist inzwischen unter dem Namen Melpromen bekannt geworden. Der ungarische Arzt Dr. Bajor Gabor kam in einer Studie zu dem Ergebnis, dass eine sinnvolle Wirkstoffkombination aus den oben genannten Produkten die Vitalität und Potenz des Mannes fördert und für den Mann in der modernen Zeit eine ideale Vitaltherapie darstellt.[46] Die potenzfördernde Wirkung von Bienenproduktkombinationen ist auch durch verschiedene andere Studien belegt, unter anderem

222

auch von Prof. Dr. Corletto, Italien, und Dr. Salomon, Hamburg. Auch Gelée Royal, Perga und Propolis sind gesund (siehe morgiger Tag).

Ein alter Glücksspruch in diesem Zusammenhang lautet: „Trinke Wein: Die Sonne glüht, trinke Wein: Der Bambus blüht. Trink! Voll Glühen bin auch ich: Honig und Nektar. Komm trinke mich."

Heute nehme ich Blütenpollen zu mir, ersatzweise einen Teelöffel hochwertigen Honig.

25.

Weitere Bienenprodukte, die Ihre Gesundheit fördern

Drei weitere wertvolle Bienenprodukte verdienen es, erwähnt und gegebenenfalls zur Förderung Ihrer Vitalität und Libido eingesetzt zu werden:

- **Gelée Royal (Weiselsaft):** ist das Bienenprodukt, mit dem die Bienenkönigin gefüttert wird. Es fördert Ihr Immunsystem und verfügt über eine hormonähnliche Verbindung, die potenzstärkend wirken soll.
- **Perga (Bienenbrot):** sind von Bienen gesammelte und fermentierte Blütenpollen. Durch den Fermentierungsprozess wird die harte Pollenschale enzymatisch aufgeschlossen, sodass die wertvollen Nähr- und Wirkstoffe der Pollen besser zugänglich **sind** und für den Organismus wesentlich schneller bioverfügbar **sind**, also schneller resorbiert werden und am Wirkort zur Verfügung stehen. Perga zeichnet sich darüber hinaus durch einen besonders hohen Gehalt an essenziellen Aminosäuren aus. Perga gilt als noch wertvoller als nicht fermentierte Blütenpollen.
- **Propolis (Bienenkittharz):** ist der Wunderstoff, der Bienenstöcke und Menschen vor schädlichen Keimen schützt. Er enthält Vitamin E, H, P, B, Calcium, Eisen, Silicium, Mangan, Zink, Kupfer, heilende Säuren und Substanzen und wirkt antibiotisch.

Heute fördere ich meine Vitalität und Libido durch ein Bienenprodukt – Blütenpollen, Gelée Royal, Perga oder Propolis – oder zumindest durch einen halben Teelöffel Honig bester Qualität.

26.

Kann Yamswurzel den Alterungsprozess rückgängig machen?

Die Yamswurzel setzte im Jahr 1943 die Welt in Erstaunen, als es dem Wissenschaftler Russel Marker gelang, aus ihr das weibliche Hormon Progesteron herzustellen. Galt die Yamswurzel früher, in sehr hohen Dosen eingenommen, als eine Möglichkeit der Schwangerschaftsverhütung, so avancierte sie schon bald in Insiderkreisen zum Jungbrunnen und vor allem zum Aphrodisiakum. In Südafrika, Indien und Mexiko wurde die Yamswurzel schon früher von den Naturvölkern **verehrt**. Sie enthält wertvolle Saponine, Phytosterine, Alkaloide und Tannine. Darüber hinaus wirkt sie entzündungshemmend, entwässernd, gallenflussfördernd, krampflösend, gegen Durchblutungsstörungen, Gallenkoliken, Gicht, Harnwegsinfektionen, Periodenbeschwerden, Rheuma, Wechseljahrbeschwerden und kann Fehlgeburten verhüten.

Das besondere Geschenk der Yamswurzel liegt darin, dass sie die körpereigene Produktion von DHEA in der Nebenniere fördert. Dies bremst den Alterungsprozess, hält jung, fördert die Libido, wirkt gegen Herz-Kreislauf-Erkrankungen, Diabetes, Osteoporose, Übergewicht, Gedächtnisprobleme und senkt den Cholesterinspiegel. Vor künstlichem DHEA wird von Skeptikern eher gewarnt, da wir noch nicht wissen, wie der Körper auf dieses künstliche Hormon langfristig reagieren wird. Die Yamswurzel hingegen ist seit alters her bewährt.

Sie eignet sich als wertvolle Nahrungsergänzung für Mann und Frau. Einnehmen können Sie sie als Wurzel, Pulver, Kapseln oder fertigen Tee. Sie können auch frischen Tee aus der Wurzel herstellen, indem Sie sie mit kochendem Wasser überbrühen, 5 Minuten lang ziehen lassen und abseihen.

Heute nehme ich Yamswurzel oder Yamswurzeltee zu mir oder einen anderen Jungbrunnen, denn es ist mein Recht, jung und vital zu sein.

27.

Prostataproblemen vorbeugen durch ein neues Verständnis von Vitalität und Liebe

Die Prostata war über die Jahrhunderte in ihrer Wirkungsweise unbekannt und von der Medizin vernachlässigt. Noch im 16. Jahrhundert hatte Leonardo da Vinci vergeblich ihre Aufgabe zu ergründen versucht. Erst im 18. Jahrhundert entdeckte der italienische Arzt Giovanni Battista Morgagni die Funktionsweise dieses Organs: Die Aufgabe der Prostata ist es, Spermienflüssigkeit zu sammeln und im Falle der Befruchtung als „Einspritzdüse" für das Ejakulat zu wirken.

Die Prostata ist aber auch ein Lustorgan und wird im Volksmund deshalb auch „männlicher G-Punkt" genannt. Sie ist wesentlich an den orgiastischen Empfindungen des Mannes beim Liebesakt beteiligt. Und doch beschäftigt sich der Mann meistens erst mit ihr, wenn sie sich unangenehm bemerkbar macht: Im Zuge des Älterwerdens beginnt die Prostata sich auf eine ungute Weise zu vergrößern. Von ihrer ursprünglichen Kastaniengröße wächst sie oft bis zur Größe eines Pfirsichs an. Dadurch drückt sie auf die Harnröhre, was zu Schmerzen, Harnwegsinfektion (Prostatitis) und der Unfähigkeit zu urinieren führen kann.

Man weiß heute, dass bei 80 Prozent aller 60-Jährigen eine Prostatawucherung auftritt. Eine Vorsorgeuntersuchung, spätestens ab dem 50. Lebensjahr, bietet mehrere Vorteile: Zum einen kann ein Mann, wenn er um die Vergrößerung seiner Prostata weiß, bereits gegensteuern, bevor er Schmerzen beim Wasserlassen spürt. Zum anderen ist Prostatakrebs mittlerweile der zweithäufigste Männerkrebs, er kommt statistisch bei 10 Prozent aller Männer vor! Solange keine Nachbarorgane befallen sind, sind im Falle der Früherkennung die Heilungschancen durch eine Operation sehr hoch.

Eine psychosomatische Botschaft von Prostataerkrankungen liegt in der „Wucherung" der Orgasmusfixierung des Mannes. Einlösung: Indem der Mann mit zunehmendem Alter die seelisch-geistige Liebe sucht, seine höheren Energiezentren entwickelt und „stilles Liebemachen" ohne Orgasmusdrang[47] erfährt, entdeckt er die verborgene Harmonie und entzieht der Wucherung der Prostata (Prostatahypertrophie) den geistigen Boden. In dieser Neuausrichtung in den Wechseljahren des Mannes kann die Frau den Mann unterstützend begleiten und dadurch auch für ihre eigene Erfüllung noch eine wesentliche Bereicherung erfahren.

Heute informiere mich über das „stille Liebemachen", also eine liebevolle Sinnlichkeit.

28.

Kürbiskerne und Kürbiskernöl hilft der Prostata beim Mann – und den Arterien bei Mann und Frau

Zur Vorbeugung gegen Prostataprobleme haben sich zahlreiche Mittel als hilfreich erwiesen: Moorbäder, Wobenzym ®, hoch dosiertes natürliches Vitamin C, Extrakte der Sabalfrucht, Brennnesselwurzel und Roggenpollen. Interessanterweise bietet die Pharmaindustrie unter anderem Östrogene als Gegenmittel zur Prostatahypertrophie an und bestätigt damit, dass es für den reifen Mann in den Wechseljahren darum geht, seine rezeptiven Seiten wie Sinnlichkeit, Vorspiel, Kuscheln usw. in das Liebesspiel einzubringen und statt der bisher phallisch fixierten Sexualität einzusetzen. Eine besondere Hilfe für die Prostata bietet uns der Kürbis. Hier seien gleich zwei Produkte genannt: Kürbiskerne und Kürbiskernöl.

Kürbiskerne sind in Apotheke, Drogerie oder Reformhaus erhältlich und eignen sich sogar als leckere Knabberei während der Arbeit.

Kürbiskernöl ist auch noch aus anderen Gründen interessant: Es enthält mindestens 50 Prozent Anteil an ungesättigten Fettsäuren, vor allem die wertvolle Ölsäure und Linolsäure (cholesterinsenkend, immunstärkend, entzündungshemmend), Vitamin E, Carotinoide, Polyphenole (Antioxidantien) und wirkt bei regelmäßigem Konsum auch vorbeugend gegen Arteriosklerose. Eine Besonderheit ist Kürbis aus der Steiermark, da seine Samen ohne Samenschale wachsen und sich deshalb besonders gut zur Pressung eignen. Diese Kürbissorte wird mittlerweile auch im Burgenland, in Ungarn, Slowenien und China angebaut.

Von hohem Gesundheitswert ist Kürbiskernöl allerdings nur, wenn es nicht erhitzt, wenn es lichtgeschützt und kühl gelagert wird und relativ bald verbraucht ist. Um garantiert reines, 100-prozentiges

Kürbiskernöl zu bekommen, das nicht verdünnt oder verschnitten wurde, muss man auf die Bezeichnung auf der Flasche achten.[48]

Heute nehme ich Kürbiskerne und Kürbiskernöl zu mir, zum Beispiel im Salat. Als Mann wegen meiner Prostata, als Mann oder als Frau wegen der wertvollen ungesättigten Fettsäuren.

29.

Eine erfüllte Sinnlichkeit fördert Ihre Fitness

Jedes Lebewesen zeichnet sich dadurch aus, dass es über einen (An-) Trieb verfügt. Die Pflanze sprießt, die Tiere kennen beispielsweise ihren Jagdtrieb und auch die Menschen brauchen den Antrieb. Einer der elementarsten Triebe ist der Fortpflanzungstrieb, der in unseren Genen liegt. Erfüllte Sexualität gleicht das Energiesystem aus und kann im wahrsten Sinne des Wortes tief befriedigend wirken. Unsere Triebkraft sollte deshalb bewusst und liebevoll gelebt werden, solange man hormonell aktiv ist. Dadurch werden sexuelle Fantasien gelöst, durch gelebte Erfahrung wandeln sie sich und werden zu Liebe.

Körperliche Liebe ist nicht auf den Eros beschränkt. Jede Handlung, die unsere Körperlichkeit unterstützt, wirkt sich vitalisierend und wohltuend auf uns aus. Dazu gehören auch Komplimente, kleine Aufmerksamkeiten, Streicheln, das Anerkennen, dass der andere, so wie er ist, gemeint und begrüßenswert ist inklusive seiner körperlichen Erscheinung.

Heute lebe ich meine Liebe zur Körperlichkeit, beispielsweise durch erfüllte Zärtlichkeit mit meinem Partner. Alternativ erinnere ich mich an einen Augenblick tief erfüllter Zärtlichkeit in meinem Leben.

30.

Körperlich lieben – das Leben feiern

Wir leben in der Absicht, unsere Welt um das, was wir sind, zu bereichern, um unsere Liebe in der Welt zu manifestieren. Die Liebe zwischen Mann und Frau ist Sinnbild dieser Manifestation auf der körperlichen Ebene. Hierbei bedienen wir uns natürlicherweise unserer „Liebesorgane". Indem Mann und Frau ihre Genitalien miteinander verbinden, fließt ein schöpferischer Strom, der beide Pole ausgleicht.

Die Genitalien des Mannes repräsentieren seine Beziehung zur Sexualität und zur Liebespartnerin. Sie hängen unter anderem zusammen mit Mut, Manneskraft, Manifestation, Selbstdurchsetzung. Sie sind der Sitz körperlicher Sensationen und der Lebenskraft. Die Genitalien der Frau hängen eng zusammen mit der Bereitschaft zur Hingabe – an die zwischenmenschliche Liebe und an das Leben, der Bereitschaft, Lust zu geben, sie in sich aufzunehmen und weiter zu verarbeiten.

Psychosomatisch gesehen hängen Probleme im Genitalbereich (Impotenz, Frigidität, aber auch Nymphomanie und sexuelle Perversion) zusammen mit: eventuellem früherem Missbrauch, exzessiver Fixierung auf die sexuelle Energie, einem übertriebenen der Lust und den Körpersensationen Frönen auf Kosten der wahren Gefühle, fehlender Bereitschaft, Energien auf eine andere Weise durch sich fließen zu lassen, Selbstbesessenheit, Gier, Täuschung, Unehrlichkeit gegenüber sich und/oder anderen, Mangel an Gemütsbewegung, einem Sich-unproduktiv-Fühlen, unterdrückten Emotionen, die sich im sexuellen Bereich stauen, Schuldgefühlen im Zusammenhang mit dem Eros („Sex ist Sünde"), die Idee, den Partner bestrafen zu wollen, zum Beispiel durch Entzug (statt ein-

232

ander unschuldiges Vergnügen zu bereiten), Unfähigkeit, die Freuden der Leidenschaft zu genießen.

Indem wir erkennen, dass wir so, wie wir gezeugt und geboren sind, von Natur aus gut sind, finden wir den Weg, unsere Kraft in das Leben hineinzugeben (männlich) bzw. uns für die Lebenskraft zu öffnen (weiblich), diese Kräfte sich in uns verbinden und pulsieren zu lassen. Das bedeutet, aktiv und zugleich hingebungsvoll im Leben zu agieren. Indem wir unseren Körpern erlauben, einander zu lieben, feiern und bejahen wir den Akt der Schöpfung, dem wir entstammen.

Heute feiere ich mein „Im-Körper-Sein", indem ich mich und einen geliebten Menschen für seine Körperlichkeit ehre, beispielsweise durch gegenseitige Massage, Nähe und Berührung.

31.

Gelungene Sublimation bietet Ihnen Erfüllung auch noch im Alter

Im Zuge unserer geistig-seelischen Weiter- und Höherentwicklung öffnen sich in uns die Tore zur Sublimation, mit der wir den Antrieb in kreative Energie umwandeln. Beispielsweise durch

- höheres Denken, zum Beispiel Philosophie
- kreative Tätigkeit, zum Beispiel Malen, Singen, Musizieren
- Meditation und Gebet
- Menschenliebe
- Öffnung der höheren Energiezentren
- Poesie, Schreiben von Gedichten
- Töpfern, figürliches Gestalten

Sublimation kann an die Stelle des Fortpflanzungstriebs treten oder ihn ergänzen. Da wir alle einmal älter werden, ist es empfehlenswert, neben der gesunden und vitalisierenden erfüllten Sexualität auch der Sublimation Räume zu öffnen. Dann hat man im Alter, wenn der Sexualtrieb nachlässt, noch ein weites Feld an zusätzlichen Möglichkeiten, um Befriedigung und Erfüllung zu erleben. Es wäre fatal, im Alter unter ungelebten Sexualfantasien zu leiden und zugleich die Chance der Sublimation verpasst zu haben, denn dann ist so mancher Zug abgefahren.

Heute mache ich mir meine kreativen Fähigkeiten und Potenziale bewusst und pflege sie.

JUNI –

GESUNDE ERNÄHRUNG (II)

1.

Entschlacken durch Spargel

Bereits der griechische Arzt Hippokrates erwähnte um 460 v. Chr. die gesundheitsfördernde Wirkung des Spargels. Er wirkt blutreinigend und harntreibend. Durch seinen hohen Wassergehalt (95 Prozent) besitzt er wenig Kalorien, dafür aber jede Menge wertvoller Vitamine und Mineralstoffe, besonders Folsäure, Eisen, Calcium und Saponine. Er wirkt krebshemmend und antimikrobiell, dank Kalium und Asparaginsäure stark entwässernd (damit organentlastend). Spargel hilft auch bei Entzündungen der ableitenden Harnwege, da Nieren und Blase durchgespült werden. Und er hat den großen Vorteil, dass man auch größere Mengen davon verzehren kann. Spargel

- entschlackt den Körper
- aktiviert den Stoffwechsel
- beruhigt die Nerven
- hilft beim Schlankwerden, da er relativ kalorienarm ist und gut sättigt

Im Gegensatz zum weißen Spargel gedeiht *grüner* Spargel oberirdisch im Sonnenlicht. Er schmeckt vielleicht nicht so gut wie der weiße, bietet aber zusätzliche gesundheitliche Vorteile: Er bildet mehr grünen Pflanzenfarbstoff (Chlorophyll) und damit auch mehr Magnesium, das im Chlorophyll enthalten ist, und enthält außerdem mehr Vitamin C.

Achtung: Bei entzündlichen Nierenerkrankungen ist Spargel zu meiden. Gichtpatienten sollten darauf achten, dass sie durch eine große Flüssigkeitszufuhr die sofortige Ausscheidung der Harnsäure gewährleisten.

Heute profitiere ich von der gesundheitsfördernden Wirkung des Spargels.

2.

Getreidemilch statt Kuhmilch – eine wertvolle Alternative

Der Mensch ist das einzige Lebewesen, das die Milch eines fremden Lebewesens trinkt und auch noch im Erwachsenenalter Milch zu sich nimmt. Kuhmilch bedeutet für die menschliche Verdauung prinzipiell einen „Fremdkörper", da sie sich in ihrer Zusammensetzung wesentlich von der Muttermilch unterscheidet. Ab dem dritten Lebensjahr verfügt der menschliche Körper nicht mehr über die Enzyme, die es ihm ermöglichen, Milch aufzuschließen und zu verdauen. Hierbei stellt die Eiweißsubstanz Kasein eine besondere Belastung dar, die den Körper viel Kraft kostet, da der Gehalt in der Kuhmilch um dreihundertmal höher ist als in der Muttermilch. Diese zähe, klebrige Substanz ist schwer verdaulich und setzt sich im oberen Darmbereich ab, wo sie sich zersetzt. Dies kann zu einer Schwächung des Verdauungssystems sowie der Bauchspeicheldrüse führen. Eine weitere Gefahr ist, dass das Kasein die Darmzotten verklebt, was durch die allgemeine Schleimbildung im Zuge der Milchverdauung verstärkt wird; als faserlose Nahrung verändert es die Darmflora. Der Schleim setzt sich auch in den Atemwegen ab.

Leider wird der mögliche Vorteil der Milch, die Calciumzufuhr, durch den Eiweißüberschuss ins Gegenteil verkehrt. Man weiß heute, dass ein Überangebot an Eiweiß im Körper einen extrem sauren Zustand hervorruft, der nur durch „Mineralienraub" abgebaut werden kann, sodass die Knochen durch einen Überkonsum an Milch eher entmineralisiert als gestärkt werden.

Gegen einen Schuss Milch im Tee ist sicherlich nichts einzuwenden, aber als Nahrungsmittel möchten Sie vielleicht einmal Sojamilch oder noch besser Reis- und Getreidemilch ausprobieren. Um dem Körper und den Knochen genügend Calcium zuzuführen, empfiehlt sich eher der Konsum von Gemüse, Samen, Obst und Nüssen.

Heute vermeide ich bewusst Milchkonsum und ersetze die Milch gegebenenfalls durch Molke oder durch Getreidemilch.

3.

Schafs- und Ziegenmilch enthält wertvolle Orotsäure

Vor einiger Zeit entdeckte man die sogenannte Orotsäure, auch Vitamin B13 genannt. Es handelt sich hierbei um einen wichtigen Zellaktivator und Stoffwechselbeschleuniger. Orotsäure ist unter anderem verantwortlich für

- Aufbau der Darmflora
- Eiweißverwertung
- Gedächtnisleistung
- generelle Dynamisierung und Vitalisierung des Körpers
- Zellregeneration, besonders Regeneration der Leberzellen

Orotsäure wird in der Jugend vom Körper in ausreichender Menge selbst hergestellt, im Alter allerdings produziert er zu wenig davon. Sie ist in einem gewissen Maße in Fleisch und Kuhmilchprodukten enthalten, in erhöhter Dosis in Schafs- und Ziegenmilch. Gerade für den Vegetarier über 50 ist daher der Konsum von Schafs- und Ziegenmilch bzw. Schafs- und Ziegenkäse interessant.

Heute probiere ich einmal Schafs- oder Ziegenmilch oder -käse und genieße die gesundheitliche Wirkung.

4.

Wie gesund sind Kuhmilchprodukte?

Schnittkäse ist sehr stark gesalzen, wobei die Kombination von gesättigtem Fett und raffinierten Salzen sich deshalb als ungesund erweist, weil die Fette sich in Leber, Niere, Darm und Bauchspeicheldrüse absetzen. Bei Schafs- oder Ziegenkäse kommt es auf die Zubereitung an, er ist sicherlich wesentlich zuträglicher als Kuhmilchkäse.

Im Gegensatz zum Käse ist Molke eher schlankheits- und gesundheitsfördernd: Sie ist im Grunde genommen ein Restprodukt der Käseherstellung. Das schwer verdauliche Kasein und das Fett bleiben im Käse, zurück bleibt die Molke, die zu 95 Prozent aus Wasser und zu fünf Prozent aus wertvollen Inhaltsstoffen besteht: aus B-, C- und E-Vitaminen, Kalium, Calcium, Kupfer, Magnesium, viel Orotsäure, Zink und rechtsdrehender Milchsäure. Nach Studien an den Universitäten Freiburg und Basel belastet Molke nicht den Organismus, sondern unterstützt Darmflora und Leber. Zudem wirkt sie nervenstärkend und ausgleichend auf Blutdruck, Cholesterin und Harnsäure. Doch nicht jeder mag Molke.

Tipp: Probieren Sie einmal ungesüßte Molke mit einem Schuss Sanddornsaft. Bei Erkältung mischen Sie Molke mit Saft aus Zitrusfrüchten, etwas Honig und Zimt.

Als Kefir oder Buttermilch ist die Milch verträglicher. Beim Joghurt sollten Sie auf Qualität achten, besonders darauf, dass darmfördernde probiotische Bakterien in ihm enthalten sind, und den Joghurt ohne Zucker oder Zuckerzusätze essen, da sonst die darmregulierende Wirkung des Joghurts wieder zunichte gemacht wird.

Heute trinke ich Molke und genieße ihre gesundheitliche und nervenstärkende Wirkung.

5.

Sojamilch – gesundes Eiweiß

Sojabohnen sind gesundheitlich sehr wertvoll. Sie enthalten nämlich wertvolle Isoflavone, Genistein und Daidzein, die gegen Brust- und Prostatakrebs, Osteoporose und Wechseljahrbeschwerden vorbeugen. Sojabohnen enthalten unter anderem[49]:

Eiweiß 36,8 Prozent	Vitamin B2 0,3 mg	Zink* 1,0 mg	Folsäure* 94 mg
Fett 23,5 Prozent	Niacin 2,5 mg	Mangan 2,8 mg	Fluor 0,3 mg
Kohlenhydrate 23,5 %	Vitamin K 0,19 mg	Kupfer 0,11 mg	Natrium 4 mg
Vitamin A 0,095 mg	Phosphor*p 590 mg	Selen 0,06 mg	Kalium* 1750 mg
Vitamin E 13,3 mg	Magnesium* 250 mg	Jod 0,006 mg	Calcium 260 mg
Vitamin B1 1,0 mg	Eisen* 8,6 mg	Purin 380 mg	

Aufgrund seines hohen Gehalts an Lecithin und Cholin unterstützt die Sojabohne Gehirn und Nerven. Damit sie für den menschlichen Organismus verdaulich ist, muss sie jedoch *eingeweicht* und *gekocht* werden. Die daraus entstehenden Produkte Sojakäse (Tofu) und Sojamilch sind sehr gesund und stellen eine gute Alternative zu Milch und Käse/Fleisch dar.

Sojamilch besteht aus gekochtem Sojabohnenbrei und Wasser und enthält 36,8 Prozent hochwertiges Eiweiß, wertvolle Vitalstoffe, Proteine, Vitamine und Mineralien. Sie ist reich an ungesättigten Fettsäuren und enthält alle 20 Aminosäuren, die der Organismus täglich benötigt. Sojamilch belastet weder den Magen noch die Verdauung, sie schafft kein Völlegefühl oder zumindest deutlich weniger als Kuhmilch. In der Kombination mit Getreide (zum Beispiel Haferflocken mit Sojamilch) können die Wirkstoffe der Sojabohne besonders gut verwertet werden.

Heute genieße ich Sojamilch und probiere aus, wie sie mir bekommt.

6.

Wertvolles Getreide

Getreide hat einen Wert, der heute viel zu selten gesehen wird. Besonders Biogetreide aus dem Reformhaus in der reinen Form ist empfehlenswert. Zu Hause kann es als Mehl vermahlen oder als Getreide gekocht werden. Es gibt Leber, Galle und Muskeln Kraft. Bei Verstopfung empfehlen sich gekochte ganze Weizenkörner.

Es gibt zahlreiche Wege, Getreide sinnvoll und wohlschmeckend zu kombinieren, über die exzellente Kochbücher Auskunft geben.[50]

Tipp (gilt nicht für Mais): Lassen Sie das Getreide über Nacht weichen, gegebenenfalls sogar leicht ankeimen, bevor Sie es kochen, dann schmeckt es besser und ist gesünder.

Heute koche ich mir ein leckeres Getreidegericht.

7.

Vollkornkost statt Weißmehl

Es gibt viele gute Gründe, Weißbrot durch Vollkornbrot oder durch hochwertigeres Getreide zu ersetzen:

- Weißmehl fehlen fast völlig die Mineralstoffe (die Zusammensetzung aus Vitaminen und Mineralien ist umso schlechter, je feiner das Mehl gesiebt worden ist). Dies führt zu einer Übersäuerung des Blutes. Der Körper versucht diese Übersäuerung auszugleichen, indem er vorhandene Mineralien im Körper „opfert". Der Magen ist zwar voll, aber der Körper verlangt nach weiteren Nahrungsmitteln.
- Weißbrot ist das Brot mit den höchsten Salzzugaben, da es ohne Salz nicht schmecken würde. Hoher Konsum von raffiniertem Salz belastet den Körper, besonders die Nieren.
- Weißbrot enthält weniger Eiweißverbindungen als Vollkornbrot. Dadurch wird das Glutathion im Körper nicht erneuert. Folgen im Extremfall: Arthritis und Rheumatismus.
- Statt natürlicher Fette werden bei der industriellen Weißbrotherstellung oft minderwertige synthetische Fette verwendet, die aus der Rohöldestillation gewonnen wurden.
- Zum Bleichen von Mehl für Weißbrot werden oft Chlordioxyd oder Stickstoffverbindungen verwendet, die sich im Mehl zu belastendem Methionsulfamid umwandeln. Folgen: gegebenenfalls Schäden im Zentralnervensystem.
- Weißmehl kann Hämogliase (Eindickung des Blutes) fördern. Mögliche Folgen: Der Kreislauf verlangsamt sich, die Zellen bekommen zu wenig Sauerstoff, gegebenenfalls Müdigkeit nach dem Essen, Gedächtnisverlust, Kopfschmerzen. Nackenschmerzen, Reduzierung der Libido, Schwindelanfälle.

Heute verzichte ich komplett auf Weißbrot und ersetze es durch Vollkornbrot bzw. ein anderes hochwertiges Getreideerzeugnis.

8.

Weitere Argumente gegen Weißbrot

80 Prozent des in Deutschland vermahlenen Weizenmehls wird „fein ausgemahlen", das bedeutet, dass 50 Prozent des Vitamins B6, 70 Prozent des Vitamins B2, 84 Prozent des Vitamins B1 und 100 Prozent des Vitamins E ausgeschieden werden. Die eigentlichen wertvollen Substanzen liegen in der Schale und der Haut des Korns und genau auf die verzichten wir, wenn wir unser Korn ausmahlen.[51]

Heute enthalte ich mich weitgehend denaturierter Nahrung, besonders ersetze ich Weißbrot durch Produkte mit höherem Lebenswert.

9.

Salate und Rote Bete erhalten Ihre Gesundheit

Über den gesundheitlichen Wert frischer Salate haben wir uns bereits informiert. Wir wollen uns heute mit einzelnen Salatsorten befassen und damit, welchen gesundheitlichen Wert sie uns bieten:

- **Grüner Blattsalat, der Stoffwechselanreger:** ist reich an Chlorophyll, Magnesium, Folsäure, pflanzlichem Eiweiß, Vitamin C, Kalium, Calcium und vielen anderen Spurenelementen. Blattsalat wächst bei uns von Mai bis Oktober, im Winter können Sie ersatzweise auf Feldsalat ausweichen.
- **Roter Blattsalat, der Zellschützer:** enthält im Gegensatz zum grünen Salat sehr viel Carotinoide (immunstärkend und zellschützend). 200 Gramm decken den gesamten Tagesbedarf. Tipp: roten mit grünem Blattsalat kombinieren.
- **Rote Bete, die Leberwohltat:** enthält Betanin (Eiweißbaustein, leberunterstützend, fettabbauend) und Betaninin (Farbstoff, der Krankheitserreger bekämpft und abtransportiert), Kupfer, Eisen, Chrom, Mangan, Zink, Selen, Vitamin B12 (!), Folsäure; intensiviert die Wirkung von Vitamin C, stärkt Nerven, Haut, Haare und Nägel, fördert die Blutbildung, ist ein Wachmacher, hilft bei Verstopfung. Kleine feste Bete und Biobeete sind nitratarm und damit deutlich unbelasteter.

Achtung: bei Nierensteinen Rote Bete wegen der Oxalsäure nicht essen.

Salat vor dem Essen sorgt für einen besseren Stoffwechsel. Durch Essig oder Zitrone in der Salatsauce wird der Magensaft vorab angesäuert und die Magensäureproduktion stimuliert. Dies verbessert die Verdauung und fördert die Aufnahme von Mineralstoffen wie zum Beispiel Calcium und Eisen ins Blut. Zudem verhindert der hohe Vitamin-C-Gehalt der Zitrone die Aktivierung der im Sa-

245

lat enthaltenen Nitrate (bei Treibhaus- oder Billigsalat). Die Sauce darf weder zu lange noch zu kurz ziehen. Sie sollten sie einwirken lassen, aber den Salat natürlich essen, bevor er lappig wird.

Tipp: Wenn der Salat mit Samen (zum Beispiel Hanf- oder Sesamsamen), Sprossen (sehr gesund!), Nüssen, Gemüse oder Ähnlichem angereichert wird, schmeckt er besonders lecker. Auch lässt sich gut ein Apfel darunterreiben.

Heute mache ich mir einen leckeren Salatteller bzw. bestelle ihn in einem Restaurant.

10.

Grüner Tee

Prof. Dr. Jankun von der Universität Ohio fand heraus, dass grüner Tee vor freien Radikalen (aggressiven, zellangreifenden Molekülen, wie sie unter anderem durch Umweltbelastungen entstehen) bewahrt und unser Immunsystem schützt. Er verbessert die Fließeigenschaft des Blutes, beugt „dickem Blut" vor, schützt vor Arteriosklerose und ist aufgrund seines EGCG-Gehalts (Epigallocatechin-3-Gallat; gehört zu den Bioflavonoiden), gut für Herz und Kreislauf. Er unterstützt die Zähne im Kampf gegen Karies. Das in ihm enthaltene ätherische Öl Thiamin reduziert den Stress.

Grüner Tee enthält Vitamin C, Mangan, Polyphenol und Gerbstoffe. Er beugt Haut-, Magen- und Lungenkrebs vor.

Besonders hochwertig ist grüner Tee aus kontrolliert biologischem Anbau. In der Form des „Gun Powder" wirkt er eher aufputschend, als Blatttee eher beruhigend. Eine beliebte Sorte ist der Sencha, speziell der „Göttertee".

Grüner Tee wirkt auskühlend und ist daher besonders im Sommer und bei Hitzetypen zu empfehlen, also Menschen, die unter zu viel Feuer leiden. Zudem öffnet er den Geist für Meditation und höhere Dimensionen.

Tipp: Geben Sie in Ihren grünen Tee ein paar Tropfen Sojasauce oder einige Körnchen gebratenen Reis, dadurch wirkt das Getränk auf Sie geerdeter. Sie fühlen sich nach dem Trinkgenuss mit Himmel und Erde verbunden: Ihr Kopf ist klar und zugleich fühlen Sie sich tatkräftig.

Heute probiere ich einmal die wohltuende Wirkung von grünem Tee.

11.

Erdbeeren und Himbeeren fördern den Stoffwechsel

Nicht alles, was auf den Namen „...beere" endet, ist eine echte Beerenfrucht. Botanisch gesehen sind echte Beerenfrüchte nur die sogenannten Schließfrüchte. Sie bleiben auch im vollreifen Zustand geschlossen, das heißt, ihre Samen bleiben vom Fruchtfleisch umhüllt. Viele sogenannte „...beeren" wie etwa die Himbeere und die später reif werdende Brombeere gehören botanisch zu den reifen Sammelfrüchten. Sie tragen im Gegensatz zu den Beerenfrüchten ihre Samen außen auf dem Fruchtkörper (die kleinen Kerne außen). Auch die Erdbeere ist streng botanisch betrachtet keine Beere, sondern eine Sammelnuss. Doch unabhängig von der botanischen Zuordnung sind Erdbeeren und Himbeeren sehr gesund:

- **Erdbeeren, die Muntermacher:** sind stoffwechselanregend, appetit- und verdauungsfördernd (besonders bei Verstopfung), blutdrucksenkend, entschlacken, reinigen die Schleimhäute, lindern bei Rheuma und Gicht, stärken das Immunsystem. Sie enthalten viel Vitamin C, Vitamin B, Pektin, Flavone, Gerbstoffe, Kalium, Calcium, Salicylsäure, Phosphor, Eisen, Natrium und Gerbsäure. Besonders wirksam, wenn sie vollreif sind.

Tipp: Bei Erdbeerallergie (Lippenbläschen) auf Bioerdbeeren umsteigen oder die Menge reduzieren: Die Allergie könnte vom hohen Gehalt an Gerbsäure kommen, es kann allerdings auch andere Gründe geben, die der Heilpraktiker/Arzt im Einzelfall erforschen müsste.

- **Himbeeren, die Stoffwechselförderer:** unterstützen die Leber beim Entgiften, festigen die Wände der ganz feinen Blutgefäße, helfen bei der Regeneration der Darmschleimhaut (gut bei Magen-Darm-Katarrh), sind gut gegen Appetitlosigkeit, bei Blasenschwäche, gegen Übelkeit, Schwäche und Blutarmut, wirken fiebersenkend, blutreinigend, knochenbildend, fördern den Stoffwechsel in den Muskeln und alle Funktionen im Gehirn und in den Nerven, schützen die Zellen vor Krebs, enthalten viel Kalium, Eisen, Magnesium, Phosphor, Salicylsäure (wie Aspirin), Vitamin C und A, Rutin, Biotin, Pektin, Gerbstoffe, Flavone und Ellagsäure (ein Polyphenol mit krebsvorbeugender Wirkung). Die Kerne fördern die Verdauung.

Heute genieße ich Erdbeeren oder Himbeeren und tue damit meinem Stoffwechsel etwas Gutes.

12.

Gegen viele Zipperlein ist ein Kraut gewachsen (Juni bis September)

Kräuter sind zwar klein, aber kraftvoll. Nachfolgend einige Kräuter und ihre Wirkung:

- **Liebstöckel (Maggikraut), der Nierenhelfer:** sein ätherisches Öl wirkt harntreibend und hilft (in großen Mengen) bei Nieren- und Blasenleiden, Gicht und Rheuma.
- **Petersilie, die Vitamin-C-Bombe:** sehr vitamin- und mineralstoffreich, enthält dreimal so viel Vitamin C wie die gleiche Menge Zitronen, appetitanregend, stoffwechselfördernd, krampflösend, entzündungshemmend (zum Beispiel bei entzündlichen Hauterkrankungen), enthält Calcium, reichlich Eisen, gilt wegen des Gehalts an Apiin als potenzfördernd.
- **Dill, der Beruhiger:** ist reich an Vitamin C, seine ätherischen Öle beruhigen, helfen gegen Kopfschmerzen, fördern die Verdauung, wirken harntreibend. Das Kauen von Dillsamen sorgt für einen frischen Atem! *Achtung:* Nierenkranke sollten Dill nur vorsichtig verwenden, da er harntreibend wirkt.
- **Kresse, der Blutreiniger:** enthält Vitamin C und D, Chrom und Eisen, wirkt blutreinigend, fiebersenkend, vertreibt Kopfschmerzen, bremst den Appetit (wegen hohem Chromgehalt, hilfreich bei Übergewicht). Kresse und die am Wegrand wachsende Brunnenkresse gelten auch als natürliches Antibiotikum gegen Erreger.
- **Basilikum, Oregano, Rosmarin, die Kraftvollen:** enthalten ätherische Öle, Harze, Gerbstoffe, Flavonoide und Bitterstoffe, wirken kreislaufanregend, verdauungs- und appetitfördernd. Basilikum hilft gegen Nervosität, Schlaflosigkeit, Migräne und wirkt konzentrationsfördernd. Oregano beruhigt den empfindlichen Magen. Rosmarin wirkt stark kräftigend.

- **Thymian und Salbei, die Halshelfer:** wirken entzündungshemmend und sind sehr hilfreich bei Erkrankungen der Atemwege oder bei Halsschmerzen.
- **Borretsch, die Nährstoffbombe:** enthält viel Kalium, Calcium, Mangan und Vitamin C, Kieselsäure, außerdem fördert Borretsch das Immunsystem und die Bildung von körpereigenen Glückshormonen.

Tipp: Frische und zarte Kräuter wie Schnittlauch, Petersilie oder Basilikum sollten nicht erhitzt oder zumindest nur kurz mitgedünstet werden, während Kräuter mit höherem Holzanteil sowie getrocknete Kräuter mit kräftigem Aroma, wie Oregano, Rosmarin oder Majoran, erst beim Kochen ihr volles Aroma entfalten.

Heute suche ich mir ein Kraut meiner Wahl und genieße es.

13.

Ein Apfel am Tag hält den Doktor fern

Der Apfel ist das Lieblingsobst der Deutschen. Im Laufe tausender von Jahren hat er sich über alle Erdteile verbreitet. In unserer Region wurde er schon in vorchristlicher Zeit angebaut. 40 Kilogramm verzehrt der Bundesbürger pro Jahr im Durchschnitt. Davon stammt etwa die Hälfte aus inländischem Anbau. Das feste, knackige Fruchtfleisch, der intensive, süßliche Geschmack und die erfrischende Saftigkeit sowie seine einzigartige Sortenvielfalt machen ihn so beliebt, zugleich ist er sehr gesund.

Ein Sprichwort lautet: „An apple a day keeps the doctor away". Äpfel sind die kalorienarmen Sattmacher: Sie enthalten etwa 300 Biosubstanzen wie organische Säuren, Gerbstoffe, Pektin, ätherische Öle, Vitamin C, B, Kalium, Calcium, Phosphor, Eisen und Natrium. Der gesundheitliche Wert von Äpfeln ist enorm. Ein Apfel deckt je nach Sorte etwa 12 bis 60 Prozent des Tagesbedarfs an Vitamin C. Gut für die Darmtätigkeit sind die reichlich enthaltenen Ballaststoffe, sie sorgen für eine reibungslose Verdauung. Äpfel schwemmen übermäßiges Kochsalz aus dem Körper und regulieren die Darmflora. Sie helfen bei Durchfall ebenso wie bei Verstopfung.

Das wertvolle Pektin befindet sich vor allem in der pflanzlichen Zellwand des Apfels und zählt zu den natürlichen Quellstoffen. Weil die Pektine im Darm giftige Zersetzungsprodukte von Mikroorganismen absorbieren, haben sie eine reinigende Wirkung. Deshalb hilft bei Darmstörungen ein geriebener Apfel.

Heute genieße ich bewusst einen Apfel und verdeutliche mir, dass ich damit etwas Wertvolles für meine Gesundheit tue.

14.

Exotische Früchte spenden wertvolle Enzyme und Vitamine

Gerade im Sommer empfiehlt es sich, einmal exotische Früchte auszuprobieren. Sie sind leicht verdaulich und schmecken gerade bei Hitze besonders gut. Als „Sommerfrüchte" wirken sie angenehm kühlend, wenngleich sie auch im Winter gut tun.

- **Ananas, der Meisterreiniger:** enthält Eiweiß, Fett, Kohlenhydrate, Natrium, Kalium, Calcium, Magnesium, Phosphor, Eisen, Vitamin A, B11, B2 und C, Niacin und einen Basenüberschuss von 5,4 Prozent. Der Saft enthält wie der der Papaya eiweißaufspaltende Enzyme, hilft bei Magenproblemen und regt die Libido bei Mann und Frau an.
- **Avocado, die Nervennahrung:** enthält Vitamin C, E, viel B6, Mineralstoffe, Spurenelemente, Enzyme, ätherische Öle und viel Lezithin. Sie stimuliert die Libido, stärkt die Nerven, wirkt vorbeugend gegen Darminfektionen und gegen Regelbeschwerden. Die beste Wirkung haben Avocados, wenn sie vollreif und nur roh gegessen werden.
- **Kiwis, die Vitamin-C-Bomben:** haben dreimal mehr Vitamin C als Zitrusfrüchte, kräftigen das Immunsystem, festigen die Blutgefäße, das Bindegewebe, regen die Muskeltätigkeit an, speziell die des Herzmuskels, bauen Cholesterin ab, verbessern die Blutzirkulation, wirken blutreinigend, harntreibend, abwehrstärkend und unterstützen die Eiweißverdauung. Ebenfalls vollreif besonders wirksam.
- **Papaya, der Enzymspender:** enthält Vitamin C, Vitamin B5 (Panthotensäure), Betacarotin, Kalium, Calcium, entsäuert und entgiftet, hilft bei Mundschleimhautentzündung, Regelschmerzen und Müdigkeit. Zwei Papayas täglich ist die gesunde Dosis, die Sie ruhig mehrere Tage hintereinander essen können. Die Papaya enthält die wertvollen Enzyme, die die Eiweißumwandlung

fördert, und ihr Fruchtfleisch kann zur Hautregeneration bzw. zur Heilung von Schnittwunden und Insektenstichen zum Einreiben verwendet werden. Besonders gesund ist es, wenn Sie die Kerne mitessen.

Heute genieße ich eine gesunde Ananas, Avocado, Papaya oder Kiwi.

15.

Radieschen sind ein Sportfreund und Gaumenputzer

Der Name „Radieschen" stammt vom lateinischen „radix" (die Wurzel) ab. Radieschen enthalten wertvolle Spurenelementen, Vitamine, viel Selen (fördert die Immunkraft), Eisen, Magnesium und Kalium, reichlich Vitamin C, Folsäure, Senföl, Glukosinolate und Glutathion. Sie wirken appetitfördernd, helfen bei Blähungen, Durchfall und Verstopfung.

Besonders hilfreich sind Radieschen vor dem Sport, da die beim Kauen austretenden ätherischen Öle desinfizieren und damit die Schleimhäute von Nase und Nebenhöhle freimachen.

Achtung: Lässt man aufgeschnittenen Radieschenscheiben zu lange mit Salz bestreut ziehen, wird das eher gesunde Kalium ausgeschwemmt.

Heute genieße ich leckere Radieschen.

16.

Rettich, Hausputz für Harnleiter, Darm und Galle

Rettich enthält wie auch die Radieschen viel Vitamin C, Eisen, Kalium, Kupfer, Magnesium, Selen und schwefelhaltige Senföle, die antibakteriell wirken, entgiftet Darm und Harnleiter, entsorgt Nahrungsfette, hilft gegen Verstopfung und fördert den Gallenfluss. Rettich kann Gallenstauungen beseitigen und Gallensteinen vorbeugen. Wenn man sich ärgert, sorgt Rettich(-saft) dafür, dass die Galle in Fluss kommt. Dies kann sich aktivierend auswirken.

Bei jahrelang aufgestautem Ärger kann Rettich, im Übermaß gegessen, auch verdrängte Aggressionen nach oben bringen oder – bei introvertierten Menschen, die ihre Aggressionen nicht ausagieren können – zu inneren Spannungen führen.

Hier ein *Geheimtipp* zum Abbau von Ärgerdruck: Kaufen Sie sich die Egmont-Ouvertüre Op. 84 von Beethoven oder Musik mit japanischen Kodo-Trommeln und hören Sie sie in guter Lautstärke mit dem Kopfhörer, gegebenenfalls dabei einen Spaziergang machen oder sich auf das Heimfahrrad setzen und treten – das hilft den Ärger zu entladen. Das ist auch eine Erste-Hilfe-Maßnahme, wenn Sie zu viel Rettich gegessen haben und er in Ihnen die Gallenproduktion zu sehr angeregt hat.

Weiterer Tipp: Pressen Sie Rettich im Entsafter aus und zusätzlich mindestens dieselbe Menge Möhren. Lassen Sie die Mischung etwas ziehen. Möhrensaft nimmt dem Rettichsaft die Schärfe. Trinken Sie den Rettich-Möhren-Saft in kleinen Schlucken, 0,1 Liter reichen völlig aus.

Achtung: Bei Nierenentzündungen sollte auf den Rettich wie auf die Radieschen eher verzichtet werden.

Heute genieße ich bewusst einen Rettich oder selbst gepressten Rettich-Möhren-Saft.

17.

Grüne Kräutergetränke am Morgen für Ihre Gesundheit

Nachts wird Ihr Körper runderneuert. Tote Zellen werden abgebaut, Schlackenstoffe in Richtung Ausscheidungsorgane transportiert. Es ist sinnvoll, direkt nach dem Aufwachen den Körper beim Hinauswerfen der toten Stoffe zu unterstützen.

Tipp: Geben Sie eine Handvoll Kräuter – nur eine Sorte – mit ¼ Liter gutem Wasser in einen Mixer, lassen Sie ihn 1 Minute lang laufen und filtern Sie dann die Flüssigkeit durch ein Teesieb. Getrunken wird nur die grüne Flüssigkeit. Für diesen Trank können folgende Kräuter verwendet werden:

- Birkenblätter, jung (entgiftend und entschlackend)
- Borretsch (entgiftend und entschlackend)
- Brennnessel (klarer Kopf, entgiftend)
- Johanniskraut (nervenharmonisierend)
- Löwenzahn (leberfördernd)
- Petersilie (klarer Kopf, Vitamin C)
- Rosmarin (Gehirnaufladung)
- Spitzwegerich (klarer Kopf, Immunsystem)
- Thymian (atmungsunterstützend)
- Weißdorn (herzfördernd)
- Wermut (für den Magen)
- Zinnkraut (für die nächtliche Regeneration)

Natürlich können Sie statt des selbst zubereiteten grünen Kräutergetränks auch Pflanzenpresssaft aus dem Reformhaus verwenden und ihn mit Wasser mischen.

Heute mache ich mir aus Wasser und einer Sorte frischem Küchenkraut ein grünes Kräutergetränk für die Gesundheit, das ich abseihe und trinke.

18.

Weitere gute Nachrichten über den Apfel

Morgens auf nüchternen Magen gegessen hilft der Apfel gegen Bluthochdruck, abends fördert er den Schlaf. Er eignet sich auch als kleine Mahlzeit, falls nach dem Abendessen noch einmal Hunger aufkommen sollte. Er wirkt außerdem zahnreinigend und ist deshalb als Nachspeise geeignet, wenn einmal keine Zahnbürste zur Hand sein sollte.

Aufgrund der vielen Inhaltsstoffe empfiehlt es sich, den Apfel frisch, roh und ungeschält (!) zu verzehren, denn die sogenannten sekundären Pflanzenstoffe, die der Frucht Schutz vor äußeren Einwirkungen geben und für den menschlichen Organismus außerordentlich gesundheitsfördernd sind, sitzen direkt unter der Schale. Geschälte Äpfel enthalten nur noch rund ein Drittel dieser wertvollen Inhaltsstoffe. Also lieber gründlich waschen als schälen. Übrigens ist auch der Vitamin-C-Gehalt im Schalenbereich besonders konzentriert. Allerdings schwankt er von Sorte zu Sorte erheblich!

Durch seine Nährstoffkombination ist der Apfel auch auf Reisen ideal als Zwischenmahlzeit. Äpfel löschen wegen ihres Wasser- und Säuregehalts den Durst und enthalten schnell verwertbare Kohlenhydrate.

Tipp: Einen Apfel gut waschen, dann reiben oder vierteln und mit geriebenen Nüssen, Mandeln oder mit Hanfsamen bestreuen. Gegebenenfalls einige Tropfen Sahne und eventuell geriebene Möhren hinzugeben. Schmeckt köstlich.

Übrigens: Bioäpfel enthalten weniger Spritzstoffe und haben kürzere Transportzeiten.

Heute reibe ich einen Apfel, garniere ihn mit Nüssen, Mandeln oder Hanfsamen, Sahne oder geriebenen Möhren und genieße diese Köstlichkeit.

19.

Kirschen unterstützen Ihre Gelenke

Kirschen sind Gelenkspezialisten. Die dunklen Farbstoffe bremsen Entzündungsstoffe in den Gelenken, lindern dadurch arthritische Beschwerden. Sie sind besonders wirksam für den Aufbau von Knochen und Zähnen, können aber noch wesentlich mehr: Kirschen regen die Verdauung an, besonders die Drüsen für die Verdauungssäfte (Bauchspeicheldrüse), senken einen hohen Harnsäurespiegel, entwässern und bieten Entlastung für Herz und Kreislauf, Nieren und Leber. Sie enthalten Flavone, eine hohe Konzentration an Kalium, Calcium, Eisen, Magnesium, Phosphor, Kieselsäure und Carotin sowie die Vitamine C, B1, B2, B3.

Am besten und wirksamsten sind dunkle Sorten, überreif und süß!

Heute profitiere ich von der gesundheitlichen Wirkung vollreifer dunkler Kirschen.

20.

Frisch gepresster Apfelsaft hält Sie gesund

Apfelsaft eignet sich hervorragend, um frisch gepresst mit anderen ebenfalls frisch gepressten Obst- und Gemüsesäften gemischt zu werden.

- **Apfel-Gurken-Saft:** unterstützt unter anderem Haut, Haare und Nägel durch die wertvolle Kieselsäure, die in der Gurke enthalten ist
- **Apfel-Karotten-Saft:** gut für die Augen, erfrischend, geschmacklich eher neutral
- **Apfel-Meerrettich-Saft:** gut für die Drüsen und schmeckt angenehmer als Meerrettichsaft allein
- **Apfel-Rote-Bete-Saft:** ein Jungbrunnen für Gehirn und Körper
- **Apfel-Sellerie-Saft:** entgiftet und entschlackt. Hierbei ist Stangensellerie ergiebiger als Kopfsellerie. Der Apfelsaft nimmt dem Selleriesaft die Schärfe

Heute genieße ich einen frisch gepressten Apfel-Gemüse-Saft und spüre die Kraft, die in diesem wertvollen Getränk steckt.

21.

Meerrettich, das Penicillin aus dem Garten

Meerrettich enthält wertvolle Senföle in besonders starker Konzentration. Aufgrund seiner Gabe, Bakterien zu bekämpfen und Schadstoffe aus dem Körper zu schleusen, nennt man ihn auch „Penicillin aus dem Garten". Zudem enthält er die wertvollen Aminosäuren Arginin und Asparagin sowie Vitamin C. Er reinigt Magen und Darm von Blähungen, Fäulnis und Giften. Er ist gut für die Atmungsorgane, besonders bei Husten und Schnupfen. Er ist auch fertig gerieben oder als Meerrettichsaft erhältlich.

Heute genieße ich gesunden Meerrettich, frisch gerieben oder als Sahnemeerrettich.

22.

Ganzjahresfrüchte fördern Ihre Fitness

Neben dem bereits erwähnten täglichen Apfel gibt es eine Menge weiterer Ganzjahresfrüchte, die Sie das ganze Jahr über in Ihrer Fitness unterstützen:

- **Bananen, die Stimmigmacher:** schützen die Magenschleimhaut (bei Gastritis), senken einen zu hohen Cholesterinspiegel und beugen Adernverkalkung vor. Sie enthalten zehn verschiedene Vitamine, besonders B6, und 18 Mineralstoffe und Spurenelemente, vor allem Kalium, Magnesium, Zink, Calcium, Pantothensäure, Folsäure, Frucht- und Traubenzucker und Serotonin (stimmungsaufhellend). Sie fördern dank Tryptophan den Schlaf. *Tipp:* reif essen, da sie optimal wirken, wenn die Schale dunkelgelb ist und braune Flecken hat.
- **Birnen, die Verdauungsförderer:** regen die Peristaltik an (verdauungsfördernd), entwässern (durch Kalium), enthalten Gerbsäure, wertvolle Kiesel- und Phosphorsäure, Carotin, Vitamin C, mehrere B-Vitamine, viel Kalium, Magnesium, Calcium, Phosphor, Zink, Kupfer, Jod, und Fruchtsäuren.
- **Mandarinen, Klementinen, die kleinen Süßen:** enthalten Provitamin A, Vitamin C, Mineralstoffe und reichlich Fruchtzucker und vor allem Rutin (gehört zu den Antioxidantien).
- **Orangen, die Zellschützer:** wirken blutreinigend. Sie stärken die körpereigene Abwehr, beugen durch Virenabwehr Infektionen vor, wirken konzentrations- und kreislaufstärkend, helfen bei Erschöpfung und Müdigkeit. Orangen schützen die Zellen vor freien Radikalen (aggressive Sauerstoffmoleküle), dichten die feinsten Blutgefäße (Kapillaren) ab, sorgen für bessere Sauerstoffversorgung, stärken die allgemeine Abwehr durch den hohen Vitamin-C-Gehalt, der aber nach 1 bis 2 Stunden nach der Zubereitung sinkt. Sie enthalten außerdem

reichlich B-Vitamine, Kalium, Magnesium, Calcium, Phosphor, Carotine, Zellschutzstoffe und Selen, fördern die Produktion von Sexualhormonen sowie die Eiweißverwertung. *Tipp:* Orangen immer mit der weißen Haut essen, da sie Bioflavonoide enthält, und immer erst direkt vor dem Essen schälen (weil sonst Wirkstoffe verloren gehen). Aus diesem Grund sollte Obstsalat nicht lange stehen gelassen werden. Essen Sie lieber eine frische Orange als einen Obstsalat aus dem Supermarkt, der schon einen Tag alt ist.

- **Pampelmusen/Grapefruit, die Venenwohltat:** gut für die Venen, vorbeugend gegen Krampfadern, helfen Körperfette abzubauen.
- **Zitronen, die sonnengelben Schlankmacher:** schützen wie alle Zitrusfrüchte vor freien Radikalen und helfen Fettstoffe abzubauen (Bioaktivstoffe).

Tipp: frisch gepresst mit Wasser als Fruchtgetränk genießen.

Heute bereite ich mir einen leckeren Früchteteller aus Ganzjahresfrüchten zu.

263

23.

Melone, der gesunde Durstlöscher

Melonen enthalten Calcium, Magnesium, Phosphor und Eisen, zudem Vitamin A und C sowie wertvolle Fruchtsäuren. Sie wirken stark entwässernd, spülen überschüssiges Salz und überschüssige Harnsäure aus dem Körper, reinigen die Nieren, sind blutverdünnend, blutreinigend und regen die Verdauung an.

Wassermelonen haben nur wenig Kalorien: 30 Kilokalorien pro 100 Gramm. Sie enthalten etwas Vitamin B und C, sind gesunde Durstlöscher mit einem Wasseranteil von 90 Prozent. Sie geben dem Organismus zahlreiche, durch das Schwitzen verloren gegangene Mineralstoffe zurück.

Achtung: Weil sie enorm galleanregend wirken, sollten Sie maximal ¼ Wassermelone bzw. ½ Honigmelone essen, da es sonst zu Magen- und Darmstörungen sowie zu Durchfall kommen kann.

Heute genieße ich ein Stück Melone und leiste damit einen Beitrag zu meiner Entschlackung.

24.

Nüsse fördern das Denken

Nüsse sind ungemein wertvoll für Nerven, Gehirn und Körper. Damit sie ihre volle Wirksamkeit entfalten können, empfiehlt es sich, sie naturbelassen zu kaufen. Gegebenenfalls sollten Sie die Kerne über Nacht in Wasser einweichen. Dadurch beginnen sie zu keimen und entfalten eine besonders vitalisierende Wirkung.[52] Nüsse verfügen über Vitamin B1, B2, B6, E, Folsäure, Biotin, Kalium, Calcium, Eisen, Magnesium, Kupfer, Phosphor, Selen, Zink, wertvolle Eiweißstoffe und ungesättigte Fettsäuren. Sie wirken nervenkräftigend, immunschutzaktivierend, konzentrationsfördernd.

Als besonders hilfreich für das Gehirn gilt die *Walnuss*, nicht nur wegen ihrer Inhaltsstoffe, sondern auch wegen ihrer Signatur: Genau betrachtet, ist sie optisch mit dem Gehirn vergleichbar. Zudem beinhaltet sie von allen Nahrungsmitteln die höchste Konzentration an Alpha-Linolensäure (eine ungesättigte essenzielle Fettsäure). Aufgrund ihres gleichzeitig auch hohen Anteils an Vitamin E wirken Walnüsse positiv auf das Herz-Kreislauf-System, senken einen zu hohen Cholesterinspiegel. Da sie außerdem die Vitamine A, B und C enthalten, fördern sie das Verdauungssystem. Walnüsse sind zudem eine hervorragende Nervennahrung.

Wichtig: Rohe Nüsse sind wesentlich wertvoller als geröstete und lassen sich gut mit Trockenfrüchten (zum Beispiel Rosinen) kombinieren. Knabbern Sie die Nüsse langsam und bewusst, bereits wenige auf einmal genügen. Machen Sie dann wieder eine Pause. Oder geben Sie einzelne Nüsse ganz, gehackt oder gemahlen auf den Salat oder das warme Essen. Sehr gut schmecken auch geriebene Äpfel mit Nüssen oder Nüsse in Honig getaucht.

Tipp: Kombinieren Sie Nüsse mit Obst – schmeckt lecker und ist gesund!!!

Achtung: In größeren Mengen genossen können Nüsse dick machen.

Heute knabbere ich einige naturbelassene Nüsse, eventuell zusammen mit Rosinen, besonders dann, wenn ich viel Konzentration benötige.

25.

Nudeln für die Gesundheit

Nudeln machen nur dann dick, wenn man sie mit fetten Soßen kombiniert. Falls Sie Nudeln mögen, können Sie sie auch zubereiten, um sich in Ihrer „Darmfitness" zu unterstützen. Mehr und mehr Menschen entscheiden sich für Nudeln ohne Ei, einfach weil sie besser verdaulich sind. Nachfolgend zwei kalorienarme und gesunde Rezepte:

- **Nudeln mit Bärlauch:** Kochen Sie Nudeln „al dente" und vermischen Sie sie mit klein geschnittenem oder püriertem Bärlauch.
- **Spaghetti mit Zwiebeln:** Mischen Sie frisch gekochte Spaghetti mit dünn geschnittenen Zwiebeln und Knoblauch, gegebenenfalls würzen Sie die Spaghetti noch mit Basilikum, Rosmarin und Oregano und geben einen kleinen Schuss hochwertiges kalt gepresstes Olivenöl dazu. Das Öl sollte nicht gebraten sein, Knoblauch oder Zwiebeln können roh oder leicht gedünstet sein, wobei beim Dünsten möglichst wenig Fett verwendet werden sollte.

Diese Rezepte eignen sich besonders für Sportler, die nach dem Training Hunger haben, aber nicht zunehmen wollen.

Heute mache ich mir Spaghetti mit Bärlauch oder Knoblauch und Zwiebeln und profitiere von der wohltuenden Wirkung auf meine Drüsen und Organe.

26.

Bohnen, Erbsen und Linsen – Verjüngungsmittel

Den größten Nutzen aus diesen Hülsenfrüchten ziehen Sie, wenn Sie sie frisch oder getrocknet kaufen. Getrocknete weichen Sie am besten über Nacht ein; gegebenenfalls gießen Sie am nächsten Morgen das Wasser ab und weichen die Hülsenfrüchte noch einmal ein, sodass sie leicht ankeimen, dann erst kochen Sie sie.

- **Bohnen:** Bei ihnen handelt es sich ausschließlich um die Samen von Pflanzen, gegebenenfalls inklusive Hülle, die es frisch, getrocknet oder als Konserve gibt. Bohnen müssen gekocht werden, denn erst dadurch wird das giftige Phasin zerstört. Sie verfügen über wertvolle Eiweiße und Stärken, zudem über Provitamin A (Betacarotin), Vitamin B2, B6, C, E, Folsäure, Calcium, Kalium, Magnesium und Eisen. Es gibt viele verschiedene Arten von Bohnen, die Sie am besten im Reformhaus kaufen.
- **Erbsen:** Sie enthalten wertvolle Nukleinsäuren. In diesen eiweißähnlichen Molekülen sind wertvolle essenzielle Informationen eingelagert. Nukleinsäuren werden zur Zellteilung, -regeneration und -reparatur benötigt. Zudem enthalten Erbsen wertvolles Magnesium, wirken muskelaufbauend (wichtig für Sportler), nervenstärkend, stoffwechselbeschleunigend und zellaktivierend.
- **Linsen:** Was bei uns als Linse bekannt ist, ist ausschließlich der Samen einer seit 8000 Jahren bekannten Pflanze. Im alten Ägypten waren Linsen ebenso Grundnahrungsmittel wie im alten Indien. Sie sind leichter verdaulich als Erbsen und eignen sich deshalb besser als Abendgericht. Sie verfügen über einen sehr hohen Anteil an Eiweiß und besonders an wertvollem Zink!
- *Kochrezept:* rote Nierenbohnen, schwarze Bohnen, Pintobohnen, weiße Bohnen, braune und grüne Linsen, Kichererbsen

und Gelbe-Orient-Linsen mischen bzw. als Mischung „Bunte Hülsenfrüchte" fertig kaufen, einweichen und am nächsten Tag in Gemüsebrühe 1 Stunde lang kochen. Inzwischen Zwiebeln und Knoblauchzehen anbraten und im Extratopf mit Porree, Möhren, Kartoffeln, geschälten Tomaten und einer Chilischote kochen (falls keine Chilischote vorhanden ist, Chili hinzugeben), mit Cayennepfeffer, Paprika, Basilikum, Oregano, Majoran, Salz und Pfeffer abschmecken . Später beide Töpfe zusammenkippen, mit Crème fraîche garnieren. Den unverbrauchten Rest einfrieren.

Heute mache ich mir ein kräftigendes Gericht aus Bohnen, Erbsen und/oder Linsen.

27.

Glutamat meiden

In fast allen chinesischen Lokalen wird Glutamat verwendet, aber auch in unseren Supermärkten werden Fertiggerichte massenweise mit Glutamat „angereichert". Worum handelt es sich dabei? Glutamat ist ein Geschmacksverstärker. Zugleich kommt es im menschlichen Körper als Botenstoff im Hypothalamus vor, wo es unsere Emotionen, Reaktionen und Sinneswahrnehmungen, unsere Entscheidungsfähigkeit, das Hungergefühl und unser Langzeitgedächtnis regelt. Glutamat finden wir auch in natürlicher Nahrung, beispielsweise in bestimmten Käsesorten (besonders hoch in Parmesan, Roquefort). Allerdings nehmen wir damit nicht so viel zu uns, wie als Geschmacksverstärker vielen Gerichten zugegeben wird.

Glutamat ist ein Botenstoff. Wenn der Körper zu viel davon aufnimmt, wird das Nervensystem mit Botenstoffen überschwemmt und tut sich schwer bei der Entscheidungsfindung. Ein Überkonsum von Glutamat kann die Entstehung von multipler Sklerose und Parkinson fördern und erhöht das Schlaganfallrisiko. Darüber hinaus besteht die Gefahr, dass Glutamat das Hungergefühl verfälscht, der Körper somit kein Sättigungsgefühl erzeugt. Gerade minderwertige Nahrungsmittel werden aus diesem Grund durch Glutamat geschmacklich „aufgewertet". So kann es sein, dass man schon bedingt durch das Glutamat eine ganze Packung Chips auf einmal isst – im Laufe der Zeit stellt man dann fest, dass man unter Übergewicht leidet.

Daher sollten Sie beim Kauf von Nahrungsmitteln darauf achten, ob Glutamat (gekennzeichnet auch als E621, 622, 623, 624, 625 oder als Geschmacksverstärker) zugesetzt ist. In chinesischen Lokalen bitten Sie einfach darum, dass Ihr Essen ohne Glutamat zubereitet wird.

Heute verzichte ich einmal ganz bewusst auf Geschmacksverstärker.

28.

Alkoholfreies Bier ist gesunde Nervennahrung

Das deutsche Reinheitsgebot gewährleistet, dass wir auch heute noch im Bier ein besonders sauberes Getränk vorfinden. Versuche ergaben, dass selbst bei Verwendung belasteten Korns die Umweltgifte beim Bierbrauen automatisch herausgefiltert werden. Bier ist jedoch wie das reife Korn reich an Mineralstoffen und Spurenelementen.

Besonders bei nervlicher Belastung erweist sich Bier als Heilmittel, da es sehr viel B-Vitamine enthält und Hopfen, aus dem bekanntlich ja auch natürliche Beruhigungsmittel hergestellt werden. Doch Bier hat noch vier weitere Vorteile:

- Bier hilft Nierensteine und Nierensand („Mininierensteine") abzutransportieren, besonders in Verbindung mit warmen Sitzbädern
- Bier wirkt – ebenso wie Apfelsaftschorle – isotonisch und ist deshalb als Getränk nach dem Sport hervorragend geeignet
- Bier hilft gegen Schilddrüsenüberfunktion
- Bier in Maßen genossen ist ein hervorragendes Schlafmittel

Allerdings dürfen wir nicht vergessen, dass 1 Liter Bier eine vollwertige Mahlzeit darstellt. Deshalb empfiehlt es sich, abends nach dem Sport statt des Essens Bier zu trinken, nicht zusätzlich zum Essen, und sich auf eine Flasche zu beschränken, sonst macht es dick (Bierbauch). Viele Menschen mögen einen kleinen Schuss Limonade in das Bier, das macht es zwar nicht gesünder, aber so lange es bei einem Schuss bleibt, ist das in Ordnung.

Um der negativen Wirkung des Alkohols zu entgehen – besonders wenn Sie nach dem Biertrinken noch Autofahren müssen –, empfiehlt sich alkoholfreies Bier, das mittlerweile als Weißbier, Pils,

271

helles oder dunkles Bier in hervorragenden Geschmackssorten erhältlich ist.

Heute trinke ich am Abend vor dem Schlafengehen eine Flasche alkoholfreies Bier nach meinem Geschmack und genieße seine isotonische und gesundheitsfördernde Wirkung.

29.

Anis, Fenchel, Kümmel und Pfefferminze fördern die Verdauung

Anis, Fenchel und Kümmel gehören zur Familie der Doldengewächse und wirken sich fördernd auf die Verdauung aus. Beim Inder werden die Samen zum Kauen oft nach dem Essen gereicht. Statt eines Desserts, das den Magen belastet, sollten Sie nach dem Essen eine gute Prise dieser Gewürze als Mischung zu sich nehmen. Vorteilhafte Wirkungen:

- blähungslösend (carminativ)
- krampflösend (spasmolytisch)
- den Gallenfluss anregend (cholekinetisch)
- die Gallenproduktion anregend (choleretisch)
- machen im Gegensatz zu Nachtisch nicht dick
- im Gegensatz zum Kaffee nach dem Essen keine Belastung der Magenschleimhaut

Die oben angeführten Wirkungen haben auch Angelikawurzel, Ingwer, Kalmus, Knoblauch oder Pfefferminze. Sie können Sie als Tee (zum Beispiel Pfefferminztee), Gewürzwasser (zum Beispiel geschälte Ingwerwurzel mit heißem Wasser aufgegossen), kandiert (zum Beispiel kandierter Ingwer) oder auch im Essen (zum Beispiel Knoblauch) zu sich nehmen; sie sind wesentlich gesünder als Kaffee oder ein süßes Dessert nach dem Essen.

Heute nehme ich statt eines Nachtisches einmal eine Prise verdauungsfördernder Gewürze, zum Beispiel eine Mischung aus Anis, Fenchel und Kümmel zu mir und genieße ihre gute Wirkung.

30.

Darmflora – hilfreiche und belastende Nahrungsmittel

Die Mediziner Truss und Crooke machten die bahnbrechende Entdeckung, dass Nahrung, die reich an (raffiniertem) Zucker, Weißmehl und Alkohol ist, eine „Verpilzung" im Darm erzeugt. Gemäß den Arbeiten von Dr. E. Müller-Kainz und Beatrice Steingaszner[53] belasten unter anderem folgende Nahrungsmittel Gehirn, Nervensystem und Darmflora: Fleisch, Eier, Zucker, Salz, schwarzer Tee, hochprozentiger Alkohol, Konservierungsmittel und künstliche Zusätze sowie erhitzte Milchprodukte.

Hilfreich für die Darmflora sind probiotische Bakterien wie zum Beispiel Bifidus oder Lactobacillus, die in vielen Joghurts enthalten sind. Auch geriebene Äpfel oder Apfelkompott (ohne Zucker) beeinflussen das Darmmilieu positiv.

Heute tue ich etwas für meine Darmflora, beispielsweise indem ich ein hochwertiges Joghurt mit Lactobazillen zu mir nehme.

JULI –
KÖRPERBEWUSSTHEIT, YOGA,
MEDITATION

1.

Eine positive Einstellung zu Körperbewusstheit, Yoga und Meditation gewinnen

Gerade in unserer immer schnelllebiger werdenden Zeit ist es ratsam, sich des uralten Wissens über den Körper und die Körperenergien zu bedienen, wie es beispielsweise seit Jahrtausenden im Yoga gelehrt wird. Wenn Sie eine positive Einstellung zu Körperbewusstheit, Yoga und Meditation gewinnen, können Sie daraus großen Nutzen ziehen. In diesem Monat stellen wir Ihnen eine Reihe wertvoller Übungen vor, die Sie natürlich nicht alle beibehalten müssen – aber ausprobieren sollten Sie sie zumindest und das Beste davon in Ihren Alltag übernehmen.

Heute gewinne ich eine positive Einstellung zu Körperbewusstheit, Yoga und Meditation. Möglicherweise kaufe ich mir heute eine Yogamatte und/oder Meditationsmusik.

2.

Stellen Sie Ihre Welt doch mal auf den Kopf

Der einfachste Weg, Ihre Welt auf den Kopf zu stellen, ist, sich auf den Kopf zu stellen. Der „Kopfstand" hat etliche positive Wirkungen:

- Der Kopf wird besser durchblutet
- Die Atmung wird angeregt
- Die sexuelle Energie wird über die Schwerkraft dazu angeregt, die Höherentwicklung über die spirituellen Zentren zu suchen
- Das Herz wird entlastet: Der Rückstrom des Blutes wird durch die Schwerkraft unterstützt, das Herz muss in der Zeit nicht mühsam das venöse Blut weiterpumpen

Damit Sie den Kopfstand problemlos durchführen können, benötigen Sie eine Wand (oder eine fest geschlossene Tür).

Übung: Knien Sie sich etwa 1 knappen Meter vor die Wand, Gesicht zur Wand. Bilden Sie mit den Unterarmen ein gleichschenkliges Dreieck. Hierfür platzieren Sie sie so weit auseinander, dass die Hände gerade die gegenüberliegenden Ellenbogen umfassen können. Falten Sie die Hände nun an der Spitze des Dreiecks. Legen Sie den Kopf in die nach vorn gefalteten Hände. Strecken Sie jetzt die Beine und gehen Sie mit dem Becken nach oben, sodass sich ein umgekehrtes V bildet. Diese Position heißt „halber Kopfstand" oder „Delfin", ist für Ihre Durchblutung wertvoll und könnte erst einmal ausreichen.

Wenn Sie sich jedoch einen vollen Kopfstand zutrauen, so gehen Sie mit den Füßen in Richtung Kopf, bis Sie so dicht daran sind, dass Sie sich mit einem leichten Schwung vom Boden abheben können. Strecken Sie die Beine nach oben. Um Stabilität zu gewinnen, dürfen Sie die Füße an der Wand ablegen. Achten Sie darauf, dass die Ellenbogen, nicht der Kopf, das Gewicht tragen, die Beine geschlossen, die Knie leicht gebeugt sind und der Nacken ausbalanciert ist.

Verharren Sie in dieser Stellung mindestens ½ Minute. Anfangs werden Sie spüren, wie Ihnen das Blut in den Kopf schießt, der Druck scheint unerträglich zu werden, doch nach ca. 30 Sekunden lässt der Druck nach und die wohltuende Wirkung tritt ein.

Achtung: Bevor Sie diese Übung machen, befragen Sie Ihren Arzt oder Orthopäden. Führen Sie die Übung mit Unterstützung von jemandem aus, der Ihnen hilft, Ihre Beine hochzunehmen und wieder abzusetzen. Am besten lassen Sie sich die perfekte Ausführung von einem Yogalehrer erklären.

Heute fördere ich meine Durchblutung durch einen Kopfstand oder einen halben Kopfstand.

3.

Der Schulterstand – eine Wohltat für die Schilddrüse

Der Schulterstand hat zahlreiche positive Wirkungen auf die Gesundheit: Er

- fördert den Abfluss des venösen Blutes zum Herzen, entlastet das Herz
- hilft nachts gegen Schlaflosigkeit, aber tagsüber gegen Müdigkeit
- stimuliert Halsbereich, Dünndarm, Herz, Lunge, Gallenblase, Magen, Nieren
- streckt die Wirbelsäule (wichtig für Schreibtischtäter)

Übung: Sie liegen auf dem Rücken. Mit dem Einatmen rollen Sie sich nach hinten. Heben Sie erst beide Beine, dann den unteren Rumpf vom Boden ab, so weit es geht, stützen Sie sich dabei in Nierenhöhe mit den Händen ab. Dann strecken Sie den Körper, so weit es geht, und bleiben in dieser Stellung ca. 1 bis 5 Minuten. Sollte Ihnen diese Zeit zu lange vorkommen, beginnen Sie mit einer kürzeren Spanne, aber steigern Sie sich dann hoch. Achten Sie dabei darauf, dass Kopf und Hals genau gerade sind und Sie auch energetisch in einer Position der Streckung (also nicht schlaff) sind. Der Körper ist in sich zentriert, genau mittig, das Becken ist gestreckt und gerade. Lassen Sie den Atem jetzt tief fließen. Dadurch dass die Schilddrüse in dieser Position gepresst bzw. massiert wird, wird sie in ihrer Funktion gestärkt und angeregt.

Achtung: So wie beim Kopfstand kann es auch beim Schulterstand sein, dass Sie in den ersten Sekunden einen Druck im Kopf verspüren. Versuchen Sie trotzdem ca. 3 Minuten durchzuhalten. Der Druck im Kopf verschwindet und Sie werden erleben, wie die Sicht besser wird, der Kopf klarer usw. Denken Sie aber stets daran, unverkrampft zu üben und nur so weit, wie es leicht geht.

Heute gehe ich für ca. 1 bis 5 Minuten in den Schulterstand – meiner Schilddrüse zuliebe.

4.

Der „Pflug" stimuliert Ihren Sympathikus

Das Hatha-Yoga behauptet, der Mensch sei so alt wie seine Wirbelsäule. Die vielleicht bekannteste Übung für die Wirbelsäule ist der Pflug. Er eignet sich hervorragend als Anschlussübung direkt nach dem Schulterstand und hat folgende positive Auswirkungen:

- förderlich für die Flexibilität der Nacken- und der oberen Brustwirbelsäule
- gut für Dünndarm, Galle, Herz, Kehle, Leber, Magen, Milz, Nacken, Nieren und Schultern
- hilft bei Verstopfung
- massiert die inneren Organe
- stimuliert den Sympathikus
- streckt den oberen Rücken und löst Spannungen

Übung: Bringen Sie die gestreckten (!) Beine mit durchgedrückten Knien so weit es geht hinter den Kopf in Richtung Boden. Für den gesundheitlichen Effekt ist es besser, wenn die Knie gestreckt bleiben und die Füße nicht den Boden berühren, als wenn Sie zwar die Bodenberührung schaffen, aber die Knie gebeugt sind. Achten Sie darauf, dass die Beine eng beisammen sind. Die gestreckten Arme liegen parallel neben dem Körper, die Handinnenflächen drücken auf den Boden. Sollte diese Dehnung zu anspruchsvoll sein, halten Sie vorher inne. Atmen Sie in die Position hinein. Möglicherweise ergibt es sich von selbst, dass Sie die Füße nach einigen Sekunden näher zum Boden bringen können. Bleiben Sie in dieser Position 1 bis 5 Minuten.

Im Idealfall berühren die Zehen den Boden und weisen dabei zum Kopf. Dadurch wird die gesamte Wirbelsäule, besonders der obere Rückenbereich, gedehnt, sodass sich Spannungen lösen können. Sie werden in dieser Position eine Enge im Magenbereich spüren.

Nun atmen Sie genau in diese Enge hinein und stellen sich dabei ein Bild von „Weite" vor oder sagen Sie sich „diese Stelle wird jetzt ganz weit, bekommt viel Raum". In der Regel werden Sie augenblicklich spüren, dass Sie allein durch diese Atmung und diesen Gedanken noch sehr viel weiter gehen können. Rollen Sie gegen Ende der Übung langsam Wirbel für Wirbel in den Schulterstand und dann zurück in die Ausgangslage.

Heute gehe ich in die Yogaposition „Pflug" und massiere damit meine inneren Organe. (Nähere Informationen mit Abbildungen für diese und nachfolgende Positionen erhalten Sie in einem Yogabuch Ihrer Wahl.)

5.

Die „Brücke" löst Spannungen in den Lenden

Bei der „Brücke" ist die Dehnung genau dem „Pflug" entgegengesetzt, diese beiden gehören also zusammen. Auch sie hat viele positive Wirkungen:

- Gegenbewegung zum Pflug
- Lockerung der Brustwirbelsäule
- Lösung von Spannungen im Lendenwirbelbereich

Übung: Sie liegen auf dem Rücken. Die Knie sind angezogen, die Füße stehen nebeneinander auf dem Boden dicht beim Po, die Knie zeigen zur Decke. Nun heben Sie das Becken und die Brust, so weit es geht, die Brust wölbt sich nach oben. Unterstützen Sie diese „Brücke", indem Sie mit den Händen unter die Nieren greifen und den Körper dadurch abstützen; verharren Sie in dieser Position 1 bis 5 Minuten. Versuchen Sie zumindest 1 Minute durchzuhalten und steigern Sie sich dann weiter hoch. Achten Sie darauf, dass das Becken zur Decke drückt, die Knie parallel und eng beieinander stehen und die Schultern wirklich auf dem Boden aufliegen. Wenn Sie danach wieder herunterkommen, rollen Sie sich über die Seite ab, bevor Sie aufstehen.

Heute gehe ich in die Yogaposition „Brücke", um meine untere Lendenwirbelsäule zu stimulieren.

6.

Die Yogaposition „Fisch" tut Lungen und Nebenschilddrüsen gut

Während die „Brücke" die Gegenbewegung zum „Pflug" ist, entspricht der „Fisch" der Gegenbewegung zum „Schulterstand". Positive Wirkungen:

- die gesamte Wirbelsäule wird zur anderen Seite hin gedehnt und wird dabei flexibler
- drüsenanregend (Nebenschilddrüse, Epiphyse, Hypophyse)
- gut für Lunge, Magen, Milz
- hilft gegen Atemprobleme, speziell bei Asthma
- man atmet tief durch, Stress wird weggeatmet
- Schultern und Nacken werden entspannt

Übung: Sie liegen auf dem Rücken. Die Beine stehen parallel nebeneinander. Sie greifen mit den Armen unter den Po, sodass die Hände unter den Oberschenkeln zu liegen kommen. Die Handinnenflächen drücken dabei auf den Boden. Nun nutzen Sie die Ellenbogen als Hebel, indem Sie die Brust anheben. Das Ganze sieht dann so aus, als wäre die Brust ein wenig aufgebläht. Dann legen Sie den Kopf in den Nacken und stützen die Kopfspitze dabei leicht auf dem Boden ab. Sie werden erleben, dass in dieser Position die Lungen so weit sind, dass Sie tief atmen können, wie ein Fisch mit aufgeblähten Kiemen. Achten Sie darauf, dass die Beine parallel und gestreckt sind, die Kopfspitze (nicht der Hinterkopf) auf den Boden drückt, der Po fest auf den Armen liegt, die Ellenbogen eng am Körper anliegen. Das Hauptgewicht liegt auf den Ellenbogen, nicht auf dem Kopf. Bleiben Sie in dieser Position für 1 bis 5 Minuten. Achten Sie aber darauf, sich nicht zu überdehnen. Wenn Ihnen die Übung schwer fällt, deuten Sie sie nur an, überstrapazieren Sie sich nicht und suchen Sie sich im Bedarfsfall einen

guten Yogalehrer bzw. besuchen Sie einen Yogakurs in der Volks-
hochschule.

*Heute gehe ich in die Yogaposition „Fisch", um die Lunge freizu-
räumen und den Stress aus dem Körper zu atmen.*

7.

Die Yogaposition „Zange" fördert die Verdauung

Die Yogaposition „Zange" ist ungemein wertvoll für den gesamten Bauchbereich. Positive Wirkungen:

- regt die des Darmperistaltik an
- fördert die Flexibilität im Lendenwirbelbereich
- gut für die Bauchspeicheldrüse, die dadurch massiert wird
- gut für die Streckung der Beinmuskulatur und der Sehnen (vor allem bei Sportlern)
- nervenstärkend und vitalisierend
- stimuliert alle Bauchorgane

Übung: Sie sitzen auf dem Boden, die Beine sind gestreckt, der Oberkörper gerade aufgerichtet. Die Knie sind durchgedrückt und die Beine parallel. Beugen Sie nun mit dem Ausatmen den Oberkörper nach vorn, so weit es geht, bis die Hände die Füße, aushilfsweise die Schienbeine umfassen. Spüren Sie in Ihren Körper, besonders in die Wirbelsäule und die Beinmuskulatur hinein, wo Anspannungen sind, und entspannen Sie sich in der Dehnung so weit wie möglich.

Achtung: Orientieren Sie sich in der Beugung an der Brust, nicht am Kopf, machen Sie keinen Rundrücken. Gehen Sie in die Position nur so weit, wie es geht, und atmen Sie dabei so entspannt wie möglich.

Heute gehe ich in die Yogaposition „die Zange" (sich auf dem Boden sitzend nach vorn beugen) und stärke dadurch mein Verdauungsfeuer und meine Lebensenergie.

8.

Die Positionen „große Brücke" und „schiefe Ebene" fördern Ihre Vitalität

Die „große Brücke" ist mit der normalen „Brücke" vergleichbar, hat aber eine etwas andere Ausgangsposition. Positive Wirkung:

- Dehnung der Wirbelsäule nach außen hin
- bietet alle positiven Effekte der „Brücke"
- stärkt den Solarplexus

Übung: Sie sitzen aufrecht und stützen sich mit den ausgestreckten Armen hinten ab. Dann legen Sie den Kopf in den Nacken und heben das Becken, so weit es geht, sodass der Körper einen zur Decke hin gespannten Bogen beschreibt. Bleiben Sie in dieser Position ½ bis 3 Minuten. Kehren Sie dann in die Ausgangsposition zurück. Achten Sie darauf, dass die Schultern entspannt sind, der Kopf weit nach hinten hängt, das Becken nach oben gedrückt ist (der Druck muss wirklich spürbar sein), beide Beine parallel nebeneinander gestreckt und geschlossen stehen. Es gibt zwei Variationen dieser Position, die es sich lohnt auszuprobieren:

Beim „vierten Tibeter" bildet der Körper keinen Bogen, sondern einen Tisch, das heißt, die Arme sind gestreckt, die Knie gebeugt, die Unterschenkel zeigen senkrecht nach oben, während Oberschenkel und Körper eine gerade Linie bilden. Ein weiterer Unterschied zwischen beiden Übungen besteht vor allem darin, dass Sie beim „großen Bogen" versuchen, die Position einige Zeit lang in der Dehnung zu halten, während Sie bei den Tibetern einige Male in die Position hineingehen, sie kurz halten und wieder hinausgehen.

Eine weitere Variante dieser Übung ist die „schiefe Ebene". Dabei setzen Sie sich mit geschlossenen, nach vorn gestreckten Beinen gerade auf den Boden. Sie legen die Handflächen neben den Po, die Fingerspitzen nach hinten. Nun bringen Sie den ganzen Körper in eine Gerade nach oben, der gesamte Körper bleibt gestreckt und bildet dabei eine „schiefe Ebene". Beim Zurückgehen lassen Sie das Becken wieder absinken.

Tipp: Alle drei Varianten ausprobieren und dabei herausfinden, welche Ihnen am besten zusagt.

Heute gehe ich in die Yogaposition „große Brücke" und genieße ihre anregende Wirkung.

9.

Die Position „Kobra" hilft gegen Körperkälte

Die „Kobra" ähnelt in der Position der aufgerichteten Königs-schlange. Positive Wirkungen dieser Übung:

- aktiviert Harnblase, Lunge, Magen, Milz und Niere
- regt die Kundalini-Kräfte an
- dehnt den Brustkorb wie der „Fisch"
- hilft bei Menstruationsproblemen
- hilft gegen Körperkälte, da sie innere Wärme produziert
- kräftigt den unteren Rücken
- Massage der unteren Bauchorgane
- öffnet das Herzzentrum, besonders wenn beim Üben die Auf-merksamkeit auf die Weite im Brustkorb gelegt wird (siehe auch später unter Herzzentrum, Seite 306)

Ausgangsposition: Sie liegen auf dem Bauch. Die Beine sind ge-streckt und parallel zueinander. Die Stirn drückt auf den Boden. Bekannt sind zwei Varianten:

Variante 1: Die Hände liegen an der Seite in Höhe der Brustwar-zen, die Handinnenflächen drücken auf den Boden. Nun beginnen Sie zuerst den Kopf zu heben, indem Sie das Kinn nach vorn schie-ben. Richten Sie sich dann mit dem Oberkörper auf, so weit es geht. Achten Sie dabei darauf, sich mit der Kraft der Rückenmus-keln hochzurollen, die Kraft kommt also nicht aus den Armen wie bei den Liegestützen. Die Arme sind bei der Übung leicht gebeugt, die Schultern entspannt und gesenkt, der Bauch berührt weiterhin den Boden.

Variante 2: Wie Variante 1, allerdings sind die Hände auf dem Po ineinandergefaltet und die Schultern werden beim Hochkommen ganz bewusst nach hinten gezogen. Diese Variante ist besonders unterstützend für die Weitung des Herzens/Brustkorbes.

Bleiben Sie ½ bis 3 Minuten in dieser Position und nehmen Sie wahr, wie Sie gleichmäßig und tief durch die Nase atmen. Dann lassen Sie sich selbst langsam, beginnend mit dem unteren Rücken, Wirbel für Wirbel herunter und spüren Sie nach.

Achtung: Nicht zu empfehlen während der Schwangerschaft, da diese Position zu großen Druck auf den Embryo ausübt.

Heute gehe ich in die Yogaposition der „Kobra" und spüre, wie sie meine Körperwärme aktiviert und meinen unteren Rücken kräftigt.

10.

Aktivierung Ihres ersten Energiezentrums (Wurzelzentrum)

Nach alten Lehren verfügt der Körper über sieben Energiezentren. Sie werden auch Chakras genannt. Wir wollen uns heute mit dem „Wurzelzentrum" beschäftigen, das auch erstes Energiezentrum heißt. Störungen im ersten Energiezentrum zeigen sich unter anderem in folgenden Symptomen:

- Angst vor der Zukunft
- Energielosigkeit und Erschöpfung
- Geldsorgen
- kalte Füße, kalte Hände
- Misstrauen gegenüber dem Leben
- Verdauungsprobleme
- Verspannung in Damm, Steißbein, Kreuzbein

Es gibt eine einfache Körperhaltung, die die Energien im Wurzelzentrum aktiviert und hilft, Störungen aufzuheben. Sie ist auch bekannt unter dem Namen „Krähenstellung".

Übung: Gehen Sie so weit in die leichte Hocke, bis der Po in Kniehöhe ist. Sie setzen sich also nicht ganz in die Hocke, sondern Ihre Beine und Knie tragen das Gewicht Ihres Körpers. Machen Sie dabei keinen Rundrücken, sondern halten Sie die Wirbelsäule aufrecht. Machen Sie die Übung, so weit Sie können. Wenn sie nur ansatzweise gelingt, üben Sie neben einem Stuhl oder Tisch, an dem Sie sich notfalls festhalten können. Die Füße belasten gleichmäßig den Boden, die Finger berühren vor den Füßen leicht den Boden. Das ist in etwa die Position, in der sich ein Skispringer vor seinem Sprung befindet.

Version für Fortgeschrittene: Beim Einatmen ziehen Sie den Schließmuskel nach oben, beim Ausatmen entspannen Sie ihn.

Heute gehe ich in die Yogaposition „Krähe" (halber Hockstand), um meine Wurzelkräfte zu aktivieren. Darüber hinaus erinnere ich mich an einen Augenblick, in dem ich sehr verbunden mit „Mutter Erde" war.

11.

Was Sie sonst noch für Ihr Wurzelzentrum tun können

Alles, was Ihnen hilft, sich intensiver in Ihrer Körperlichkeit zu verwurzeln, ist geeignet, Ihr Wurzelzentrum zu stärken. Dazu gehören zum Beispiel:

- Afro-Tänze, African Dance usw.
- Aufenthalt in Regionen vulkanischen Ursprungs oder mit Vulkangestein oder roter Erde wie zum Beispiel die Kanaren oder auch bestimmte Regionen am Mittelmeer
- Bedürfnisse Ihres Körpers und die Bedürfnisse anderer wahrnehmen, gegebenenfalls gewaltfreie Kommunikation lernen
- den eigenen Körper bewusst wahrnehmen, beispielsweise bewusst gehen
- erdnahe Arbeiten, etwa im Garten
- Fitnesstraining, besonders Gewichtheben
- Fußreflexzonenmassage
- Granat oder andere rote Steine als Schmuckstein oder Handschmeichler
- Joggen, Wandern, Nordic-Walking, Skilanglauf, Skilauf, Fußball und jede andere Sportart, die Ihnen hilft, sich Ihrer Füße bewusst zu werden
- Moorkuren bzw. Moorbäder
- Rosmarin als Gewürz, Badezusatz oder als ätherisches Duftöl
- rote Kleidung, rote Beleuchtung, rote Bilder, zum Beispiel von Vulkanen oder von Feuer
- Schüttelmeditation (sogenannte Kundalinimeditation): 15 Minuten lang den Körper leicht durchschütteln (gegebenenfalls ergänzend die eigens dafür komponierte Musik-CD „Kundalini" von Deuter verwenden)
- trommeln und tanzen zu Trommelmusik
- Didgeridoo-Spiele bzw. Didgeridoo-Klängen lauschen

293

- Vertrauensübungen, Rebirthing etc.
- Vulkane oder Erdlandschaften als Bilder anschauen oder eventuell. sogar besuchen, z. B. in die Eifel fahren, zum Vesuv, kanarische Inseln oder an Vulkanstrände vom Mittelmeer

Heute tue ich etwas für meine Wurzelenergien, beispielsweise indem ich zum Trommeln oder zu African Dance gehe.

12.

Meditation für das Wurzelzentrum

Legen Sie sich auf den Rücken. Die Hände ruhen auf den Genitalien. Vertrauen Sie Ihren Körper der Erde an und spüren Sie dankbar, wie die Erde Sie trägt. Stellen Sie sich beim Einatmen vor, dass vitale Kraft aus der Erde über Ihre Fußsohlen und Ihre Genitalien emporsteigt und Ihren Körper mit warmem, rotem Licht durchströmt. Beim Ausatmen fließt dieser Strom zurück, wobei jedoch das rote Licht und die Energie der Erde in den Zellen bleiben. Genießen Sie so einige kraftvolle Atemzüge. Spüren Sie die sinnliche Kraft der Erde. Bleiben Sie am Ende noch einige Minuten liegen und spüren nach, bevor Sie aufstehen.

Heute stelle ich mir vor, dass vitale Kraft aus der Erde durch mich emporströmt und mich mit rotem Licht erfüllt.

13.

Kräftigung für Ihr zweites Energiezentrum (Sinnlichkeitszentrum)

Das zweite Energiezentrum ist im Unterbauch angesiedelt und eng mit den sinnlichen Farbtönen einer am Meereshorizont aufgehenden Sonne verbunden. Es hat viel mit der sensitiven Empfindung, der kreativen Energie und dem Wasserelement zu tun. Wenn es gestört ist, zeigt sich dies an ...

- Blockade von Kreativität und Leidenschaft
- Mangel an Lebensfreude
- Problemen mit dem Urogenitaltrakt, mit Nieren, Blasen, Prostata, an Periodenbeschwerden
- Unerfülltsein und Unbefriedigtsein
- Verspannungen im unteren Rücken

Störungen im zweiten Energiezentrum können mit der Übung „Krokodil" bearbeitet werden. Dabei vollziehen Sie eine Drehbewegung in der unteren Wirbelsäule.

Übung: Sie liegen auf dem Rücken mit aneinanderliegenden, aufgestellten Knien. Die Arme sind nach links und rechts ausgebreitet, die Fußsohlen stehen ganzflächig auf dem Boden. Nun drehen Sie den Kopf nach rechts und die Beine gleichzeitig nach links, bis die Knie auf dem Boden aufkommen. Achten Sie darauf, dass beide Schultern fest auf dem Boden aufliegen und die Arme weit gestreckt sind. In dieser Position werden Sie eine Drehung im unteren Becken und im seitlichen Bauchbereich spüren. Atmen Sie in diese Drehung hinein. Dann wechseln Sie langsam zur gegenüberliegenden Seite.

Heute gehe ich in die Yogaposition „das Krokodil", um mein Sinnlichkeitszentrum zu stärken. Darüber hinaus mache ich mir einen

*Augenblick meines Lebens bewusst, in dem ich mein Leben als er-
füllt, befriedigt, kreativ und leidenschaftlich erlebt habe.*

14.

Was Sie sonst noch für Ihr Sinnlichkeitszentrum tun können

Es gibt eine Reihe von Möglichkeiten, Ihr zweites Energiezentrum, besonders Ihre Kreativität, Ihre Wahrnehmung von Lebenserfüllung sowie Ihre Lebensfreude anzuregen:

- Aufenthalt in Regionen, die Ihre Sinnlichkeit fördern, zum Beispiel Hawaii, Polynesien, Mauritius usw.; falls das Geld dafür fehlt, tut es auch ein Thermalbad mit Karibikflair in Ihrer Nähe.
- Bauchtanz
- das Umwandeln „lebensfeindlicher" in „lebensbejahende" Energie lernen, gegebenenfalls indem Sie die Praxis des Gebens und des Nehmens „Tonglen" praktizieren[54]
- Feueropal und andere orangefarbene Edelsteine oder Handschmeichler, die Sie immer wieder in der Hand halten
- karibische Tänze (Salsa, Cha-Cha-Cha usw.)
- kreativ sein: malen, musizieren, töpfern
- Meditation angesichts von Sonnenaufgang
- orangefarbene Kleider, Lampen, Bilder, zum Beispiel von einem Sonnenaufgang
- sinnliche Massage, die Sie geben oder empfangen
- Sinnlichkeit und Erotik bewusst und liebevoll leben
- Wasser: jede Form von Kontakt mit Wasser ist sehr hilfreich für das zweite Zentrum, dazu gehören heiße Bäder, Schwimmen (besonders in Naturseen und Thermen mit natürlichem Wasser), Floaten (Smadhi-Tank), Aqua-Balancing (sich von jemandem im Wasser tragen lassen)
- Wasserkur: über den Tag verteilt einen Topf mit Wasser trinken, das Sie mindestens 15 Minuten lang gekocht haben (entschlackt)

Heute aktiviere ich mein zweites Sinnlichkeitszentrum, beispielsweise indem ich eine Therme aufsuche und bewusst das wohltuende Wasser genieße.

15.

Meditation für das Sinnlichkeitszentrum

Legen Sie sich auf den Rücken. Stellen Sie sich eine große orangefarbene Sonne in Ihrem Unterleib vor, so wie die Sonne, die Sie morgens beim Sonnenaufgang wahrnehmen. Während Sie Ihren Atem beobachten, imaginieren Sie, dass diese Sonne sich in Ihrem Bauch ausbreitet und alle seine Zellen und auch die Ihres übrigen Körpers mit vitalisierendem, wohltuendem orangefarbenen Licht versorgt. Spüren Sie einige Minuten nach, bevor Sie wieder zurück in Ihren Alltag gehen.

Heute tue ich etwas für mein zweites Energiezentrum, indem ich mir vorstelle, dass eine vitalisierende orangefarbene Sonne sich in meinem Unterleib befindet und meinen Körper mit nährendem orangefarbenen Licht versorgt.

16.

Stärkung Ihres dritten Energiezentrums (Solarplexus)

Das dritte Energiezentrum liegt im Solarplexus und hängt eng mit der Strahlkraft Ihrer eigenen Lebenssonne zusammen, aber auch mit dem Thema Emotionen. Wenn es gestört ist, zeigt sich dies besonders daran, dass Sie nicht strahlen und die Emotionen nicht frei fließen können. Entweder werden die Gefühle gestaut und unterdrückt oder sie melden sich emotionsartig und unkontrolliert, zum eigenen Entsetzen und dem anderer. Weitere Symptome können sein:

- Ängste
- destruktive Gedanken, Emotionen, Handlungen oder Äußerungen bei Kritik
- die Emotionen können nicht frei fließen
- emotionale Unterdrückung
- Essstörungen
- plötzliche, unerwartete und unkontrollierte Explosion der Gefühle
- fehlende Kritikfähigkeit
- Klumpen im Magen
- Magenschmerzen
- man sitzt wie auf einem Pulverfass
- Probleme, in Gegenwart anderer zu essen
- Schwierigkeiten mit dem Verdauen
- Überreaktionen auf Ablehnung
- Unfähigkeit, mit schwierigen Gefühlen zu „sein", ohne sie herauszuschleudern
- Unfähigkeit, schwierige Gefühle auszudrücken
- Verkrampfungen im Bauch

Die Position „große Brücke" oder alternativ die Position „schiefe Ebene" bzw. der „vierte Tibeter", die Sie vor einigen Tagen geübt haben, sollten Sie heute wiederholen. Sie bringen Kraft und Bewusstheit in den Solarplexus und unterstützen Sie darin, dass die Solarplexuskraft Ihnen zur Verfügung steht.

Heute unterstütze ich meine „Sonnenkraft" durch die Yogaposition „schiefe Ebene". Darüber hinaus mache ich mir einen Augenblick bewusst, in dem meine Lebenssonne hell strahlen konnte.

17.

Was Sie sonst noch für Ihren Solarplexus tun können

Auch für Ihren Solarplexus, die Kraft Ihres Magens und Ihrer inneren Sonne gibt es viele weitere praktische Hilfen:

- Anis oder Ingwer kauen
- Annahme der eigenen emotionalen Befindlichkeit und des eigenen „So-seins"
- Aufenthalt in Regionen, die Ihre Sonnenkraft fördern, zum Beispiel in der Wüste, im Orient, in Nordafrika
- Bernstein oder Tigerauge als Handschmeichler tragen und fühlen
- Besuch einer Biosauna
- Bewertungen spüren und loslassen, gegebenenfalls die Selbsterfahrungsmethode „The Work" lernen[55]
- Blumen, die Sonnenkraft symbolisieren, wie zum Beispiel Sonnenblume, Kamille, Gänseblümchen
- die eigene Macht spüren und sie bewusst im Dienste des Allgemeinwohls oder von etwas Größerem einsetzen, zum Beispiel um zu helfen
- die eigene Mitte spüren und aus ihr heraus leben
- die Fülle des Lebens annehmen („raus aus dem Armutsbewusstsein")
- Entscheidungen bewusst treffen und kraftvoll mit ihnen gehen
- Emotional Release (emotionales Loslassen) und/oder Teilnahme an einer „Mystic Rose Meditation"[56] oder einer „Awareness Understanding Meditation"[57].
- goldgelbe Kleidung, Lampen, Bilder, zum Beispiel von einer Wüste
- kraftvolle Musik, die im Magen vibriert, beispielsweise „Soul"
- Lichtbestrahlung des Solarplexus mit gelben Farblampen

- Singen des Mantras OHM (AUM) oder HYUUH, beide Töne vibrieren im Solarplexus
- Sitzen am Feuer
- Solarium
- Sonnenbaden an sonnigen Tagen
- Zitrusfrüchte als ätherisches Duftöl riechen

Heute tue ich etwas für meinen Solarplexus, beispielsweise indem ich die Kraft der Sonne und/oder des Lichtes auf meinen Magen einwirken lasse.

18.

Meditation für den Solarplexus

Legen Sie sich auf den Rücken und beobachten Sie Ihren Atem. Die Hände liegen locker auf dem Solarplexus. Stellen Sie sich nun die Farbe Gelb vor. Sie baden in gelbem Licht. Dieses gelbe Licht wärmt und durchflutet Ihren Magen. Es strömt durch Ihren ganzen Körper und macht Sie leicht und heiter.

Heute tue ich etwas für meinen Solarplexus, indem ich mir vorstelle, dass warmes, gelbes Licht meinen Magen durchströmt und auch meinen ganzen Körper und ich dabei heiter werde, mein Gemüt ganz leicht wird.

19.

Öffnung Ihres vierten Energiezentrums (Herzzentrum)

Ihr viertes Energiezentrum liegt in der Mitte des Brustbeins, dort, wo die Thymusdrüse sitzt. Diese Region wird oft auch als „seelisches Herzzentrum" bezeichnet im Gegensatz zum organischen Herzen, das rechts von der Brust liegt. Blockaden im Herzzentrum können sich wie folgt zeigen:

- andere Menschen sind einem eher gleichgültig
- Angst vor Zurückweisung
- Atembeschwerden, im Extremfall Asthma
- Bedrohungserwartung
- Beziehungsprobleme mit Eltern, Partner etc.
- das Gefühl, die anderen Menschen sind einem nicht freundlich gesinnt, sondern sind gegen einen
- der Glaubenssatz „Beziehungen sind stress- bzw. leidvoll"
- die Wahrnehmung, vom Rest der Welt isoliert zu sein
- Enge im Herzen
- Geiz
- Herzbeschwerden
- Kontaktprobleme, im Extremfall Autismus
- Schwierigkeiten damit, aus ganzem Herzen zu lieben und zu geben

Als unterstützend für das Herzzentrum hat sich die Yogaposition „die Kobra" erwiesen, die wir an anderer Stelle bereits geübt haben (siehe Seite 289) und die Sie heute wiederholen können.

Heute kräftige ich mein Herzzentrum, beispielsweise durch die Position „die Kobra". Zudem erinnere ich mich an einen Augenblick, in dem ich mit einem weiten, offenen Herzen „wahre Liebe" gefühlt habe.

20.

Was Sie noch alles für Ihr Herzzentrum tun können

Auch Ihre Herzenskraft können Sie mit vielen Dingen unterstützen:

- Aufenthalt in Regionen mit einer üppigen Vegetation, zum Beispiel Wälder
- Brustschwimmen
- die Schönheit der Natur verehren
- die Unschuld des Herzens kultivieren und sich immer wieder an sie erinnern
- einen Baum umarmen und dabei die Energie des Waldes fühlen
- Familienaufstellungen bzw. systemische Aufstellungen mitmachen
- Freundschaften pflegen und ausbauen
- grüne Kleidung, Lampen, Bilder
- grüne Kost zu sich nehmen: Salat, Kräuter usw.
- Interessensgemeinschaften und Freundeskreise pflegen, gegebenenfalls einer spirituellen Gemeinschaft beitreten
- Kultivierung der Familienbeziehungen
- liebevoller Umgang mit sich und anderen
- Musik hören, die das Herz öffnet, beispielsweise Barockmusik
- Pflanzen hegen und pflegen, auch Zimmerpflanzen
- „Seva" (Dienst am Nächsten) leisten
- Unterstützung von Hilfsbedürftigen
- wandern

Heute tue ich etwas für mein Herzzentrum, beispielsweise indem ich einen guten Freund anrufe, mich nach seinem Befinden erkundige und ihm anteilnehmend zuhöre.

21.

Meditation für das Herzzentrum

Diese Meditation machen Sie im Sitzen: Setzen Sie sich mit geradem Rücken auf einen Stuhl. Ihre Hände liegen locker auf dem Brustbein, die Füße stehen nebeneinander auf dem Boden. Beobachten Sie Ihren Atem und schließen Sie die Augen. Nun stellen Sie sich vor, Sie seien ein Baum. Spüren Sie zuerst die Kraft in Ihrem seelischen Herzen in der Mitte der Brust. Spüren Sie, wie diese Kraft Ihnen ein weites und kräftiges Energiefeld verleiht, so als würden Sie in der Mitte eines starken Baumes stehen. Imaginieren Sie die Farbe Grün und einen Baum. Seine Wurzeln reichen tief in die Erde, die Krone ist über Ihnen und Sie selbst stehen in der Mitte des Baumes.

Beim Einatmen stellen Sie sich vor, dass kraftvolle Energie über Ihre Fußsohlen in Ihnen aufsteigt, beim Ausatmen imaginieren Sie, dass lichtvolle Energie aus der Baumkrone durch Sie hinabsteigt. Nach etwa zehn Atemzügen halten Sie inne und spüren Ihre innere Mitte. Spüren Sie das Gefühl von Weite und Kraft, das von Ihnen ausgeht.

Heute tue ich etwas für mein Herzzentrum, indem ich mir vorstelle, ich stehe oder sitze inmitten eines kraftvollen Baumes, der mich nährt.

22.

Kräftigung des fünften Energiezentrums (Halszentrum)

Das Halszentrum ist eng verbunden mit unserem Ausdruck, mit Schild- und Nebenschilddrüse und mit sozialen Ängsten. Ist das Halszentrum gestört, ist der Ausdruck in der Welt belastet. Dies zeigt sich unter anderem an folgenden Symptomen:

- Angst, abgewürgt zu werden
- Angst, frei zu sprechen
- Beeindruckbarkeit und Erpressbarkeit durch das Verhalten anderer, durch Drohungen, Befehle, Forderungen
- Beeinträchtigung im Ausdruck, zum Beispiel man wird unterbrochen, tut sich schwer, vor Menschen zu sprechen, ist gehemmt, seine Bedürfnisse mitzuteilen oder unterdrückt andere in ihrem Gefühl, es schnürt einem den Hals zu
- Heiserkeit, Kloß im Hals, trockener Mund
- Heuchelei: Man redet hinterrücks negativ über Dritte, ist aber in der direkten Konfrontation freundlich
- Instabilität im eigenen Ausdruck
- Man traut sich nicht zu sagen, was einem wichtig ist
- Manipulation anderer oder Opfer von Manipulation werden
- Schilddrüsenüber- oder -unterfunktion
- Schulter-, Nacken- oder Halsprobleme
- Schwierigkeiten, den eigenen Standpunkt zu vermitteln
- Unsicherheit, Schüchternheit, übertriebene Zurückhaltung im Umgang mit anderen

Als unterstützend für das Halszentrum hat sich die Nackenentspannung und das Schulterrollen erwiesen.

Heute unterstütze ich mein Halszentrum durch Nackenentspannung und Schulterkreisen. Darüber hinaus erinnere ich mich an einen Augenblick, in dem ich mich in meinem Ausdruck sehr frei gefühlt habe.

23.

Was Sie noch alles für Ihr Halszentrum tun können

Auch für das Halszentrum gibt es vielerlei Unterstützungsmöglichkeiten:

- Aquamarin, Saphir oder Türkis oder andere blaue Steine als Handschmeichler oder Edelstein halten oder tragen
- ätherische Öle, die entkrampfen und den Hals öffnen, wie zum Beispiel Eukalyptus, Kampfer, Pfefferminze als Duftöle riechen, als Tee trinken oder als Pflanze kauen
- Mantra-Singen oder Kirchenchor
- blaue Kleidung, Lampen, Bilder, besonders Bilder mit weitem blauem Himmel
- eine freie Rede halten, allein oder vor Publikum
- gewaltfreie Kommunikation (Methode Rosenberg) lernen, dabei sich darauf konzentrieren, die eigenen Bedürfnisse wahrzunehmen und mitzuteilen
- Meditation auf das blaue Meer: sich vorstellen, dass so, wie das Meer (oder der See) auf- und abebbt, die Energien im Hals frei von Wogen von Energie durchspült werden
- Meditation auf den blauen Himmel, geistig die Weite und das Blau des Himmels tanken
- Obertongesang lernen oder hören
- Segeltouren: losgelöst vom Festland eingebettet im Blau des Himmels und des Meeres sich frei bewegen
- Stimmtraining[58]
- Tambura-Musik hören: Die Tambura ist ein indisches Saiteninstrument, das sich wohltuend auf das Halszentrum auswirkt

Heute unterstütze ich mein Halszentrum, beispielsweise durch Singen oder das Hören von Gesängen.

24.

Meditation für das Halszentrum

Zur Unterstützung des Halszentrums eignet sich am besten die „Schilfrohrmeditation".

Übung: Setzen Sie sich bequem und mit geradem Rücken auf einen Stuhl. Stellen Sie sich die Halswirbelsäule als Schilfrohr vor, das ganz leicht, fast nicht spürbar, vom Wind nach links und nach rechts, nach vorn und nach hinten, zur einen und zur anderen Seite gewiegt wird. Spüren Sie ganz sanft in alle sechs Richtungen hinein, um die feine Mitte darin zu finden. Fühlen Sie in das Innere Ihrer Nackenwirbelsäule und stellen Sie sich vor, dass Ihr Kopf ganz entspannt auf der Mitte des Schilfrohres thront, dass vom Wind ganz fein, kaum merklich in alle Richtungen gewiegt wird. Vielleicht entsteht vor Ihrem inneren Auge auch das Sinnbild eines Maiskolbens. Die Aufmerksamkeit liegt aber nicht beim Kopf, sondern beim Rohr, also in der Mitte, besonders in der Mitte des Halses. Nutzen Sie dieses Sinnbild, um Nacken und Kopf von innen her loszulassen und ein inneres Empfinden von Weite im Hals herzustellen.

Heute unterstütze ich mein Halszentrum, indem ich mir vorstelle, ich sei ein Schilfrohr, das ganz leicht vom Wind bewegt wird, und mich dabei auf die Mitte meines Halszentrums konzentriere.

25.

Ihr sechstes Energiezentrum (Wahrnehmungszentrum) fördert Ihre Intuition

Ihr Stirnzentrum ist eng verbunden mit Ihrer höheren Wahrnehmung, mit der Kultivierung höherer und erweiterter Wahrnehmungen. Störungen im Stirnzentrum zeigen sich unter anderem wie folgt durch:

- blockierte intuitive Wahrnehmung
- Dumpfheit
- Fehlen eines höheren Sinns im eigenen Dasein
- Fehlen von Lebensvisionen
- fehlende Inspiration
- Konzentrationsprobleme
- Kopfschmerzen
- Schwierigkeiten, die „innere Stimme" zu hören
- Schwierigkeiten in der Imagination
- Sorgenmachen
- Verranntsein in Konzepte und Vorstellungen

Als hilfreiche Übung für das Stirnzentrum hat sich die „große Verbeugung" erwiesen.

Übung: Sie sitzen auf den Fersen und legen den Kopf mit der Stirn vor sich auf dem Boden ab. Die Arme sind leicht nach hinten gestreckt, die Handinnenflächen zeigen nach oben. Stellen Sie sich dabei vor, dass Sie sich vor dem verbeugen, das größer ist als Sie.

Stellen Sie sich beim Einatmen vor, dass Sie durch die Stirn die Kraft des höheren Bewusstseins von der Erde aufnehmen und beim Ausatmen alle Vorstellungen in die Erde hinein loslassen. Alternativ können Sie sich auch vorstellen, das höhere Bewusstsein/Ihr spiritueller Lehrer oder Meister steht vor Ihnen und Sie nehmen mit der Atmung die höheren Kräfte in sich auf.

Heute aktiviere ich mein Stirnzentrum, beispielsweise indem ich mich vor dem, was größer ist als ich, verbeuge und alle Vorstellungen darüber, „was sein sollte", loslasse. Darüber hinaus erinnere ich mich an einen Augenblick, in dem ich eine tiefe Intuition/ Inspiration erlebte.

26.

„Niederwerfungen" fördern den Energiefluss in Ihrem Körper

Vielleicht haben Sie schon einmal im Fernsehen Tibeter oder Moslems bei ihren „Niederwerfungen" beobachtet. „Niederwerfungen" sind hervorragende Übungen, um den Energiefluss im Körper zu aktivieren und dies völlig unabhängig davon, ob Sie gläubig sind oder nicht. Nachfolgend die tibetische Variante.

Übung: Stehen Sie gerade. Die Hände sind vor der Brust Handfläche an Handfläche zusammengelegt. Nun grüßen Sie das erhabene, größere Bewusstsein mit einem dreifachen Namaste, indem Sie die aneinanderliegenden Hände je einmal über dem Kopf, vor der Stirn und vor der Brustmitte zu sich ziehen. Diese Geste symbolisiert den „Gruß an die drei Welten", den Sie auch weglassen können, falls Ihnen diese Geste nicht zusagt. Nun beginnt die eigentliche Übung:

Aus dem Stand gehen Sie in die Knie, legen sich flach auf den Boden (Stirn auf den Boden), gehen wieder auf die Knie und stehen wieder auf. Dies ist die ganze Übung. Wenn Sie möchten, können Sie zusätzlich jedes Mal, wenn Sie liegen, einmal die zum Namaste zusammengelegten Hände hinter den Kopf ziehen.

Wenn Sie zum Beispiel 20 Niederwerfungen hintereinander vollziehen, werden Sie spüren, wie Ihr Kreislauf in Schwung kommt, der Kopf wird klar, die Energien in Ihrem Körper beginnen frei zu fließen. Wann immer Sie sich angespannt und blockiert fühlen und die Umgebung es zulässt, können Ihnen Niederwerfungen helfen, um wieder in Fluss zu kommen.

In Tibet ist es üblich, dass Pilger, die die Erleuchtung erleben wollen, einmal sich niederwerfend den heiligen Berg Kailash umkreisen. Sie können die Niederwerfung symbolisch mit der freiwilligen Unterwerfung unter die höhere Macht, die Kraft Gottes, das Leben, verbinden, müssen dies aber nicht tun. Allein der Bewegungsablauf kann Ihnen großen Gewinn in Ihrer Vitalität und Fitness bringen.

Heute bringe ich meine Körperenergien in Schwung, beispielsweise indem ich „Niederwerfungen" praktiziere, alternativ wirken sich auch Kniebeugen vor dem offenen Fenster förderlich für Kreislauf und Körperenergien aus.

27.

Was Sie noch für Ihr Wahrnehmungszentrum tun können

Auch für Ihr Stirnzentrum gibt es eine Reihe von Übungen und Empfehlungen, die Ihnen helfen können:

- ätherisches Öl „Veilchen" als Raumduft nutzen
- Besuch von Kraftorten und Wallfahrtsorten, wie zum Beispiel Stonehenge, Lourdes, Jerusalem, Altötting usw.
- Besuch von Orten, an denen der Sternenhimmel klar und deutlich sichtbar ist. Gehen Sie nachts unter dem Sternenhimmel spazieren und spüren Sie die Weite und Erhabenheit. Dieser Effekt ist besonders stark in einer sternenklaren Nacht spürbar und in Regionen, in denen die Natur noch relativ unberührt, die Luft noch sauber ist.
- Brainfood essen (siehe Seite 522)
- geführte Meditationen erleben
- Imaginationstraining betreiben[59]
- indigofarbene Kleidung, Lampen, Bilder, beispielsweise das indigofarbene Bild eines Sonnenuntergangs in der Südsee
- Konzentration auf ein Kraftsymbol Ihrer Wahl oder auf das Bild eines Heiligen, eines spirituellen Meisters
- Traumarbeit lernen, zum Beispiel mithilfe geeigneter Bücher und Kurse[60]
- Mantra-Meditation: Wählen Sie ein Wort, einen Satz oder ein Mantra für die höchste Kraft/Gott. Wiederholen Sie dieses Wort oder Mantra in Gedanken immer wieder. Konzentrieren Sie sich dabei auf Ihr Stirnzentrum. Stellen Sie sich dabei vor, dass der Gedanke an die höchste Kraft alle anderen Gedanken und Muster durchschneidet und Sie immer stärker mit der Einen Kraft verbindet. Formeln für diese Methode können sein: „Soham", „Ohm Namah Shivaja", „Adonoi Tsabajoth", „Gott ist Liebe", „Josua" (Jesus), „Vater unser", Ihr eigener Name oder

der Name eines Religionsgründers, spirituellen Meisters oder Lehrers, dem Sie sich sehr verbunden fühlen.

Heute tue ich etwas für mein Stirnzentrum, beispielsweise indem ich einen Abendspaziergang unter dem Sternenhimmel unternehme und mich davon inspirieren lasse.

28.

Meditation für das Wahrnehmungszentrum

Kaufen Sie sich einen blauen Azurit. Ersatzweise können Sie sich auch mit einer Münze aus reinem Gold, einem Lapislazuli oder Bergkristall behelfen oder notfalls auch ohne Hilfsmittel meditieren.

Übung: Legen Sie sich auf den Rücken und den Stein auf Ihre Stirn. Schließen Sie die Augen und stellen Sie sich dabei vor, Ihr Stirnzentrum öffnet sich. In dieser Öffnung nehmen Sie den ganzen Sternenhimmel wahr. Das Bild der Öffnung Ihres Stirnzentrums erinnert Sie vielleicht an die Öffnung der Landestation für Raumschiffe im „Krieg der Sterne" oder bei „Raumschiff Enterprise". Vor Ihnen liegt nun also dieser Sternenhimmel. Doch er ist auch hinter Ihnen und um Sie herum. Spüren Sie diese Weite und verschmelzen Sie mit ihr. Sollten Gedanken kommen, sagen Sie sich: „Jetzt nicht, jetzt bin ich in der Wahrnehmung" und lassen diese Gedanken einfach vorüberziehen. Wenn Sie möchten, richten Sie in dieser Bewusstheit nun die Aufmerksamkeit auf ein Thema, das Sie im Alltag beschäftigt, eine Herausforderung, ein Problem oder eine Frage und beobachten Sie, welche „Antwort" Sie daraufhin erhalten. Der blaue Azurit mit seiner Farbe und Beschaffenheit unterstützt Sie in dieser Meditation, ist aber zur Durchführung nicht zwingend erforderlich.

Heute konzentriere ich mich bei der Meditation auf mein Stirnzentrum und stelle mir dabei einen weiten Sternenhimmel vor. Ich erlebe dankbar die Weite in meinem Bewusstsein und stärke damit mein Wahrnehmungszentrum.

29.

Denken wie ein König, Ihr siebentes Energiezentrum (kosmisches Bewusstsein)

Das siebte Energiezentrum befindet sich an der Schädelspitze, dort, wo der König seine Krone trägt. Aus diesem Grund wird dieses Zentrum in vielen Traditionen auch „Kronenzentrum" genannt. Es ist ebenfalls ein Energiezentrum und zwar mit sehr feinen und allumfassenden Energien. Seiner Funktion kommen wir näher, wenn wir uns mit der Aufgabe eines Königs beschäftigen. Im Altertum wurde der König mit seinem Königreich gleichgesetzt. Im alten China, Indien, Ägypten und auch bei den frühen Römern war das Heil des Volkes mit dem Heil des Königs verbunden. Seine Aufgabe ist es, alle Aspekte seines Königsreichs bewusst und gleichzeitig wahrzunehmen. Im Idealfall denkt ein König ganzheitlich, also holistisch. Bei einem königlichen Menschen gibt es keine Gewinner – Verlierer, sondern nur Gewinner – Gewinner. Die Krone war seit alters her das Zeichen der Anbindung des Königs an das höhere Bewusstsein/Gott, die „Antenne zum Kosmos". Das Kronenzentrum wird mit den Farben Violett oder Weiß assoziiert.

Ist es gestört, zeigt sich dies an Folgendem:

- Abhängigkeit von äußeren Umständen
- allgemeine Disharmonie
- Egozentrik
- fehlende ganzheitliche Perspektive
- fehlende Verbundenheit mit dem Ganzen
- fremde Werte und Normen
- keine Wahrnehmung der eigenen Stimmigkeit
- Man macht sich zum Sklaven von Umständen oder von anderen, statt königlich, das heißt selbstbestimmt zu leben
- Man nimmt alles persönlich
- Moralismus statt wahrer Rückverbindung

- Subjektivität
- Unfähigkeit, ganzheitliche Lösungen zu finden
- Unfähigkeit, sich selbst losgelöst vom Geschehen zu betrachten (Vogelperspektive)
- Vorteilsdenken

Um mein Kronenzentrum zu stärken, sitze ich im Pharaonensitz auf meinem Stuhl. Ich stelle mir vor, eine Krone auf meinem Kopf zu tragen, die mich mit höheren Energien verbindet.

30.

Was Sie noch für Ihr Kronenzentrum tun können

Auch Ihr Kronenzentrum können Sie auf vielerlei Weise unterstützen:

- Advaita-Yoga, Studium der Werke von Eckart Tolle, Ramana Maharshi unter anderem
- Channeling, stammt vom englischen „channel" = Kanal und bedeutet, kosmische/höhere Energien zu kanalisieren; das kann nonverbal geschehen oder auch indem jemand sich mit einer ganz bestimmten Kraft, zum Beispiel mit einem Engel verbindet
- das Vaterunser sprechen und sich gegebenenfalls mit der Bewusstheit über die Energiezentren verbinden[61]
- einen Diamanten tragen
- einen Spaziergang machen und sich darin üben, wertfrei zu beobachten „was ist", reines „Zeuge-Sein"
- in die Stille gehen, Vipassana (Atembeobachtung) oder Zen-Meditation betreiben
- in sich Frieden finden
- Konzentration auf die Facetten eines Brillanten (Meditation)
- Konzentration auf die Schädelspitze
- Meditation über die ursprüngliche Reinheit
- Rosenkranzgebet
- Selbsterkenntnis: sich mit der Frage beschäftigen „wer bin ich wirklich"?
- Versöhnung üben
- Weihrauch als Aromaöl oder Räucherung verwenden
- Weiß, zum Beispiel als Kleiderfarbe, tragen

Heute stärke ich mein Kronenzentrum, indem ich mir bewusst mache, „wer ich wirklich bin". Ich lebe bewusst im Hier und Jetzt. Außerdem erinnere ich mich an einen Augenblick, in dem ich mei-

ne Verbindung zu höheren universellen Kräften deutlich gespürt habe, zum Beispiel in Gebet, Meditation, in der Natur oder bei einer Begegnung.

31.

Meditation für das Kronenzentrum

Ich setze mich auf einen Stuhl. Beim Einatmen stelle ich mir vor, dass goldenes Licht über mein Kronenzentrum durch mich herunterkommt, beim Ausatmen imaginiere ich, dass dunkle Erdenergie in mir aufsteigt. Nach einigen Minuten gehe ich in die Stille und spüre mich selbst und die Verbindung zwischen Himmel und Erde, die ich bin.[62]

Heute lasse ich beim Einatmen kosmische Energie durch mich hereinströmen, mit dem Ausatmen fühle ich, wie Erdenergie durch mich aufsteigt. Ich erlebe meine eigene Verbindung zwischen Himmel und Erde und fühle mein Unterstütztwerden durch beide Kräfte.

AUGUST –

EINE POSITIVE

GEISTESHALTUNG FÖRDERT IHR

FITNESSBEWUSSTSEIN

1.

Lebensziele fördern eine drahtige Figur

Unsere Nahrung ist das, womit wir uns ernähren. Wenn wir feststellen, dass unsere Figur erheblich von unserer Traumfigur abweicht, einfach weil wir ein paar Pfunde zu viel auf die Waage bringen, lohnt es sich, darüber nachzudenken, ob wir uns optimal ernähren, und wenn nicht, warum wir es nicht tun.

Die folgende geistige Fehleinstellung finden wir in vielen Fällen der Adipositas (Fettsucht) vor: Das Essen stellt eine Sucht, eine Ersatzbefriedigung für etwas anderes dar, das einem fehlt Folge: Man isst zu viel und das Falsche („Fresssucht"), was als Fett abgespeichert wird. Man frisst seinen Ärger in sich hinein, lässt sich gehen (Resignation), man nimmt süße, gehaltlose Nahrung zu sich. Das, was gegessen wird, kann nicht ausgeschieden werden, deshalb kapselt der Körper es in Fettdepots ein. Psychisch hängt Adipositas zusammen mit:

- Abhängigkeit (von einem Menschen oder einer Sache)
- Selbstmitleid, Lebensunlust
- Frustrierender/en Beziehung/-en
- unterdrückter Wut
- fehlendem Interesse an mir, am Leben bzw. am anderen
- Verlust der Lebensperspektive
- Das Leben bietet keine aufregende, vitalisierende Nahrung, sondern erscheint uninteressant, langweilig und kann nur durch Geschmacksfreuden ertragen werden

Indem Sie eine „gehaltvolle" Lebensausrichtung finden, die Sie vitalisiert und Ihre Souveränität sich entfalten lässt, beugen Sie der körperlichen und geistigen Adipositas vor. Gut tut hier alles, was zur Entschlackung beiträgt, auch wenn dann dabei der eine oder andere emotionale Müll hochkommt, der dann prozessiert gehört.

Heute frage ich mich, ob ich eine Lebensausrichtung habe und ob sie mich vitalisiert und mir ein gehaltvolles Leben ermöglicht. Ist dies nicht der Fall, finde ich eine solche Lebensausrichtung und vitalisiere dadurch mein ganzes Sein inklusive meiner Figur.

2.

Johannisbeeren, Stachelbeeren, Aprikosen und Pfirsiche – anregend für Drüsen und Gehirn

Bevor wir uns in diesem Monat weiterhin der positiven Geisteshaltung und ihrer wohltuenden Wirkung auf Vitalität und Fitness widmen, wollen wir zuerst die wunderbaren fitnessfördernden Früchte genießen, die wir noch in den Regalen finden:

- **Johannisbeeren, die Vitaminbomben:** halten die Gefäße elastisch und schützen so vor Arteriosklerose und Schlaganfall, wirken blutreinigend, entgiftend, antibakteriell, stärken die körpereigenen Abwehrkräfte (Immunsystem), regen die Verdauung (Peristaltik) an, helfen bei akutem Durchfall durch Vernichten von Kolibakterien, sind harntreibend, helfen bei Rheuma und Gicht. Sie enthalten viel Vitamin B und C, viele Flavone, viel Kalium, Calcium, Eisen, Zitronensäure, Pektin, Phosphor und andere Mineralien. Rote Johannisbeeren fördern besonders die Zell-, Gehirn-, Drüsen- und Stoffwechselfunktion, unterstützen die Leber, kräftigen das Zahnfleisch und helfen bei Zahnfleischbluten, während weiße mehr Kalium und schwarze mehr Pektin enthalten.
- **Stachelbeeren, die Gehirnnahrung:** enthalten Magnesium, wirken immunstärkend, vorbeugend gegen Infektionen, stimulieren Muskeln und Nervensystem, sind verdauungsfördernd, gut für Haare und Nägel, enthalten viel Vitamin C, Silicium, Zitronensäure, Calcium, Kalium und Pektin.
- **Aprikosen, die Schilddrüsenspezialisten:** sind hilfreich bei Störungen der Haut und der Schleimhäute, bei Schilddrüsenkrankheiten, Leberstörungen, Blutarmut, enthalten Eiweiß, Kohlenhydrate, Natrium, Kalium, Calcium, Phosphor, Eisen, Vitamin B1, B2, Nikotinsäure. Hoher Vitamin-A-Gehalt.

- **Pfirsiche, Nektarinen, die Nierenspezialisten:** wirken nieren-anregend (entwässern den ganzen Körper, entlasten so Lunge, Herz und Kreislauf), sind „Blutreiniger", stärken das Immunsystem, besonders bei Erkältungen, enthalten Magnesium, Carotine, Flavone, Enzyme (verdauungsanregend und stoffwechselregulierend), reichlich Vitamin A, B, C, Calcium, Kalium, Magnesium, Natrium, Eisen, Zink und sind gut für Haare und Augen.

Heute nehme ich Johannisbeeren, Stachelbeeren, Aprikosen oder Pfirsiche zu mir und genieße ihre anregende Wirkung bewusst und im rechten Maß.

3.

Weintrauben und Traubensaft stärken Blut, Nerven und Muskeln und sind ein rascher Energiespender

Trauben enthalten viel Vitamin B1, B2, B3, B6, C, Betacarotin, Magnesium, Kalium und Enzyme und erweisen sich deshalb als wahre Wohltat für die Nerven und generell für die Gesundheit. Sie enthalten bis zu 20 Prozent fruchteigenen Zucker und wirken deshalb konzentrationsfördernd und stimmungshebend. Ihr hoher Kaliumgehalt macht sie bei Sportlern sehr beliebt. Sie sind gut für den Kreislauf, sehr gut für das Herz, besonders die roten Trauben wegen des durchblutungsfördernden Farbstoffs Anthocyan. Trauben wirken entsäuernd und damit ausgleichend auf säurebildende Nahrung, entschlacken, stärken das Körperenergiesystem, regen die Leber an und beugen Darminfektionen vor (durch den antibakteriellen Farbstoff Oenin). Die ballaststoffreichen Schalen der Trauben entgiften den Darm und helfen bei Verstopfung. Aufgrund ihres hohen Gehalts an Mangan wirken Weintrauben auch förderlich für die Libido und präventiv gegen Osteoporose. Beliebt sind Trauben auch als Traubensaft oder Traubenkernöl und natürlich auch als Wein.

Heute nehme ich bewusst herzstärkende Trauben oder energiespendenden Traubensaft zu mir.

4.

Blaubeeren, Brombeeren und Pflaumen fördern Herz, Kreislauf und Verdauung

Gerade in dieser Jahrszeit bieten auch folgende Früchte eine hervorragende Möglichkeit, Herz, Kreislauf und Verdauung zu unterstützen:

- **Heidelbeeren/Blaubeeren, die Augenfreunde:** wirken blutbildend, halten die Blutgefäße geschmeidig, besonders im Gehirn, entgiften bei Durchfall und Darminfektionen, töten schädliche Kolibakterien ab, enthalten Vitamin C, Carotine, Myrtillin (ein Farbstoff, der das Wachstum von Krankheitserregern im Darm hemmt und Nachtblindheit sowie der Lichtempfindlichkeit der Augen entgegenwirkt), Eisen, Kalium, Natrium, B-Vitamine und sind reich an Gerbstoffen. Ihre blauen Farbstoffe (Anthocyane) wirken sich sowohl auf den Magen als auch auf die Augen positiv aus. Ein besonderer Vorteil der Heidelbeere liegt in der Förderung der Sehfähigkeit. Britische Soldaten im Zweiten Weltkrieg hatten entdeckt, dass sie nach dem Genuss von Heidelbeeren nachts besser sehen konnten. Eine Studie des Instituts der deutschen Luftwaffe in Fürstenfeldbruck ergab, dass Konsumenten von Heidelbeeren nachts besser sehen können und nicht mehr so stark von entgegenkommenden Autoscheinwerfern geblendet werden. Heidelbeeren schützen die feinen Blutgefäße der Augen vor dem Brüchigwerden und vor Netzhauterkrankungen, Letzteres allerdings nur, wenn man sie in großen Mengen zu sich nimmt.
- **Brombeeren, die Zellspezialisten:** entgiften die Leber, senken Fieber, fördern die Verdauung, sind schleimlösend, blutreinigend und blutbildend, normalisieren die Reizleitungen der Nerven (Ergebnis: Man ist weniger gereizt, wird ruhiger) und den Herzschlag. Brombeeren helfen bei Verdauungsschwäche,

Durchfall und Blasenentzündungen, bei Halsschmerzen, Mandelentzündungen, Nasenbluten, Schnupfen, Bronchialkatarrh, Sodbrennen und Aufstoßen, bei Flechten und Hautausschlägen, enthalten reichlich Vitamin C, Calcium, Kalium, Magnesium, Eisen, Flavone und Ellagsäure (ein Polyphenol mit krebsvorbeugender Wirkung).

- **Pflaumen und Mirabellen, die Darmspezialisten:** sind gut für die Verdauung , helfen beim Abtransport von Giftstoffen aus dem Darm, wirken fiebersenkend, regen die Speicheldrüsen sowie die Magensaftproduktion an, sind appetitanregend (wegen Pflaumenfruchtsäuren), empfehlenswert bei Kreislauf-, Nieren-, Leber-, Rheuma- und Gichterkrankungen (da salzarm), enthalten Carotine, Vitamin B1, B2, reichlich Eisen, Kupfer, Zink, Kalium, Natrium, Phosphor, Calcium und Anthozyane. Sie sind auch als Trockenpflaumen mit hohem Fruchtzuckergehalt und viel Pektin begehrt.

Tipp: Die etwas harten Pflaumenhäute enthalten schwer verdauliche Zellulose, die Gärungen provozieren kann, daher soll man es mit dem Essen roher Pflaumen (möglichst überreif) nicht übertreiben und keine Flüssigkeit dazugeben!

Heute genieße ich die wohltuende Wirkung von Blaubeeren, Brombeeren oder Pflaumen.

5.

Engagiert leben – von vitalen Vorbildern lernen

Ein schönes Beispiel für Vitalität im Alter liefert Johannes Heesters, mittlerweile deutlich über 100 Jahre alt. Befragt man seine um fast 50 Jahre jüngere Frau, Simone Rethel, wie es „Joopie" schafft, in diesem Alter noch Schauspielauftritte zu absolvieren, antwortet sie: „Es ist nicht Glück, es ist das disziplinierte Trainieren von Körper und Geist. Erfolge spornen ihn an. Joopie hat sich seine Neugier aufs Leben bewahrt und wir genießen das Leben gemeinsam. ‚Dafür bin ich zu alt', diesen Satz gibt es bei Joopie nicht. Joopie geht zweimal die Woche ins Fitnessstudio, schwimmt täglich, macht Gymnastik. Mit 87 Jahren hat er das Rauchen aufgehört, so langsam müsse er etwas für seine Gesundheit tun."[63]

Ein weiteres Beispiel für Vitalität und Gesundheit lieferte Dr. Norman Walker. Er wurde 116 Jahre alt, sein letztes Buch schrieb er mit 112 Jahren. Bis zu diesem Zeitpunkt fuhr er auch noch täglich Fahrrad. Dr. Walker führte seine Langlebigkeit unter anderem auch auf seine gesunde Ernährung zurück. Er plädierte für den Genuss von Salaten, Obst, frisch gepressten Säften, reinem Wasser und für den weitgehenden Verzicht auf Fleisch. Seine Ernährungslehre wurde weltbekannt.[64]

Immer wieder entdecken wir, dass Menschen jenseits der Lebensmitte sich aufgrund einer Liebe oder eines neuen Engagements merklich verjüngen und den Alterungsprozess abbremsen, manchmal sogar ein wenig rückgängig machen können – warum nicht auch Sie?

Heute tue ich etwas für meine Verjüngung, indem ich aktiv am Leben teilnehme und das lebe, was in mir lebendig ist.

333

6.

Weitere Informationen über die Kraft positiver Leitbilder

In den USA gibt es das Sprichwort: „If HE can do it – I can do it!" (Auf Deutsch: Wenn ER es kann, kann ich es auch!) Wir wissen aus dem Gleichnis vom 100. Affen dass positive Resultate, die jemand bereits vor uns erzielt hat, leichter nachzuahmen sind.[65] Deshalb sind positive Leitbilder so wichtig. Dies gilt besonders auch für den Bereich der Fitness. Wir haben bereits erwähnt:

- Johannes Heesters, der als über 100-Jähriger noch auf der Bühne steht
- Dr. Norman Walker, der Ernährungspapst, der 116 Jahre alt wurde

Doch dies sind kein Einzelfälle. Nachfolgend weitere Leitbilder:

- Charlie Chaplin wurde noch mit über 70 Jahren Vater
- George Foreman, der mit über 40 Jahren noch einmal Boxweltmeister wurde
- Leni Riefenstahl erlernte im Alter von 90 das Tauchen
- Luis Trenker ging noch mit 96 Jahren zum Bergsteigen
- Marika Rökk hat noch mit 80 Jahren auf der Bühne getanzt und Überschläge gemacht
- Mick Jagger und seine Rolling Stones begeistern noch mit über 60 Jahren ihre Fans
- Pablo Picasso zeugte ebenfalls mit über 70 Jahren noch ein Kind
- Reinhold Messner besteigt den Mount Everest ohne Sauerstoffgerät
- Tina Turner, begeistert durch ihren Sexappeal auf der Bühne, obwohl sie über 60 Jahre alt ist

Indem wir uns positive Leitbilder bewusst machen, richten wir uns auf das Mögliche aus und verwirklichen das für uns scheinbar Unmögliche.

Heute frage ich mich, wer aus meinem Bekanntenkreis oder von bekannten Persönlichkeiten für mich ein Leitbild an geistiger, seelischer und körperlicher Fitness darstellt. Ich wähle ein positives Leitbild, das mich zur Fitness anregt.

7.

„Geht nicht" gibt es nicht

Wann immer Sie denken, dass etwas nicht möglich sei, sind Sie in einem Widerstand. Shakespeare sagte einmal: „Der Zweifel ist der Verräter des Guten, das wir erringen würden, wenn wir den Versuch nicht fürchteten!"

Tipp: Statt nach Argumenten zu suchen, warum etwas nicht klappen kann, zum Beispiel Sie nicht mehr jugendlich und vital sein können, Gesundheit schwer zu erhalten ist, Beruf und Fitness schwer zu vereinbaren sind, finden Sie Beispiele auf der Welt für Menschen, die genau das Erstrebenswerte bereits geschafft haben.

Wenn Sie beispielsweise glauben, dass ein anstrengender Beruf und Fitness schwer unter einen Hut zu bekommen wären, nehmen Sie sich ein Beispiel am ehemaligen US-Präsidenten Bill Clinton, der jeden morgen joggt.

Wenn Sie glauben, dass Sie mit 70 Jahren zu alt seien, um Sport zu treiben, finden Sie vielleicht in der weiteren Verwandtschaft einen Menschen, der mit 74 Jahren noch Tennisturniere spielt (und auch noch gewinnt).

Wenn Sie glauben, dass Sie mit 80 Jahren nicht mehr bergsteigen können, nehmen Sie sich ein Beispiel an Luis Trenker oder einer Nachbarin, die mit über 80 Jahren noch regelmäßig auf die Berge steigt.

Wenn Sie glauben, dass Religiosität und ein erfülltes Liebesleben nicht zusammenpassen können, entdecken Sie vielleicht das Beispiel des Australiers Barry Long, der genau diese Kombination auf eine seriöse Weise lehrt und unterrichtet.

Orientieren Sie sich nicht an dem Mittelwert von Statistiken, denn sie geben lediglich den Durchschnittsmenschen wieder.

Vielleicht möchten Sie sogar das Bild eines Menschen, den Sie als besonders fit erachten, in Ihr Zimmer hängen, damit Sie ständig daran erinnert werden, dass diese Qualitäten auch in Ihnen schlummern.

Übung: Beantworten Sie die folgenden Fragen, am besten schriftlich: Was sind Ihre drei größten Vorbilder? Warum? Und wofür sind sie Vorbild?

Heute frage ich mich, was ich gerne auf dem Gebiet der Fitness verwirklichen möchte, und suche mir ein Vorbild für genau dieses Ziel. Vielleicht hänge ich mir sogar ein Foto dieses Menschen in mein Zimmer.

8.

Das Gesetz des Lernens

Eine große Hilfe für den Umgang mit unserem Körper erfahren wir, wenn wir das Leben als eine Art Schule und die Befindlichkeit unseres Körpers als Lehrer betrachten. Es handelt sich beim Leben um ein vollautomatisches Lernsystem. Wir alle lernen durch Versuch und Irrtum. Hierbei erweist sich das Leben als der beste Therapeut, den des gibt – es heilt jeden.

Unsere Aufgabe ist es, die angenehmen Erfahrungen bewusst zu genießen und aus den schmerzhaften wie aus den wohltuenden zu lernen, was für uns funktioniert und was nicht. Schmerz, Versagen und nicht zuletzt auch Krankheit sind dabei spezielle Nachhilfelehrer. Bereits ein beeinträchtigtes Wohlbefinden sollte uns als Information darüber dienen, dass in der eigenen inneren Haltung gerade etwas zu korrigieren ist.

Erkennen wir, dass das Leben, wenn wir uns mit ihm anlegen, immer gewinnen wird. Nie hat jemand das Leben besiegt. Wir können nur vom Leben und von unserem Körper lernen, ehe wir an unserem Hochmut zerbrechen. Indem wir das Leben als Verbündeten akzeptieren, werden wir immer stimmiger für uns selbst, wir werden immer „fitter" im Sinne des englischen Wortes „to fit" = passen.

Das „Gesetz des Lernens" gibt uns eine gute Botschaft mit auf den Weg: Das universelle wie das individuelle Endziel kann immer nur etwas Positives sein. Für die eigene Fitness und – falls erforderlich – die eigene Genesung ist es deshalb notwendig, dem in der jeweiligen Lebenssituation zu erreichenden Ziel auf die Spur zu kommen. Das bedeutet, wie ein Spurensucher den Weg zu finden, der uns zu dem bringt, was das Leben von uns erwartet.

Heute mache ich mir meine Lebenssituation bewusst und frage mich:

1. *Wie ist die Situation, in die mich das Leben und mein Körper momentan gestellt haben?*
2. *Was erwarten das Leben und mein Körper in dieser Situation jetzt von mir?*

9.

Angesichts von Versuchungen innehalten

Fit zu sein bedeutet auch, im Leben wach und bewusst zu sein. Das Leben und der Körper als Partner sprechen permanent zu uns durch ihre Botschaften. Wenn wir bewusst im Hier und Jetzt sind, werden wir mit der Sprache des Lebens immer bewusster umzugehen wissen.

Dies gilt besonders für Versuchungen. Durch sie werden wir mit Gelegenheiten oder Gedankenimpulsen konfrontiert, die nicht zu unserem Wertmaßstab passen, jedoch einen kurzfristigen Vorteil versprechen. Versuchung kann ungesunde Nahrung sein, das Eingehen einer ungesunden Beziehung, ein dubioser Job, der schnelles Geld verspricht. Auch die Tendenz, einen Job oder eine Beziehung hinzuschmeißen, nur weil sie gerade nicht bequem sind, ist eine Versuchung. Versuchungen können auch in unserem Gemüt liegen, in Worten, Emotionen oder Handlungen, die sich zerstörerisch auswirken.

Angesichts von Versuchungen sollten wir innehalten, die eigene Mitte finden und erst dann handeln. „Tu nicht irgendetwas, setz dich hin und sei still" empfiehlt der Buchautor Marshall Rosenberg in diesem Zusammenhang. Indem wir angesichts von Versuchungen zur Bewusstwerdung bereit sind, vermeiden wir unnötigen Schaden an Körper, Geist und Seele.

Wenn wir uns dann unserer Selbst voll bewusst sind und feststellen, dass wir der Versuchung nachgeben müssen, können wir das immer noch tun, aber wir tun es dann bewusst und sind auch bereit, die Folgen zu tragen.

Heute mache ich mir bewusst, welchen Vorteil es bedeutet, angesichts von Versuchungen innezuhalten und „nichts" zu tun. Ich verdeutliche mir auch mindestens eine Situation, in der ich einer Versuchung bewusst widerstanden habe und was an Positivem daraus erwachsen ist.

10.

Die „innere Führung" bewusst im Alltag nutzen

Um stimmig zu leben, sollten wir bereit sein, das (aus Sicht der Naturgesetze) Stimmige zu tun. Dann kann es zwar immer noch passieren, dass wir mit Folgen der Vergangenheit konfrontiert werden, aber wir befinden uns auf einem guten Weg. *Beispiel:* Ich entscheide mich dafür, die Straßenverkehrsordnung zu beachten. Trotzdem erhalte ich nach einigen Tagen eine Verwarnung wegen einer Tempoüberschreitung, die ich in der Vergangenheit begangen habe.

Belohnungen vom Leben, also Situationen, in denen uns die Arbeit mühelos von der Hand geht und die Dinge leicht und frei fließen, lassen hingegen darauf schließen, dass wir in Kooperation mit dem Leben sind. Manche Menschen sprechen in diesem Zusammenhang auch von der „inneren Führung".

Wenn wir „innere Führung" erleben, beginnen unsere Zweifel zu schweigen und wir haben das Empfinden, in uns richtig und stimmig zu sein. Deshalb ist es so hilfreich, sich immer wieder auf die innere Führung zu besinnen. Eine Brücke zur inneren Führung bietet unsere Intuition. Doch auch wer nicht mit Intuition begabt ist, vermag Stimmigkeit anzustreben. Bereits Goethe schrieb: „Wer ewig strebend sich bemüht, den können wir erlösen!"

Heute achte ich einmal ganz bewusst auf meine innere Führung. Darüber hinaus mache ich mir eine Situation in meinem Leben bewusst, in der ich innere Führung als positiv erlebt habe.

11.

Seelische Schwächen in Stärken umwandeln

Jede seelische Belastung oder Fehlhaltung führt zu einem Energieverlust, der den Körper belastet. Gerade hinter Depression oder Lebensunlust steckt die Botschaft, die zu einer Änderung im Verhalten oder in der Einstellung auffordert. In dem Fall muss man entweder die Situation oder seine Einstellung verändern. Oettingen sagte einmal: „Herr, gib mir die Kraft, zu ändern, was zu ändern ist, zu akzeptieren, was nicht zu ändern ist, und die Weisheit, das eine vom anderen zu unterscheiden!"

Wenn meine Schwäche beispielsweise in der Nachgiebigkeit liegt, werde ich erleben, dass andere permanent meine Grenzen überschreiten, mich ungefragt in ihr Leben einplanen, ich den Duckhansel mache und eines Tages feststelle, dass ich keine Energie zum Leben und Arbeiten mehr habe. Mein Immunsystem ist geschwächt und ich fühle mich um Jahre gealtert. In dem Fall sollte ich mir meine wahren Bedürfnisse bewusst machen (gegebenenfalls in einem Exerzitium), sie kommunizieren und leben. Denn wir sind nicht auf der Welt, um als Sklaven des Schicksals vor uns hinzusiechen. Doch dies soll nicht zum anderen Extrem, der Härte, auffordern. Ich brauche die unbestechliche Mitte, wie sie sich sehr schön in der Tarotkarte „Gerechtigkeit" ausdrückt.

Heute mache ich mir einmal bewusst, in welchem Lebensbereich ich eine seelische Schwäche habe und wie ich sie in eine Stärke umwandeln kann.

12.

Sich in puncto Sturheit, Lügen und „Stehlen" überprüfen

Die Hauptursache von Krankheit können wir an drei Punkten festmachen:

- **Sturheit:** Ich bin nicht bereit, von der Krankheit zu lernen, sondern will mich weiter so verhalten, wie ich es immer getan habe.
- **Lügen:** Ich mache mir und anderen etwas vor, bin weder ehrlich gegenüber anderen noch zu mir selbst. Besonders wenn ich gefragt werde, wie es mir geht, täusche ich über das, was mich wirklich bewegt, hinweg.
- **Stehlen:** Ich eigne mir Verhaltensweisen, Gedanken, Identifikationen an, die nicht meine eigenen sind. Ich habe nicht den Mut, mein wahres Selbst zu leben.

Drei Schlüssel zur Gesundheit finden wir, wenn wir die drei Verhaltensweisen umdrehen:

- **Lernbereitschaft:** Ich bin bereit, die vom Leben geforderten Veränderungen auch wirklich zu vollziehen. Besonders bin ich bereit, meine Mitmenschen und meine Lebensumstände aus Negativprojektionen zu entlassen und in einem positiven Licht zu sehen.
- **Ehrlichkeit:** Ich bin ausschließlich an der Wahrheit interessiert und suche sie im Kontakt mit mir und mit anderen.
- **Freigiebigkeit:** Ich gebe das, was ich bin, freudig, ich gebe aus meinem Inneren heraus, ohne auf Belohnung oder Dank zu hoffen.

Heute mache ich mir drei Schlüssel zur Gesundheit bewusst: Lernbereitschaft, Ehrlichkeit und Freigiebigkeit.

13.

Energiegewinn durch richtige Entscheidungen

Wir stehen in einer ständigen Wechselwirkung mit den Naturgesetzen. Eigentlich ist das Gesetz ganz einfach: Durch richtige Entscheidungen gewinnen wir Energie, falsche Entscheidungen kosten uns Energie. Durch ständiges Bemühen um Stimmigkeit erreichen wir steigende Harmonie, Geborgenheit, Liebesfähigkeit und Fitness. Bequemlichkeit, Nachlässigkeit und Fehler hingegen führen zu Energieverlust und zu physischen und psychischen Symptomen.

Innerhalb der Energien müssen wir allerdings zwischen solchen unterscheiden, die trügerischen schnellen Gewinn versprechen, und solchen, die sich dauerhaft als energiespendend erweisen.

Beispiel: Bei der Nahrung erleben wir etwa, dass Zucker schnelle Energie liefert, aber auch schnell wieder verbrannt wird. Hochwertige Nahrungsmittel sind möglicherweise schwerer verdaulich, bringen jedoch einen langfristigen Energiegewinn. Noch extremer ist das Ganze bei Drogen, die einen Rausch erzeugen, der aber seine negativen Nachwirkungen („Kater") hat.

Heute mache ich mir einmal bewusst, durch welche Art von Entscheidungen ich in meinem Leben Energien verloren und durch welche ich gewonnen habe. Worin lag der Unterschied? – Heute wähle ich für mich stimmige Entscheidungen und gewinne dadurch im Jetzt.

14.

Was macht mein Leben lebenswert?

Jedes Leben hat seinen Sinn und seinen Inhalt, doch viele Menschen bemerken dies nicht einmal. Lebenssinn und Lebenserfüllung sind von Mensch zu Mensch verschieden, weil wir Menschen ganz unterschiedliche Individuen sind. Vier Fragen sollten Sie sich heute stellen:

• Wofür lohnt es sich zu kämpfen?
• Wofür lohnt es sich zu sterben?
• Wofür lohnt es sich zu leben?
• Was macht mein Leben lebenswert?

Am besten ziehen Sie sich zur Beantwortung dieser Fragen in Ihr stilles Kämmerlein zurück. Halten Sie die Antworten schriftlich fest. Dann wissen Sie, was Ihnen wichtig ist – und können sich entsprechend einrichten.

Heute mache ich mir einmal bewusst: Was macht mein Leben lebenswert? Aus der Beantwortung dieser Frage ziehe ich Kraft und Motivation für mein Leben.

15.

Belastende Überzeugungen durch realistische positive Überzeugungen ersetzen

Viele Menschen belasten ihren Körper und ihr Energiesystem, indem sie an irrigen Argumenten, Meinungen, Vorstellungen und Überzeugungen festhalten. Die eigene Lebensenergie kann sich nicht frei durch den Körper entfalten, da sie durch geistige Fehlhaltungen irregeleitet wird.

Erziehung, Umwelt, Partner – von überallher werden wir mit Meinungen bombardiert. Einige davon mögen für uns stimmig sein, andere aber eher fatal. Wenn wir uns durch falsche Überzeugungen beeinflussen lassen, bleiben diese falschen Argumente im Gedächtnis gespeichert. Die Psychologie spricht hier von einem „Vordenker" oder auch einem „praecox".

Beispiel: Ein Junge wurde permanent von seinem Vater mit dessen Meinungen konfrontiert. Da er seinem Vater in Diskussionen stets unterlegen war, übernahm er mehr und mehr dessen Meinungen. Später entdeckte er, dass er das Leben führte, dass sein Vater für richtig hielt. Die Abweichung von seinem eigenen Lebensplan schuf allerdings ernstzunehmende Krankheiten. Erst als er bereit war, die gelernten Überzeugungen zu hinterfragen, erlebte er die geistigen Öffnungen, die ihm die Zufuhr frischer Lebensenergie und neuer Vitalität ermöglichten.

Eine einfache Möglichkeit, um belastenden Prägungen auf die Spur zu kommen, liegt darin, den folgenden Satz zu ergänzen: „Das Leben ist ...". Gehen Sie dann die Liste durch und erkennen Sie, dass vieles, was Sie aufgeschrieben haben, keine absolute Realität, sondern Glaubenssätze, persönliche Überzeugungen sind. Wandeln Sie belastende Glaubenssätze ins Positive um, aber so, dass sie für Sie noch glaubwürdig sind. Wenn Sie also bisher gedacht haben

„das Leben ist hart", erscheint es unglaubwürdig, zu denken „das Leben ist leicht". Der Gedanke, „das Leben ist manchmal hart, manchmal aber auch wunderschön", erscheint dagegen glaubwürdiger und als sinnvolle Brücke hin zu noch besseren Überzeugungen.

Heute mache ich mir bewusst, wie ich über das Leben denke, und falls meine Gedanken über das Leben negativ sind (zum Beispiel „das Leben ist hart"), lasse ich diesen Glaubenssatz los.

16.

Einfühlsames Zuhören

Einfühlsames Zuhören bedeutet, mit dem Herzen zu hören. Saint-Exupéry schrieb einmal: „Man sieht nur mit dem Herzen gut!" Das Gleiche gilt auch für das Hören: „Man hört nur mit dem Herzen gut!" Einfühlsames Zuhören kann gesundheitsfördernde Wirkung haben und zwar für Sie selbst wie für den anderen. Wenn Sie jemand anderem einfühlsam zuhören, werden Sie einen Freund gewinnen. Der andere erlebt, dass Sie wirklich an ihm interessiert sind, und dies wird ihn glücklich machen. Er wird eher bereit sein, sich für Sie einzusetzen, als wenn Sie nicht bereit sind, ihm Ihre Aufmerksamkeit zu schenken. Er wird Ihnen weniger Ärger und dafür mehr Freude bereiten – und dies wirkt sich auch positiv auf Ihre Gesundheit aus. Einfühlsam zuhören zu können ist ein Bestandteil der „Bewusstseinsfitness" und hilft Ihnen und anderen beim Überleben.

Andererseits erfahren auch Sie selbst große Erleichterung, wenn Ihnen jemand anderes einfühlsam zuhört. Ein Sprichwort lautet: „Geteiltes Leid ist halbes Leid, geteilte Freude ist doppelte Freude."

Übung: Suchen Sie sich einen Vertrauten Ihrer Wahl. Machen Sie mit ihm, wenn er dazu bereit ist, die folgende Übung. Teilen Sie dem anderen jeweils 5 Minuten lang mit: „Was mich momentan besonders belastet, ist ..." und: „Was mich momentan besonders glücklich macht, ist ....". Der Zuhörende sollte sich jeglicher Wertung enthalten und sehr viel Raum für Pausen und Nachspüren lassen, sodass Sie in Ihrem Inneren danach suchen können, was für Sie wirklich wichtig ist. Verbinden Sie Ihre Aussagen mit einem tiefen Hinspüren. Jede sollte emotional fühlbar sein und nicht nur aus dem Verstand kommen. Es geht um die geladenen Körper-Verstand-Verbindungen, die Sie aufspüren wollen, das heißt die Themen, die eine besondere (emotionale) Ladung und Lebendigkeit in sich tragen. Die Übung ist also eher wie ein „Angeln": Sie halten die Angel Ihres Bewusstseins in die Tiefe und spüren, welcher Fisch anbeißt, welches Thema und welche Worte hochkommen. Nach 5 Minuten gehen Sie in die Stille. Dann wechseln Sie, der andere teilt Ihnen mit, was ihn momentan besonders belastet. Es geht nicht darum, Lösungen zu finden, sondern lediglich um einfühlsames Zuhören. Das allein kann schon Wunder, in Extremfällen sogar Spontanheilungen bewirken.

Heute teile ich einem Vertrauten mit, wie es mir derzeit geht, und erlaube ihm, das Gleiche mit mir zu teilen.

17.

Die eigenen Gedanken wahrnehmen und transformieren

Ihre Gedanken und Ihre Befindlichkeit hängen unmittelbar miteinander zusammen. Auch wenn Verstand und Körper zwei Dinge sind, so sind sie doch miteinander verbunden. Körperliche Sensationen beeinflussen Ihr Denken und Ihr Denken beeinflusst Ihre Befindlichkeit. Da herrscht eine Wechselwirkung. Gedanken können unsere Gesundheit fördern oder uns kränken und dies unabhängig davon, ob sie von anderen kommen oder von uns selbst. Hierbei sind es nicht die Gedanken selbst, die uns beeinflussen, sondern die Resonanz, die wir darauf haben, also an welchen Gedanken wir (uns) festhalten. Belastende Gedanken belasten Körper, Geist und Psyche, während freudvolle Gedanken uns gut tun.

Übung: Gehen Sie in die Stille und nehmen Sie Ihre Gedanken wahr. Nehmen Sie wahr, wie es Ihnen geht, und teilen Sie es gegebenenfalls mit einem anderen Menschen. Es geht dabei nicht darum, sich über sich oder jemand anderen zu beschweren, sondern darum, die Dinge auszudrücken, die Ihr Herz und Ihr Gemüt belasten oder erfreuen. Beginnen Sie mit dem Belastenden. Nach einigen Minuten wechseln Sie. Danach gehen Sie zum Freudvollen über. Sie werden erleben, dass allein durch einfühlsames und nicht wertendes Zuhören Ihres Freundes Ihr System entlastet wird, Ihr Körper Erleichterung erfährt. Gallensteine sind beispielsweise oft nichts anderes als nie ausgedrückter und nie wirklich gehörter Groll und Ärger. Sobald jemand anteilnehmend zuhört, wird es Ihnen besser gehen. Achten Sie darauf, dass Ihr Gesprächspartner nicht selbst ein Betroffener ist. Wenn Sie also beispielsweise unter Partnerschaftsproblemen leiden, sollten Sie diese Übung nicht mit Ihrem Partner, sondern mit jemand anderem machen. Oft haben sogar Menschen, mit denen Sie in keiner direkten Beziehung leben, mehr Verständnis für Sie. Wie sagte einmal ein Buchautor: „Beziehungen sind zum Lernen da, für das Vergnügen und um verstanden zu werden, hat man die Affären!" Sollten Sie die große Ausnahme erleben, mit Ihrem Partner alles teilen zu können, ohne dass Ihre Beziehung darunter leidet, ist es natürlich etwas besonders Wertvolles, sich mit ihm in dieser Form auszutauschen.

Heute nehme ich meine belastenden und auch meine freudvollen Gedanken wahr und gehe liebevoll mit ihnen um.

18.

Mentale Fitness: die Aufmerksamkeit auf das Positive umlenken

Wohin Sie Ihre Aufmerksamkeit richten, dahin fließt die schöpferische Energie. Wenn Sie also permanent Ihre Aufmerksamkeit auf Symptome, Probleme und Mängel richten, werden Sie ein Leben lang Symptome, Probleme und Mängel erleben. Richten Sie Ihr Bewusstsein hingegen auf Chancen und Möglichkeiten, werden Sie eher das Positive erleben.

Dies bedeutet nicht, dass Sie das Negative verdrängen sollen. Es ist völlig in Ordnung, es *wertfrei* wahrzunehmen. Nehmen Sie wahr, „was ist". Indem Sie Ihren Widerstand gegen das, „was ist", aufgeben, nehmen Sie dem Negativen seine Macht über Sie. Erleben Sie, „was ist". Und dann, wenn Sie es voll zur Kenntnis genommen haben, lenken Sie das Bewusstsein um auf das, was Sie „stattdessen" erleben wollen. Sagen Sie sich: „Das ... (Problem) hätte ich gern so ... (Lösung)."

Beispiel: Sie sind ohne ersichtlichen Grund nervös. In dem Fall nehmen Sie die Nervosität bewusst wahr, dehnen sich in Gedanken in ihr aus und konzentrieren sich dann auf das, was Sie *statt* der Nervosität erleben möchten, beispielsweise Ruhe. Halten Sie Ihr Bewusstsein auf das Positive gerichtet und Sie werden erleben, dass die Dinge sich dann zum Positiven hin ausrichten. Hier noch einmal die drei Schritte:

1. Wahrnehmen, was momentan los ist (Bewusstmachung)
2. Den Widerstand gegen das Unerwünschte aufgeben (Ausdehnung)
3. Die Aufmerksamkeit auf das verlagern, was Sie „stattdessen" erleben wollen, und dort halten (Umlenkung)

In der Schnellmethode lässt sich diese Vorgehensweise in einem Satz zusammenfassen: „Dies ... (1) hätte ich (2) gern so ... (3)!"

Wann immer mich heute etwas stört, mache ich mir bewusst, was los ist, nehme es wertfrei wahr und richte dann mein Bewusstsein auf das Gute, das ich „stattdessen" erleben möchte.

19.

Fit durch Ehrlichkeit

Forschungen zeigen, dass Unehrlichkeit unser Immunsystem belastet. „Wer lügt, braucht ein gutes Gedächtnis" sagt man. Klar, man muss sich ja merken, wem man wann was erzählt hat. Wer lügt, erzeugt auch Gedankenformen, die nicht gerade gesund sind. Das, was aus dem Inneren der eigenen Seele aufsteigen möchte, wird abgebremst, verfälscht, mundgerecht gemacht. Ehrlichkeit hingegen verfügt über ungeheure Vitalkraft. Dabei sollten wir unsere Wahrheit natürlich dem anderen hinhalten wie einen Mantel, in den er hineinschlüpfen kann, und sie ihm nicht wie einen nassen Lappen um die Ohren schlagen. Doch dies ist mehr eine Frage der Form. Folgende Fragen zeigen, ob Sie ehrlich gegenüber sich selbst – und gegenüber anderen – sind:

- Gehen Sie ehrlich mit Ihren Energien um oder vernachlässigen Sie Ihre Kräfte durch Phlegma, Faulenzerei, Ablenkungen und Zerstreuungen?
- Sind Sie bestechlich? Was würden Sie für Geld tun? Lügen, stehlen oder gar Schlimmeres?
- Wenn Sie über Ihre Lebenssituation, Ihre Kindheit oder über Dritte sprechen, sind Sie dann bemüht, die Dinge objektiv darzustellen, also so, wie ein unbeteiligter Zeuge sie mit der Videokamera aufgenommen hätte, oder dichten Sie stets Persönliches hinzu?
- Wie ehrlich sind Sie gegenüber Ihrem Partner? Sagen Sie ihm, was Sie bewegt, oder halten Sie um des lieben Friedens willen den Mund und führen ein angepasstes, aber selbstdistanziertes Leben?
- Wie ehrlich sind Sie gegenüber sich selbst? Wo und wie machen Sie sich etwas vor?

- Wo verhalten Sie sich unehrlich, indem Sie die Freundschaft mit Menschen pflegen, die Sie in Ihren Lebenszielen weder unterstützen noch weiterbringen und denen auch Sie nicht helfen können?
- Wo verschwenden Sie Ihre wertvolle Lebenszeit, weil Sie anderen schöntun wollen, statt zu sich selbst zu stehen und das zu tun, was Ihnen wichtig ist?

Die vielleicht schönste Möglichkeit der Ehrlichkeit finden Sie im Gebet, wenn Sie der Einen Kraft Ihr Leben zu Füßen legen und aussprechen, wo Sie der Schuh drückt.

Heute bin ich ehrlich zu mir selbst. In der Zwiesprache mit der Einen Kraft oder einem Freund, dem ich vertrauen kann, bekunde ich, wie es mir geht und wie ich mich wirklich fühle.

20.

Tagesschau einmal anders

Wir sehen täglich die Tagesschau im Fernsehen, aber kaum einer betreibt seine eigene Tagesrückschau. Dabei wäre genau sie eine wichtige Hilfe für das eigene Leben. Was nützt es uns, wenn wir wissen, wer wo im Fußball gewonnen hat oder welche Reden im Bundestag gehalten werden, wenn wir das eigene Leben dabei außen vor lassen.

Jeden Abend sollten wir uns bewusst machen, wie wir gelebt haben. Sind wir den eigenen „Standards und Principles" treu geblieben oder gab es Situationen, in denen wir nicht so gehandelt haben, wie es für uns optimal gewesen wäre?

Am besten lassen Sie den Tagesfilm abends noch Revue passieren. Dort, wo Sie nicht optimal gehandelt, geredet oder gedacht haben, bietet sich Ihnen das Geschenk des „mentalen Umerlebens". Dafür stellen Sie sich die jeweilige Situation noch einmal vor, erleben aber dann in der Imagination, dass Sie nunmehr optimal handeln. Dadurch wird das richtige Handeln im Unterbewusstsein verankert, Ihr Handlungsspektrum erweitert sich. Das Ergebnis zeigt sich in einem tiefen Aufatmen, besserer Laune, tieferem Schlaf und einem Fitter-Sein beim Erwachen. Ihre Träume werden besser, Ihre Ausrichtung auf den kommenden Tag kraftvoller und Ihre Handlungen immer stimmiger.

Heute lasse ich den ganzen Tag noch einmal vor meinem geistigen Auge ablaufen. Dort, wo ich nicht optimal gehandelt habe, stelle ich mir vor, wie ich hätte handeln sollen, und verankere die optimale Handlungsweise in meinem Gedächtnis.

21.

Positive Lebensaussichten

Positiv zu denken bedeutet nicht, eine rosarote Brille aufzusetzen und so zu tun, als sei alles zum Besten bestellt, sondern es ist die Gabe, auch im scheinbar Negativen das Positive zu erkennen und entsprechend zu handeln. Das lateinische Wort „positum" ist „das, was ist". Positiv zu sein bedeutet also, das, was ist, zu akzeptieren – und dann darüber hinauszugehen.

Heute lebe ich positiv – indem ich akzeptiere, „was ist", und dann darüber hinausgehe.

22.

Positive Einstellung zur Arbeit

Wer wegen Geld arbeitet, der verdient auch nichts als Geld. Arbeit ist eine Möglichkeit, Freude zu verwirklichen. Hierbei ist es nicht wichtig, *was* Sie tun, sondern *wie*, also mit welchem Bewusstsein Sie Ihre Arbeit verrichten. Wenn Sie ganz in Ihrer Arbeit aufgehen, dann sind Sie im „Flow". Die Arbeit geht Ihnen leicht von der Hand, beflügelt Sie und Ihr Geist und Ihr Körper sind in Einklang mit dem, was Sie tun. Diese Form der Arbeit ist immer spirituell und sinnerfüllend, egal ob Sie das Laub zusammenkehren, Essen kochen, Kinder hüten oder eine Firma managen.

Wenn Ihnen etwas Mühe bereitet, liegt es fast immer an dem Widerstand, den Sie gegen genau diese Tätigkeit in sich haben. Es ist also nie die Arbeit selbst, sondern stets der Widerstand gegen das, was getan werden soll, was Unlustgefühle bereitet. Fit zu sein bedeutet, das, was Sie ohnehin tun müssen, auch gern zu tun. Dies ist eine Frage der Einstellung, des eigenen Ja zur Arbeit. Wenn etwas überhaupt wert ist, getan zu werden, dann ist es auch wert, gut getan zu werden und natürlich auch mit Freude.

Heute tue ich meine Arbeit mit Freude.

359

23.

Positive Lebenserwartung statt resignierender Nostalgie

Um fit und vital zu bleiben, ist eine positive Lebenserwartung unerlässlich. Zu ihr gehört neben dem, was der Volksmund darunter versteht, besonders die Fähigkeit, sich vom Leben „etwas Positives zu erwarten".

Wer nicht glauben kann, dass noch etwas Tolles in seinem Leben geschehen kann, wer meint, die schönste Zeit seines Lebens läge bereits hinter ihm, der belastet unnötig seine Gesundheit. Er glaubt, „ich habe es gehabt" (oder auch nicht), und steht in Gedanken mit einem Bein bereits im Grab. Er lebt seine Restlebenszeit ab wie auf einer Parkbank, statt auf das Gute zu hoffen, das vielleicht noch kommt.

Wenn Ihre Kinder bereits aus dem Haus sind, können Sie sich am Heranwachsen Ihrer Enkelkinder freuen oder daran, dass Sie mehr Zeit zum Wandern haben als je zuvor. Sie sollten etwas Schönes haben, an das Sie glauben können, eine freudige Zukunftserwartung, und sich in dieser Richtung bewegen, um Ihre Lebensgeister zu beflügeln. Wenn ich etwas bewerkstelligen möchte, ist dieses Leben genau das Richtige dafür – auf dem Sterbebett ist es dafür zu spät.

Heute mache ich mir bewusst, welche positive Erfahrung oder welches positive Erlebnis noch auf mich zukommen könnte. Was würde mir Freude machen? Welche positive Erfahrung könnte das Leben mir noch bringen? Ich richte mich daran aus und gewinne so die vitale Kraft einer beglückenden Perspektive.

24.

Die Kraft der Dankbarkeit

Dankbarkeit für das, was ist, und Dankbarkeit für das, was war, wirkt sich merklich positiv auf Ihre Gesundheit aus. Wenn Sie etwas Gutes für Ihre Gesundheit tun wollen, dann erinnern Sie sich an all das, wofür Sie dankbar sein können. Die Kraft der Dankbarkeit können Sie übrigens auch in Kursen erfahren, zum Beispiel mithilfe der japanischen Selbsterfahrungsmethode Naikan.[66]

Heute mache ich mir bewusst, wofür ich dankbar sein kann, und erstelle eine entsprechende Liste.

25.

Verzeihen – der Gesundheit zuliebe

Menschen, die in der Lage sind zu verzeihen, erkranken statistisch weitaus seltener an Krebs als Menschen, die an ihren Verurteilungen festhalten. Gesundheitsfördernd sind sich versöhnen, vergessen von Negativem, verzeihen, besser noch: gar nicht erst urteilen.

Heute mache ich mir bewusst, ob ich noch jemanden für etwas verurteile. Falls dies so ist, verzeihe ich ihm, wenn es geht, versöhne ich mich mit ihm und nehme mein Urteil zurück.

26.

Gesund durch Glauben und positive Selbsteinrede

Der renommierte Harvard-Arzt Dr. Herbert Benson ist bekannt für seine Studien und unzähligen Fallbeispiele, die den Wert des Glaubens und der positiven Selbsteinrede dokumentieren.[67]

Anhand eindrucksvoller Fallbeispiele, medizinischer Studien und jüngster Ergebnisse der Hirnforschung belegt Benson die Heilkraft des sogenannten Placeboeffekts, des Glaubens an die Gesundung, und zeigt besonders, wie wichtig der Glaube an Gott in der neuen Medizin sein kann. Allein indem man sich gut zuredet, zu sich selbst sagt „das wird schon gut" oder ähnliche positive Worte verwendet, kann man seine eigene Gesundheit fördern.

Heute spreche ich ein Gebet für meine Gesundheit oder die anderer. Um meine Fitness zu verbessern, rede ich mir gut zu und mache so von der Kraft der positiven Selbsteinrede Gebrauch.

27.

Sport macht erfolgreich

Verschiedene Studien belegen: Sportler sind erfolgsbewusster. Was geschäftlicher Erfolg und Sport gemeinsam haben, sind die Zielorientierung und der Drive. Sport vertreibt die Lethargie. Darüber hinaus verhilft er zu einer „sportlichen Einstellung": sein Bestes geben, unabhängig davon, ob man gewinnt oder verliert. Sportler stecken auch berufliche Niederlagen besser weg, weil sie aus Erfahrung wissen, dass sie mal gewinnen und mal verlieren. Viele Sportarten bergen auch Komponenten in sich, die das Erfolgsbewusstsein koordinieren, fördern und anregen. Beispiele:

- **Ausdauersport** wie Joggen, Radfahren usw. regt dazu an, bis zum Ende durchzuhalten und nicht vorher aufzugeben.
- **Golfen** regt dazu an, das Ziel zu treffen, genauso wie wir unsere privaten und beruflichen Ziele genau treffen, nicht verfehlen dürfen.
- **Kampfsport** regt die Kampfbereitschaft an, die sich, konstruktiv umgesetzt, als Kampf für das Gute, Richtige, Stimmige zeigt.
- **Mann-gegen-Mann-Sport** wie Tennis, regt dazu an, den größten Feind zu besiegen, den man hat, sich selbst (zum Beispiel den inneren Schweinehund), und den besten Freund gewinnen zu lassen, den man hat – ebenfalls sich selbst.
- **Mannschaftssport** regt dazu an, mit anderen gemeinsam zu gewinnen, indem man sich optimal miteinander koordiniert, beispielsweise sich „die Bälle zuspielt" wie beim Fußball, Volleyball, Handball usw. Dieser Teamgeist lässt sich auch auf den Umgang mit Mitarbeitern und Kollegen übertragen.
- **Reitsport** regt dazu an, das Sinnlich-Vitale (Pferd) und das Strukturiert-Mentale zur Zusammenarbeit und Koordination zu bewegen.

Vielleicht motivieren diese Gedanken Sie, „Ihren" Sport einmal mit ganz neuen Augen zu betrachten. Wenn Sie aktiv Sport treiben, sollten Sie angemessen und mit Freude trainieren, im rechten Maß und darauf achten, dass Sie sich nicht überfordern. Doch selbst wenn Sie Sport „nur" als Zuschauer erleben, können Sie daraus positive Kraft für Ihre Erfolgsmotivation ziehen.

Heute suche ich eine Verbindung zu dem Sport, den ich mag, und dem Bewusstsein meines Erfolges. Ich treibe einen Sport, den ich mag, oder beschäftige mich zumindest geistig mit ihm.

28.

Reizarm leben – reich leben

Wir werden heutzutage von Reizen überflutet. Genauso wie wir die Nahrung zu sehr salzen beziehungsweise süßen, genauso lassen wir uns zu sehr von Lebensreizen beeindrucken. Wir können all das, was über Fernsehen, Internet, Werbung, Diskotheken, laute Feste usw. auf uns einströmt, kaum noch verarbeiten. Alle diese Reize verursachen in der einen oder anderen Form Stress in unserem Körper. Die dabei entstehenden Reizüberlastungen und inneren Spannungen schwächen unsere Vitalität und Gesundheit. Reizüberflutung ist gleichbedeutend mit Energieverlust. Es ist, als hätten wir in unserem Körper lauter Löcher, aus denen die Energie heraussickert wie Wasser aus einer Gießkanne. Sich mit Reizen vollzupumpen ist verführerisch, aber oft destruktiv oder zumindest nicht hilfreich.

Indem wir das Maß der Reize, denen wir uns aussetzen, verringern, kommt unser System zur Ruhe. Wir selbst ruhen mehr in uns und können aus einer größeren Zentriertheit und inneren Kraft heraus agieren.

Heute reduziere ich das Maß der auf mich einströmenden Reize, indem ich bewusst entscheide, welche Reize ich auf mich wirken lasse und welche nicht. Beispielsweise reduziere ich merklich meinen Fernsehkonsum oder setze ihn gar auf null.

29.

Gekonnt „nein" sagen statt vegetativer Dystonie

Wer immer wieder „ja" zu den Forderungen anderer sagt, auch dann, wenn es ihm nicht entspricht, sagt damit immer wieder „nein" zu sich selbst. Dadurch ist das ehrliche zwischenmenschliche Zusammenspiel in äußeren Begegnungen verzerrt.

Im Organismus wird dies durch die „vegetative Dystonie" widerspiegelt. Hier ist das Zusammenspiel zwischen Sympathikus und Parasympathikus gestört. Die Folgen können sich in allerlei körperlichen Symptomen ausdrücken wie zum Beispiel in Energielosigkeit, Müdigkeit, Rückenschmerzen usw. Wer immer „sympathisch" sein will, kommt innerlich durcheinander, verscherzt sich sowohl seinen „Sympathikus" wie seinen „Parasympathikus".

Tipp: Das Neinsagen fällt leichter, wenn wir es mit dem Bindewort „und" verbinden statt mit einem trotzigen „aber". *Beispiel:* „Du hast mich gebeten, deinen Hund in Pflege zu nehmen – und meine Antwort ist „nein"!" statt „Du hast mich gebeten, deinen Hund in Pflege zu nehmen – aber meine Antwort ist „nein"!

Heute prüfe ich, wann immer ich um etwas gebeten oder zu etwas aufgefordert werde, ob dies auch für mich stimmt. Falls ich mich zwingen müsste, unterlasse ich es oder finde eine neue, lebensbejahende Einstellung, zu der ich gern „ja" sage.

30.

Ziele und Leistung stimulieren den Sympathikus

Menschen, die einen eher ruhigen Beruf haben, ein ausgeglichenes Leben führen und vielleicht auch viel meditieren, leben ihren Sympathikus sehr wenig. Das Maß, in dem jemand vom Sympathikus oder vom Parasympathikus gesteuert wird, ist individuell unterschiedlich. Doch auch der ruhigste und ausgeglichenste Mensch benötigt eine Anregung seiner Vitalfunktionen.

Der Buddhismus ist eine Religion, die großen Wert auf Ausgleich, Harmonie und Mitgefühl legt, die wir allesamt eher dem parasympathischen Bereich zuordnen können. Interessanterweise gibt es sehr viele Klöster im Fernen Osten, in denen Kampfsport mit der buddhistischen Religion verbunden wird. Möglicherweise wird durch diese Kombination ein Ausgleich zwischen Sympathikus und Parasympathikus geschaffen.

Finden Sie doch heute einmal heraus, ob Ihr Organismus genug vitale Reize und Stimulation erhält. Ab dem 50. Lebensjahr reduziert sich der Stoffwechsel des Menschen erheblich. Damit er in diesem Alter nicht degeneriert, ist es gerade für den Mann, aber auch für die Frau wichtig, aktiv zu bleiben.

Hier sind Ziele und Tätigkeiten wichtig, die mit Disziplin verfolgt und aktiv ausgeübt werden. Das könnte die Teilnahme an einem Stadtlauf sein, ein wöchentliches Tennismatch, der regelmäßige Gang ins Fitnessstudio oder auch ein Abenteuerurlaub.

Heute tue ich etwas für meinen Sympathikus. Ich suche eine angemessene Stimulation, beispielsweise indem ich mir ein ganz konkretes sportliches oder berufliches Ziel setze, das mich begeistert und für das ich mich einsetze.

31.

Entspannung und Beschaulichkeit unterstützen den Parasympathikus

Gerade Menschen, die im Leben auf der Überholspur unterwegs sind, benötigen auch Oasen der Ruhe und Entspannung. Menschen, die viel schaffen und demzufolge auch oft „geschafft sind", müssen sich immer wieder regenerieren, damit sie nicht degenerieren.

Bereits der Besuch einer Sauna oder eines Dampfbades wirkt sich entspannend auf den Organismus aus. Wir müssen lernen, dass es völlig in Ordnung ist, einmal „nichts" zu tun. Regeneration beginnt mit einem Auf-sich-selbst-Hören. Wenn wir nach der Arbeit nach Hause kommen, ist es nicht notwendig, den ganzen Abend lang den Fernseher laufen zu lassen. Wir können stattdessen auch ein Räucherstäbchen anzünden und die wundere Atmosphäre genießen, die es verbreitet. Wir können klassische Musik auflegen und in die Musik tief eintauchen. Wir können auch einfach nur in den Himmel hinausschauen und den Wolken zusehen.

Heute gestalte ich den Abend entspannend und erholsam, damit ich mich dabei regenerieren kann.

September –

Selbstheilung aktiv

1.

Sich selbst um die eigene Fitness kümmern

Wir befinden uns in einem Umbruch, einer Zeit, in dem der Einzelne die Möglichkeit hat, sich über das Internet und über Bücher wie dieses darüber zu informieren, wie er selbst die Verantwortung für seine Gesundheit übernehmen kann. Es nützt einem Menschen wenig, wenn auf seinem Grabstein steht, er habe immer getan, was ihm sein Arzt empfohlen habe. Damit soll nicht der positive Beitrag der Ärzte zu unserer Gesundheit geleugnet werden, sondern es geht heute für uns alle um mehr Selbstverantwortung, darum, „mündige Patienten" bzw. „mündige Gesundheitsteilnehmer" zu werden.

In seinem Werk „Die Krankheitserfinder. Wie wir zu Patienten gemacht werden"[68] beschreibt Jörg Blech unheilvolle Verflechtungen zwischen Pharmaindustrie und Ärzteschaft. Blech dokumentiert, dass viele Krankheiten gar keine sind, sondern lediglich dem Absatz von Medikamenten dienen. Es kann sogar vorkommen, dass *durch* eine Behandlung aus einem harmlosen Zipperlein ernstzunehmende Krankheiten werden. Hinzu kommen oft unnötige Kosten und Belastungen, die dadurch entstehen, dass die teuren Diagnosegeräte der Ärzte auch ausgelastet sein müssen, also öfter geröngt, „kerngespint" oder „gescannt" wird als eigentlich notwendig.

Tipp: Übernehmen Sie Eigenverantwortung für Ihre Gesundheit. Wenn eine Krankheit oder Behandlung diagnostiziert wurde, informieren Sie sich auch an anderer Stelle, beispielsweise bei einem anderen Arzt oder auf eigene Faust darüber. Niemand muss zum Opfer der ihm gestellten Diagnose werden.

Heute informiere ich mich darüber, was ich für die Aufrechterhaltung meiner Gesundheit und Fitness tun kann, beispielsweise mittels des Internets, anhand von Literatur und/oder durch entsprechende persönliche Weiterbildung.

2.

Mit Ihrem Körper sprechen – Ihrem Körper danken – für Ihren Körper da sein

Sie können mit Ihrem Körper sprechen, auch mit Körperstellen, und sie dadurch positiv beeinflussen. Therapieformen wie autogenes Training, Autosuggestion und auch Hypnose haben uns gezeigt, dass wir auf unseren Körper Einfluss haben. Heute wollen wir bewusst die Gabe nutzen, um mit unserem Körper zu kommunizieren.

Statt dem Körper Ihren Willen aufzuzwingen, können Sie nämlich auch ihn bzw. die entsprechende Körperstelle oder ein Organ fragen, was von Ihnen gebraucht wird, damit der Körper gesunden, sich regenerieren, in (die) Ordnung kommen kann. Ihr Körper verfügt über eine ihm eigene Körperintelligenz und weiß sehr viel mehr über seine Selbstheilungskräfte als Ihr Verstand. Und er ist bereit, Ihnen Auskunft zu erteilen. Sie können von Ihrem Körper Antworten erhalten, die Ihnen helfen, mit ihm gesund und fit zu leben. Dies leiten Sie ein, indem Sie mit Ihrem Körper laut oder flüsternd sprechen und danach in die Stille gehen, um eine Antwort zu erhalten. Eine sehr schöne Formel dafür lautet[69]:

„Ich möchte dir näher kommen und Freundschaft mit dir schließen. Ich habe nie darüber nachgedacht, dass du in all diesen Jahren für mich gearbeitet hast. Und ich habe mich nie dafür bedankt. Und gibt es etwas, das ich in Zukunft für dich besser machen kann?" Alternativ: „Lieber Körper/liebes Organ, ich möchte dir näher kommen und dich begleiten. Du warst ein Leben lang für mich da und ich habe mich nie dafür bedankt. Gibt es etwas, das ich in Zukunft für dich besser machen kann?"

Natürlich können Sie auch Ihre eigenen Formulierungen verwenden. Wichtiger als die Wahl der Worte ist, dass Sie wirklich meinen, was Sie sagen. Machen Sie nach dem Sprechen eine Pause. Gehen Sie in die Stille. Nehmen Sie wahr, was sich an Ihrem Körpergefühl und Ihren Sinneseindrücken während und nach dem Sprechen verändert. Es kann sein, dass Sie Gedanken wahrnehmen, Gefühle, Empfindungen, Bilder, Töne oder Erinnerungen. Öffnen Sie Ihr Herz für die Bedürfnisse Ihres Körpers. Seien Sie bereit, wirklich Ihrem Körper und seinen Signalen zu lauschen. Wenn Sie keine klare Botschaft erhalten, wiederholen Sie die Formeln, flüstern Sie sie, gehen Sie in die Stille und wiederholen Sie das alles immer wieder, bis Ihnen diese Haltung, diese Offenheit, diese Art des Umgangs zur inneren Natur geworden ist. Nehmen Sie die Botschaft Ihres Körpers demütig und in Dankbarkeit an. Leben Sie in tiefer Freundschaft mit Ihrem Körper.

Heute spreche ich in Gedanken mit meinem Körper. Ich horche bewusst in meinen Körper hinein und frage ihn, was er von mir braucht, damit er gesund und fit wird bzw. bleibt.

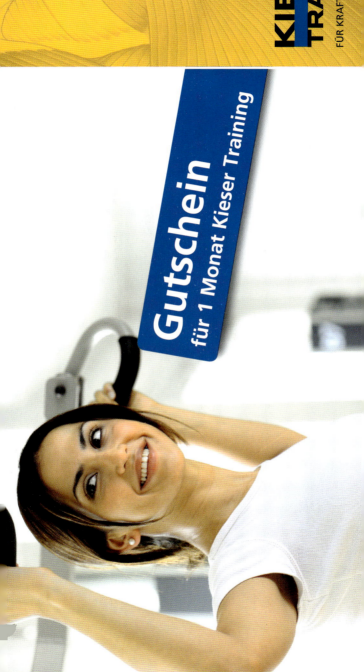

Trainingsausweis

Name

empfohlen von

Erster Trainingstag*

Datum | Uhrzeit | Visum

Letzter Trainingstag

Datum | Uhrzeit | Visum

*spätestens 30.04.2011

Öffnungszeiten

Mo bis Fr   7.30 – 21.30 Uhr

Sa, So und Feiertage   9.00 – 18.00 Uhr

Dieser Gutschein gilt ausschließlich für Neukunden in den unten genannten Kieser Training-Betrieben bis 30.04.2011.

Pro Person kann nur ein Gutschein eingelöst werden. Mit dem Einlösen dieses Gutscheins akzeptieren Sie unsere allgemeinen Geschäftsbedingungen.

Bitte rufen Sie uns an und vereinbaren Sie einen Termin für Ihr erstes Einführungstraining.

Wir freuen uns auf Sie!

Gültig nur in den Kieser Training-Betrieben Böblingen und Stuttgart-Feuerbach.

Böblingen

Herrenberger Straße 10

71032 Böblingen

Telefon (07031) 68 48 70

boeblingen1@kieser-training.com

Stuttgart-Feuerbach

Stuttgarter Straße 23

70469 Stuttgart

Telefon (0711) 25 35 90 50

stuttgart3@kieser-training.com

www.kieser-training.de

3.

Mit Körperregionen und/oder dem Körperbewusstsein sprechen

Sie können mit jeder Region Ihres Körpers kommunizieren, einfach indem Sie innerlich zu ihr hinfühlen. Möglicherweise möchten Sie zuerst einmal einen „Hüter des Bewusstseins" zu Rate ziehen oder ein Fachbuch über Körperpsychosomatik[70]. Dann konzentrieren Sie sich auf das Organ/die Körperstelle, das oder die Hilfe und liebevolle Aufmerksamkeit braucht. Sie fühlen also zu der Region hin, die zwickt, schmerzt, müde oder erschöpft ist. Schaffen Sie genau dort eine Öffnung, indem Sie dieser Körperstelle mitteilen, welche Wertschätzung Sie ihr entgegenbringen. Wenn Sie beispielsweise Rückenschmerzen haben, dann sagen Sie in Gedanken zu Ihrem Rücken: „Rücken und Bandscheiben, ich liebe euch!" Und dann geben Sie der Körperregion Anweisungen, wie sie sich verhalten soll.

Sagen Sie beispielsweise zu Ihren Bandscheiben: „Ich wünsche mir von euch, dass Ihr die Schläge des Lebens besser abfedert und euch geschmeidig und aufrecht im Leben bewegt, dass Ihr euch mit schwingender Energie aufladet, und bin auch selbst bereit, dafür einiges zu tun."

Nachdem Sie mit der Körperstelle kommuniziert haben, sprechen Sie auch mit Ihrem Körperbewusstsein. Sagen Sie ihm beispielsweise: „Liebes Körperbewusstsein, ich bitte dich, in meiner Wirbelsäule frei schwingende und abgepufferte Energie zu kreieren und meine Wirbelsäule geschmeidig und schmerzfrei zu gestalten." Fühlen Sie in Ihre Wirbelsäule hinein und spüren Sie die frei schwingende, abgepufferte und schmerzfreie Energie in Ihrer Wirbelsäule. Erklären Sie aber auch Ihre eigene Bereitschaft, auf die Befolgung der Körperbotschaft zu achten. Sagen Sie beispielsweise: „Ich höre eure Botschaft. Ich war zu hart zu mir selbst und euch gegenüber. Ich verspreche euch, abgepufferter und geschmeidiger durchs Leben zu gehen und mein Rückgrat seelisch und psychisch zu pflegen. Ich werde besonders täglich einige Yogaübungen machen, um euch zu unterstützen."

Nach derselben Vorgehensweise lässt sich natürlich auch mit allen anderen Körperstellen verfahren.

Heute spreche ich einmal in Gedanken oder auch laut mit einer Körperstelle, die mir wichtig ist, und sage ihr, was ich mir von ihr wünsche, damit sie mit mir gemeinsam auf eine heile Weise an der wunderbaren Ordnung teilnimmt, die in meinem Körper angelegt ist.

4.

Sich selbst verzeihen bedeutet, sich selbst zu heilen

Wenn wir es genau nehmen, gibt es Schuldgefühle eigentlich gar nicht, denn sie sind keine echten Gefühle, sondern Produkte des Denkens. Wir denken uns schuldig und verbinden ungute Gefühle damit, es handelt sich also eigentlich nicht um „Schuldgefühle", sondern um „Schulddenken". Schulddenken ist jedoch ein ungeeigneter Weg, um mit eventuellen Versäumnissen von sich und anderen umzugehen, denn sie führen nur immer tiefer in die „Schuldfalle".

Etwas Besseres tun wir uns, wenn wir „Schuldgefühle" als Botschafter annehmen. Jedes „Schuldgefühl" weist darauf hin, dass ich mir selbst irgendetwas noch nicht vergeben habe. Manchmal habe ich das „Schulddenken" auch einfach übernommen. Dann liegt die Aufgabe darin, mich mit der Quelle, von der das Schuldgefühl stammt (Mutter, Vater, Rasse, Land, Geschlecht usw.), zu versöhnen, ohne deren irrige Überzeugungen zu übernehmen.

Leben bedeutet, Fehler zu machen. Es wäre arrogant zu behaupten, dass wir keine Fehler machen. Bestandteil des menschlichen Weges ist es, Fehler zu machen, aus denen wir lernen können. Bereits Jesus sagte: „Wer unter euch ohne Fehler ist, werfe den ersten Stein" – es meldete sich keiner.

Manchmal begehen wir sogar entscheidende Fehler, die uns möglicherweise sehr lange noch belasten. Doch das Schlimmste, was wir tun könnten, wäre, uns selbst für unsere Fehler zu verurteilen. Jeder Mensch, der einen Fehler begangen hat, hat dies getan, weil er zu dem damaligen Zeitpunkt nicht über einen besseren Erkenntnis-, Wissens- und Bewusstseinszustand verfügt hat, auch bei Ihnen ist das so.

Indem Sie sich die Fehler der Vergangenheit verzeihen, öffnet sich Ihr kreatives Potenzial für neue Möglichkeiten. Sie befreien sich selbst aus dem Gefängnis der Selbstverurteilung. Sie kann krank machen. Sie trauen sich vielleicht vor lauter Scham gar nicht mehr, richtig zu leben. Verzeihen weckt die Lebensgeister wieder. Insbesondere wenn Sie bedauern, in der Vergangenheit scheinbar falsche Entscheidungen getroffen zu haben, sollten Sie erkennen, dass Sie damals Ihr Bestes gegeben haben. Wenn Sie möchten, überlegen Sie noch einmal, wie Sie damals idealerweise gehandelt hätten. So speichern Sie das richtige Handeln in Ihrem Unterbewusstsein ab. Dann aber sollten Sie sich auf das Hier und Jetzt konzentrieren, denn dies ist der einzige Zeitpunkt, zu dem Sie etwas bewirken können.

Um sich selbst zu verzeihen, benutzen Sie am besten die folgende Erlösungsformel: „Obwohl ich ... getan/erlebt habe, akzeptiere ich mich voll und ganz!" Selbstverzeihung bedeutet, sich selbst in den Arm zu nehmen und daraus die Kraft zu beziehen, die für Sie heute wichtig ist.

Heute mache ich mir einen Fehler aus meiner Vergangenheit bewusst und verzeihe ihn mir in dem Wissen, dass ich es damals nicht besser gekonnt bzw. gewusst habe.

5.

Anderen verzeihen – Schlüssel zur eigenen Lebensfreude

Im Leben kommt es immer wieder einmal vor, dass wir uns durch andere verletzt fühlen. Die anderen mögen uns tatsächlich Unrecht angetan haben – oder auch nicht. Doch dies ist nicht wichtig. Wichtig ist, dass wir verzeihen. Denn wenn wir ein an uns begangenes Unrecht nicht verzeihen, dann behalten wir den Schmerz von damals in uns und werden ihn niemals los.

Im Verzeihen liegt eine heilende Kraft. Wir werden dies spüren, wenn wir bewusst verzeihen.

Übung: Machen Sie sich einen Menschen und/oder eine Situation bewusst, in der Sie aufgrund der Einwirkung dieses anderen Menschen Schaden oder Schmerz erlebt haben. Nehmen Sie mit der „Energie des Verzeihens" Kontakt auf und lassen Sie diese Energie in die damalige Situation/zu dem betreffenden Menschen hinfließen. Sobald Sie die Situation/das Inbild dieses Menschen ganz mit der Energie des Verzeihens erfüllt haben, sagen Sie laut oder leise: „Ich verzeihe dir!" Spüren Sie die Erleichterung, die in diesen Worten liegt.

Statt zu verzeihen können Sie alternativ auch das Urteil/die Verurteilung, die sich aufgrund einer Erfahrung gebildet hat, zurücknehmen. In dem Fall denken Sie an denselben Menschen, dieselbe Situation und lassen die „Energie der Unschuld" dorthin fließen.

Übung: Erfüllen Sie die damalige Situation, das Inbild des Menschen, an den Sie denken, und auch sich selbst mit der „Energie der Unschuld" und sagen Sie anschließend: „Ich nehme meine Projektion zurück!" Wenn Sie dazu bereit sind, verzichten Sie künftig auf ein Urteil, und so ersparen Sie sich die Mühe des Verzeihens, doch

379

die Bereitschaft und Fähigkeit dazu muss von selbst kommen, man kann sie nicht erzwingen.

Heute verzeihe ich einmal bewusst einem Menschen, der mich verletzt hat, und nehme meine Projektionen zurück.

6.

Den Heilstrom fließen lassen

Das Heilströmen ist die einfachste und kostengünstigste Investition in Ihre Gesundheit.

Übung: Setzen Sie sich auf einen Stuhl in den „Pharaonensitz" (die Beine stehen nebeneinander, die Handflächen liegen mit den Handinnenflächen nach oben auf den Knien). Dann sprechen oder flüstern Sie die Worte: „Ich bitte den Heilstrom zu fließen!" Spüren Sie, wie ein wunderbarer Heilstrom Ihren Körper durchströmt. Wenn Sie irgendwo im Körper Widerstand spüren, dann fühlen Sie in den Widerstand hinein und lassen ihn los, sodass der Heilstrom auch da durchfließen kann. Je öfter Sie das Heilströmen üben, um so stärker werden Sie den Heilstrom spüren können.

Für das Erleben des Heilstroms ist es wichtig, in den eigenen Körper hineinfühlen zu können. Dies ist reine Übungssache. Es kann sein, dass Sie anfangs nur sehr wenig spüren. Doch das macht nichts. Üben Sie unbeirrt weiter. Nutzen Sie dafür eine feste Tageszeit, zum Beispiel die Zeit von 9.00 Uhr bis 9.10 Uhr morgens oder abends. Bereits 10 Minuten Heilströmen können Wunderbares bewirken.[71]

Heute tue ich etwas für meine Fitness, indem ich den Heilstrom durch mich fließen lasse.

7.

Den Heilstrom auf einen Körperteil lenken

Die Energie folgt stets der Aufmerksamkeit. Heute lernen Sie, den Heilstrom auf einen Körperteil, ein Organ oder Gelenk zu richten, das Unterstützung benötigt. Dafür begeben Sie sich wieder in den Pharaonensitz, lassen den Heilstrom fließen. Sobald Sie ihn spüren, richten Sie ihn in Gedanken auf die jeweilige Körperstelle. Wenn Sie möchten, können Sie diese Selbstheilung auch durch Worte begleiten, die Sie sprechen oder flüstern, wie wir es am Beispiel der Nieren demonstrieren wollen:

- „Ich bitte um Heilung meiner Nieren!"
- „Ich spüre die Heilkraft in meinen Nieren."
- „Ich segne meine Nieren!"

Natürlich funktioniert diese Methode auch, falls Sie sich die Knie verletzt haben, unter Rückenschmerzen leiden oder unter Verdauungsbeschwerden. Wohin Sie Ihre Aufmerksamkeit lenken, dorthin wird der Heilstrom fließen.

Wichtig ist es, dass Ihre Aufmerksamkeit ganz auf den jeweiligen Brennpunkt des Bewusstseins, also die Körperstelle gerichtet ist und dort gehalten wird und zwar für mehrere Minuten, bis Sie spüren, dass die Heilung vollzogen ist.

Je mehr Sie darin geübt sind, in Ihren Körper hineinzufühlen, umso leichter werden Sie wahrnehmen können, wann ausreichend Heilenergie Ihre Körperstelle erreicht hat.

Heute lenke ich den Heilstrom auf eine Körperstelle, die Unterstützung benötigt, und spüre dankbar, wie Heilung geschieht.

8.

Ein einfacher Weg, um Ihre Beziehungen zu heilen

Unser ganzes Leben besteht aus Beziehungen. Da ist zum einen unsere Beziehung zu unserem Körper, die uns gesund oder krank macht. Wir haben aber auch Beziehungen zu anderen Lebewesen, besonders zu anderen Menschen. Auch diese Beziehungen können uns kränken oder uns gesunden lassen. Darum ist es so wichtig, auch dorthin Heilenergie fließen zu lassen.

Hierbei beeinflussen wir die Art und Weise, wie wir die Beziehung erleben, wir beeinflussen unsere eigene Resonanz positiv. Der andere darf bleiben, wie er ist. Wenn wir beispielsweise eine belastete Beziehung zu unserem Partner haben, geht es nicht darum, den anderen durch Heilströmen so umzuprogrammieren, dass er uns gefällig ist. Dies wäre keine Heilung, sondern eine unerbetene Einmischung in seine persönliche Freiheit mit eher negativen Folgen: Der andere wird sich (unbewusst) eingeengt fühlen, die Beziehung wird dadurch langfristig belastet.

Es geht beim Beziehungsheilströmen nur darum, unseren Teil der Beziehung zu heilen. Dies kann zu einer deutlichen Verbesserung in der Kommunikation mit dem anderen führen, aber auch dazu, dass der andere, falls er bisher in negativer Weise an uns gebunden war, uns verlässt. Der beste Weg, um herauszufinden, ob eine Beziehung uns gut tut, liegt darin, sie zu segnen bzw. Heilstrom auf sie zu lenken. Ist sie gut für uns, wird sie stärker werden bzw. sich ins Positive wandeln, ist sie ungut für uns, wird sie auseinandergehen. Den Heilstrom fließen lassen können Sie beispielsweise auf die Beziehung zu Ihrem Partner, Ihrem Vater, Ihrer Mutter, zu Onkeln, Tanten, Großeltern, Kindern, Verstorbenen, Bekannten, Freunden, Nachbarn, Feinden, Widersachern, Kollegen, Chefs, Mitarbeitern, auf die Beziehung zu Geld, Gesellschaft, Nation, Selbstwert, Eros, Mannsein/Frausein, Körper, Lebenssinn, ...

Übung: Begeben Sie sich in den Pharaonensitz. Lassen Sie den Heilstrom fließen. Dann richten Sie die Aufmerksamkeit auf die betreffende Beziehung und sagen laut oder leise (alternativ):

- Ich bitte um Heilung der Beziehung zu ...
- Ich segne meine Beziehung zu ...
- Ich fühle, wie der Heilstrom meine Beziehung zu ... durchströmt.

Heute lenke ich den Heilstrom auf eine Beziehung, die ich verbessern möchte.

9.

Um Heilung für andere bitten

Natürlich können Sie auch Heilenergie an andere senden. In dem Fall geht es nicht um Ihre Beziehung zu den betreffenden Personen, sondern darum, dass anderen uneigennützig Heilenergie zufließen kann. Hierbei gibt es jedoch einige Regeln, die zu beachten sind:

- Denken Sie beim Heilströmen zuerst an Ihre eigenen Bedürfnisse. Erst wenn Sie selbst „satt" sind, besteht in Ihnen der innere Raum und die Kraft, um für andere da zu sein.
- Das Maß, mit dem der Heilstrom leicht und von selbst fließt, gibt Auskunft darüber, in welchem Maße er erwünscht und erbeten ist. Mit fortlaufendem Üben werden Sie immer „energiefühliger" und spüren bald den Unterschied zwischen den Situationen, in denen der Heilstrom gern und bereitwillig angenommen wird, und wo nicht.
- Dort, wo der Heilstrom nicht angenommen wird, manipulieren Sie nicht, sondern akzeptieren Sie das.
- Lassen Sie alle Vorstellungen darüber los, wie der Heilstrom sich beim anderen auswirken soll.
- Lassen Sie den Heilstrom niemals einer Person gegen ihren Willen zukommen. Im Zweifelsfall fragen Sie den Betreffenden, ob es für ihn in Ordnung ist, wenn Sie den Heilstrom auf ihn lenken oder für ihn beten.
- Nehmen Sie die Heilungen, die durch den Heilstrom geschehen, nicht persönlich, sondern erkennen Sie sich selbst als Werkzeug der höheren Kraft, die durch Sie wirkt.
- Öffnen Sie Ihr Herz beim Heilströmen und lassen Sie jede Eigenwilligkeit los.
- Seien Sie bereit anzuerkennen, dass durch den Heilstrom Veränderungen eintreten können – oder auch nicht. Beides ist in Ordnung.

- Im Zweifel sollten Sie die Person, der Sie den Heilstrom senden, fragen, ob sie damit einverstanden ist. Gegebenenfalls können Sie auch geistig fragen.
- Treiben Sie den Heilstrom weder voran noch unterdrücken Sie ihn. Seien Sie ein reiner Kanal dafür ohne persönliche Einmischung oder Absicht.

Die Formeln, mit deren Hilfe Sie anderen den Heilstrom senden können, lauten:

- Ich bitte um Heilung für ... (bezüglich ...)
- Ich segne ... (besonders bezüglich ....)
- Ich fühle, wie der Heilstrom zu ... fließt

Heute sende ich den Heilstrom an einen Menschen, den ich liebe und der dafür offen ist.

10.

Die tägliche Affirmation für Ihre Thymusdrüse

Das Wort „Affirmation" im eigentlichen Sinne bedeutet „Bekräftigung", in dem Fall Bekräftigung des Guten, das bereits vorhanden
ist. Der Buchautor John Diamond empfiehlt zur Steigerung der Fitness das „tägliche Affirmationsprogramm", das heute und in den
nachfolgenden Tagen in Kurzform wiedergegeben wird.[72] Da Diamond mit Meridianen der Traditionellen Chinesischen Medizin arbeitet, beziehen sich die nachfolgenden Übungen sowohl auf das
Organ als auch auf die entsprechenden Energiebahnen im Körper
(Meridiane).

Übung: Gehen Sie in Ihre innere Mitte. Sprechen Sie heute und an
weiteren Übungstagen aus Ihrer inneren Bewusstheit heraus die jeweilige Affirmation für das betreffende Organ bzw. den entsprechenden Organmeridian. Glauben Sie, was Sie sagen, indem Sie die
Bejahungen aus dem „ich bin", aus der Bewusstheit Ihres „gött-
lichen" Wesenskerns heraus sprechen. Es steht Ihnen frei, ob Sie
die Bejahungen laut aussprechen, flüstern oder sehr intensiv denken. Wichtig ist es jedoch, sich das angesprochene Gefühl auch
vorzustellen, es in sich zu erschaffen. Jede Bejahung sollte dreimal
mit innerer Überzeugung wiederholt werden. Stellen Sie sich dabei
vor, dass Ihre Lebensenergie harmonisch und gesund durch alle
Organe strömt. Wichtig ist es, das, was Sie bejahen, auch „innerlich zu vollziehen". Wir beginnen heute mit der Thymusdrüse. Sie
sollten Sie ergänzend von nun an jeden Tag bejahen.

In der Thymusdrüse finden wir psychosomatisch die Polarität zwischen Furcht (unerlöst) und Mut. Sie stärken Ihre Thymusdrüse
mit den folgenden Bejahungen:

- Ich liebe
- Ich glaube

387

- Ich vertraue
- Ich bin dankbar
- Ich bin mutig
- Meine Lebensenergie ist hoch
- Ich bin voller Liebe

Heute denke ich an meine Thymusdrüse und danke ihr für ihr Sein und stärke dadurch meine Immunabwehr.

11.

Die tägliche Affirmation für Ihre Lunge

Die Lunge birgt laut John Diamond die Polarität „Hochmut – Demut", „Intoleranz – Toleranz", „Anmaßung – Bescheidenheit" in sich. Zusätzlich zu Ihrer Thymusdrüse, die Sie ohnehin täglich bejahen sollten (siehe Vortag), stärken Sie heute Ihre Lunge, indem Sie die folgenden Formeln bejahen:

- Ich bin demütig
- Ich bin tolerant
- Ich bin bescheiden
- Meine Lebensenergie ist hoch
- Ich bin voller Liebe

Wann immer Sie Probleme mit der Lunge oder dem Lungenmeridian haben, können Sie diese Formeln anwenden.

Heute denke ich an meine Lunge, fühle in sie hinein, danke ihr für ihre Funktion und stärke sie dadurch.

12.

Die tägliche Affirmation für Ihre Leber

Die Leber birgt laut John Diamond die Polarität „unglücklich sein – glücklich sein", „Schwermut – Frohsinn" in sich. Sie stärken Ihre Leber durch folgende Bejahungen:

- Ich bin glücklich
- Ich bin fröhlich
- Meine Lebensenergie ist hoch
- Ich bin voller Liebe

Wann immer Sie Leberprobleme oder Probleme mit dem Lebermeridian haben, können Sie die oben angeführten Bejahungen anwenden.

Heute denke ich an meine Leber, fühle mich in sie hinein, danke ihr für ihre Funktion und stärke sie dadurch.

13.

Die tägliche Affirmation für Ihre Gallenblase

Die Galle birgt laut John Diamond die Polarität „Abwendung von anderen – sich anderen voller Liebe zuwenden" in sich. Sie stärken Ihre Gallenblase durch folgende Bejahungen:

- Ich wende mich anderen voller Liebe zu
- Meine Lebensenergie ist hoch
- Ich bin voller Liebe

Wann immer es notwendig ist, können Sie mit den genannten Bejahungen Ihre Galle stärken.

Heute denke ich an meine Galle, fühle mich in sie hinein, danke ihr für ihre Funktion und stärke sie dadurch.

14.

Die tägliche Affirmation für Ihre Milz

Die Milz birgt laut John Diamond die Polarität „Unglauben und Misstrauen gegenüber der Zukunft – Glaube in und Vertrauen auf die eigene Zukunft", „Unsicherheit – Sicherheit" in sich. Sie stärken Ihre Milz durch folgende Bejahungen:

- Ich glaube an und vertraue auf meine Zukunft
- Ich bin sicher
- Meine Lebensenergie ist hoch
- Ich bin voller Liebe

Wann immer Milzthemen anstehen, können Sie auf die genannten Bejahungen zurückgreifen.

Heute denke ich an meine Milz, fühle mich in sie hinein, danke ihr für ihre Funktion und stärke sie dadurch.

15.

Die tägliche Affirmation für Ihre Niere

Die Niere birgt laut John Diamond die Polarität „unausgewogene sexuelle Energien – ausgewogene sexuelle Energien" in sich. Sie stärken Ihre Nieren durch folgende Bejahungen:

- Meine sexuellen Energien sind ausgewogen
- Meine Lebensenergie ist hoch
- Ich bin voller Liebe

Wann immer Nierenthemen anstehen, können Sie auf die genannten Bejahungen zurückgreifen.

Heute denke ich an meine Nieren, fühle mich in sie hinein, danke ihnen für ihre Funktion und stärke sie dadurch.

16.

Die tägliche Affirmation für Ihren Dickdarm

Der Dickdarm birgt laut John Diamond die Polarität „sich als schlecht und nicht liebenswert erleben – sich als von Grund auf rein, gut und liebenswert erleben" in sich. Sie stärken Ihren Dickdarm durch folgende Bejahungen:

- Ich bin von Grund auf rein und gut
- Ich bin es wert, geliebt zu werden
- Meine Lebensenergie ist hoch
- Ich bin voller Liebe

Wann immer Dickdarmthemen anstehen, können Sie auf diese Bejahungen zurückgreifen.

Heute denke ich an meinen Dickdarm, fühle mich in ihn hinein, danke ihm für seine Funktion und stärke ihn dadurch.

17.

Die tägliche Affirmation für Ihren Kreislauf

Der Kreislauf birgt laut John Diamond die Polarität „festhalten an Altem – loslassen der Vergangenheit" in sich. Sie stärken Ihren Kreislauf durch folgende Bejahungen:

- Ich lasse die Vergangenheit los
- Ich bin großzügig
- Ich bin entspannt
- Meine Lebensenergie ist hoch
- Ich bin voller Liebe

Wann immer Kreislaufthemen anstehen, können Sie auf die genannten Bejahungen zurückgreifen.

Heute denke ich an meinen Kreislauf, fühle mich in ihn hinein, danke ihm für seine Funktion und stärke ihn dadurch.

18.

Die tägliche Affirmation für Ihr Herz

Das Herz birgt laut John Diamond die Polarität „Rachsucht – Verzeihen" in sich. Sie stärken Ihr Herz durch folgende Bejahungen:

- Mein Herz ist voller Vergebung
- Meine Lebensenergie ist hoch
- Ich bin voller Liebe

Wann immer Herzthemen anstehen, können Sie auf diese Bejahungen zurückgreifen.

Heute denke ich an mein Herz, fühle mich in es hinein, danke ihm für seine Funktion und stärke es dadurch.

19.

Die tägliche Affirmation für Ihren Magen

Der Magen birgt laut John Diamond die Polarität „Unzufriedenheit – Zufriedenheit" in sich. Sie stärken Ihren Magen durch folgende Bejahungen:

- Ich bin zufrieden
- Ich bin ruhig
- Meine Lebensenergie ist hoch
- Ich bin voller Liebe

Wann immer Magenthemen anstehen, können Sie auf die angeführten Bejahungen zurückgreifen.

*Heute denke ich an meinen Magen, fühle mich in ihn hinein, dan-
ke ihm für seine Funktion und stärke ihn dadurch.*

20.

Die tägliche Affirmation für Ihre Schilddrüse

Die Schilddrüse birgt laut John Diamond die Polarität „Hoffnungslosigkeit – Hoffnung" in sich. Sie stärken Ihre Schilddrüse durch folgende Bejahungen:

- Ich bin hoffnungsfroh
- Ich bin leicht und beschwingt
- Meine Lebensenergie ist hoch
- Ich bin voller Liebe

Wann immer Schilddrüsenthemen anstehen, können Sie auf diese Bejahungen zurückgreifen.

Heute denke ich an meine Schilddrüse, fühle mich in sie hinein, danke ihr für ihre Funktion und stärke sie dadurch.

21.

Die tägliche Affirmation für Ihren Dünndarm

Der Dünndarm birgt laut John Diamond die Polarität „Freudlosigkeit – Freude" in sich. Sie stärken Ihren Dünndarm durch folgende Bejahungen:

- Ich bin voller Freude
- Ich hüpfe vor Freude
- Meine Lebensenergie ist hoch
- Ich bin voller Liebe

Wann immer Dünndarmthemen anstehen, können Sie auf die angeführten Bejahungen zurückgreifen.

Heute denke ich an meinen Dünndarm, fühle mich in ihn hinein, danke ihm für seine Funktion und stärke ihn dadurch.

22.

Die tägliche Affirmation für Ihre Blase

Die Blase birgt laut John Diamond die Polarität „Ausgeglichenheit – Unausgeglichenheit" in sich. Sie stärken Ihre Blase durch folgende Bejahungen:

- Ich bin ausgeglichen
- Ich bin friedlich
- Meine Lebensenergie ist hoch
- Ich bin voller Liebe

Wann immer Blasenthemen anstehen, können Sie auf die angeführten Bejahungen zurückgreifen.

Heute denke ich an meine Blase, fühle mich in sie hinein, danke ihr für ihre Funktion und stärke sie dadurch.

23.

Die Thymusdrüse klopfen – sich so vitalisieren – das tägliche Affirmationsprogramm anwenden

Wenn Sie die Thymusdrüse klopfen (in der Mitte der Brust), vitalisieren Sie sich. Sie können die Thymusdrüse auch klopfen, wenn Sie müde sind und ein wenig Ermunterung benötigen. Darüber hinaus stärken Sie die Thymusdrüse durch die bekannten Formeln:

* Ich liebe
* Ich glaube
* Ich vertraue
* Ich bin dankbar
* Ich bin mutig
* Meine Lebensenergie ist hoch
* Ich bin voller Liebe

Wenn Sie sich die Zeit und Muße nehmen möchten, können Sie auch sämtliche Bejahungen der letzten Tage morgens wiederholen und dadurch zu Ihrer Fitness beitragen.

Heute vitalisiere ich meine Thymusdrüse, indem ich sie immer dann, wenn ich ein wenig Frische oder Ermunterung benötige, dreimal leicht klopfe.

24.

Das Leben bewusst aufnehmen und verdauen –
weg mit der geistigen Bulimie

Das Leben birgt in sich das Potenzial, gehaltvoll und sinnspendend zu sein. Denn es liefert uns stets das, was wir für unsere Weiterentwicklung benötigen. Indem wir das, was das Leben uns gibt, bewusst annehmen, entdecken wir das „Geschenk des Augenblicks".

Zwei Feinde gibt es, die uns an unserer Lebensverwirklichung hindern: Gier und Ablehnung. Sie scheinen sich zwar zu widersprechen, gehören aber zusammen, wie das Sinnbild der „Bulimie" zeigt.

Bei der Bulimie finden wir eine Kombination von Mager- und Fettsucht: Es ist eine Störung in der Ernährung, was sich oft darin zeigt, dass der Bulimiker alles Mögliche kreuz und quer durcheinanderisst und dann erbricht. Psychosomatisch können wir davon ausgehen, dass der Kontakt mit der Realität, mit „Mutter Erde" durcheinandergeraten ist. Es existiert kein Verständnis für die eigenen wahren Bedürfnisse, für die echten Bedürfnisse des eigenen Körpers, keine Beziehung dazu und kein Wissen darüber, was man wirklich braucht. Man bekommt zu viel vom Falschen, kann das, was man bekommt, nicht verdauen. Das Thema der Bulimie kann jedem von uns als Warnbild dienen. Der Fernsehkonsument, der Abend für Abend kreuz und quer durch die zig Programme zappt bzw. jemand, der kreuz und quer durch die Internetunterhaltung surft, ist ein geistiger Bulimiker.

Indem Sie erkennen, dass das, was das Leben Ihnen bietet, stets zur rechten Zeit und in sinnvoller und verwertbarer Form zu Ihnen kommt (Eindrücke, Begegnungen usw.), entwickeln Sie die Fähigkeit, das Rechte im rechten Maß zu sich zu nehmen und auch zu verdauen. Dafür ist es zudem notwendig, dass Sie Ihre wahren Bedürfnisse kennen, besonders auch die unerfüllten, und sich für die Erfüllung und Befriedigung durch das Wesentliche und das Gehaltvolle öffnen.

Heute mache ich mir bewusst, was das Leben mir jetzt gibt: Aufgaben, Beziehungen, Gespräche, Herausforderungen, Chancen, Freuden. Indem ich genau das annehme, frei von Gier oder Ablehnung, erfahre ich den wahren Gehalt des Lebens – und das aktiviert mich.

25.

Die Artischocke – das Lebermittel

Artischocken enthalten den wertvollen Wirkstoff Cynarin, außerdem Cynaropikrin, Flavonoide und Gerbstoffe. Es handelt sich beim Cynarin um einen Bitterstoff, der die Leber schützt und die Leberzellen zur vermehrten Produktion von Galle anregt. Die Artischocke fördert also den Gallenfluss, den Leberstoffwechsel, hilft die Leber zu kräftigen und senkt den Cholesterinspiegel. Darüber hinaus wirken sich die Vitamine B und C, Magnesium und Eisen förderlich aus. Ein zu hoher Blutzuckerspiegel wird durch die Artischocke gesenkt, Entzündungen eingedämmt. Außerdem unterstützt die Artischocke die Entwässerung. Auch Befindlichkeitsstörungen wie Übelkeit oder Völlegefühl können durch ihre Inhaltsstoffe positiv beeinflusst werden. Durch die Anregung der Leberfunktionsleistung ist die Artischocke auch im Rahmen einer Entgiftungs- und Entschlackungskur sehr zu empfehlen.

Weil die Inhaltsstoffe ihrer Blätter und ihres Blütenbodens die Fettverdauung verbessern und die Leber entlasten, wurde die Artischocke zur Delikatesse und zur Arzneipflanze des Jahres 2003 auserkoren.

Tipp: Am wirksamsten sind die frischen Artischocken. Davon einfach den Boden abschneiden und sie in kochendes Wasser stellen. Doch auch Artischocken aus der Büchse verfügen noch über eine gewisse Wirkkraft.

Heute esse ich Artischocken – meiner Leber zuliebe.

26.

Vorbeugend gegen Gastritis –
Inseln der Geborgenheit schaffen

Jeder von uns braucht Inseln des Glücks, der Geborgenheit. Vor allem brauchen wir Frieden im eigenen Heim. Wir müssen dafür sorgen, dass wir nicht in dem Refugium, das uns Frieden und Behaglichkeit schenken sollte, in unserem zu Hause, unserer Familie, emotionalen Stress erleben. Sonst verzehren wir uns selbst.

Ein Warnbild für „Unfrieden im eigenen Heim" liefert aus Sicht der Psychosomatik die *Gastritis* (Magenschleimhautentzündung). Die Magenschleimhaut und der auf ihr liegende Magenschleim haben die Aufgabe, den Körper von innen her gegen aggressive Impulse zu schützen. Besonders binden sie die Salzsäure, damit sie nur die Nahrung, aber nicht den Körper selbst zersetzt.

Medizinisch liegt bei der Gastritis eine „innere Reizung" vor. Sie wurde durch falschen Konsum hervorgerufen: Nahrung, die sauer verstoffwechselt wird, hochprozentiger Alkohol, zu viel Kaffee, Medikamente, besonders Penicillin. Die psychosomatische Entsprechung ist – wie bereits erwähnt – der „Unfrieden im eigenen Heim". Dort, wo Frieden herrschen sollte (Magen), herrschen Umstände, die man im Extremfall „zum Kotzen" findet. Sie werden entweder regressiv verdrängt oder aggressiv bekämpft. Die Dinge, die einem „sauer aufstoßen" (Magen), führen dazu, dass man sich selbst angreift, bis hin zur Selbstzerstörung. Es fehlt in diesem Fall die Möglichkeit des Ausgleichs. Manchmal flüchtet man sich auch in einen kindlichen Geborgenheitstraum und leidet darunter, dass einem nicht die gebratenen Tauben in den Mund fliegen.

Abhilfe schaffen lässt sich dadurch, dass man durch reife Kommunikation mit sich selbst und anderen eine Atmosphäre der Behaglichkeit kreiert, in der man sich selbst wohlfühlt, die Eindrücke des Tages in sich ruhen lassen kann. Dort, wo zum Beispiel wegen lärmender Kinder keine Ruhe und Entspannung möglich ist, brauchen Sie einen Raum für sich, in dem Sie zu sich kommen, den Tag abschließen können, um sich aus dieser Ruhe heraus dann zum Beispiel der Kindererziehung zu widmen.

Heute schaffe ich mir eine Insel der Geborgenheit und Behaglichkeit und nehme meine Gefühle bewusst wahr. Ich entspanne meinen Bauch und nehme mir den Raum, um mich selbst wahrzunehmen, ohne mich von aggressiven Impulsen der Außenwelt reizen zu lassen.

27.

Die Augen heilen – indem Sie genau hinschauen

Die Augen haben psychosomatisch mit der Kapazität zu tun, das Leben und seine Lebensziele klar zu sehen. Es geht um die Bereitschaft, offen zu sein und mit der Welt und den Menschen um uns in Kontakt zu treten. Wenn Sie offen dafür sind hinzuschauen, sind Ihre Augen ein klarer Kanal, durch den Ihr Herz und Ihre Seele Ausdruck finden. Exzellentes Sehvermögen ist eine Widerspiegelung eines klaren inneren Hinschauens, einer klaren inneren Einsicht.

Wann immer Sie eine Brille benötigen, bedeutet dies psychosomatisch, dass Sie etwas nicht sehen wollen oder können, dass Sie eine falsche Perspektive haben, die Dinge ungenau, nur verschwommen wahrnehmen. Augenprobleme können also ein Hinweis auf eine versteckte Weigerung sein, die Wahrheit zu sehen, zudem auf emotionale Unterdrückung, geringes Selbstwertgefühl, auf ein Gefühl der Erfolglosigkeit, des Überwältigtseins und der Abhängigkeit, auf einen Mangel an Perspektive und Motivation, auf Angst vor dem, was „da draußen" oder aus einem zum Vorschein kommt:

- **Weitsichtigkeit:** zu extravertiert, Vermeiden der eigenen Entwicklung, Angst davor, anderen nahe zu sein, in der Zukunft leben bei Negieren der Gegenwart, unwillig anzuschauen, was man kreiert hat, und es zu verantworten.
- **Kurzsichtigkeit:** fehlender Weitblick, kurzsichtige Handlungen, introvertiert, scheu, unfähig, positive Ziele für die Zukunft zu sehen oder zu verantworten, die Weigerung, weiter zu sehen, als die eigenen Glaubenssätze es erlauben, unfähig, das ganze Bild zu erkennen, unfähig, die spirituelle Bedeutung des Lebens zu sehen.

- **Grauer Star:** Man ist betrübt und sieht das Leben wie durch einen grauen Negativfilter.
- **Grüner Star:** Das Sehen steht unter großem Druck, unfähig, das Leben entspannt zu sehen.

Lösung: Zusammen mit einem Menschen, der darin geübt ist, genau hinschauen lernen. Augentraining machen, zum Beispiel mithilfe einer Rasterbrille. Ergänzend Provitamin A zu sich nehmen, zum Beispiel Karottensaft mit einem Tropfen Olivenöl.

Achtung: Es kann sein, dass im Zuge eines Augentrainings verdrängte Emotionen hochkommen, die man durchschreiten muss.[73]

Heute schaue ich mir einmal aus der Vogelperspektive mein Leben an, meine Vergangenheit, meine Gegenwart, meine mögliche Zukunft, das, was mir nahe ist, und das, was aus der Ferne auf mich zukommt. Ich lasse meine Angst los, das Leben anzuschauen, „wie es ist".

28.

Ohrprobleme heilen – die Ohren als Schlüssel zur Rezeptivität

Die Ohren spiegeln unsere Fähigkeit zu hören wider. Hier geht es psychosomatisch darum, die wahren Botschaften des Lebens zu empfangen. Dazu gehört auch die Offenheit, der eigenen entgegengesetzte Meinungen zu hören. Ohrprobleme können Hinweise auf eine durchgehende Weigerung sein, auf die Wahrheit zu lauschen, die Weigerung, unangenehme Botschaften wahrzunehmen („etwas überhören"), auf die fehlende Bereitschaft, für andere Standpunkte offen zu sein, auf einen Mangel an Begeisterung, auf Schuld, Verantwortungslosigkeit, emotionale Unterdrückung, auf ein Gefühl des Mangels an Unterstützung, auf ein Nachtragendsein. Das Bild „Der Schrei" von Edvard Munch drückt ein mögliches Trauma aus, das einem Ohrproblem zugrunde liegt, denn das Bild zeigt eine Person, die sich voller Entsetzen die Ohren zuhält.

Die Lösung finden wir, indem wir hinhören statt wegzuhören. Dies bedeutet „einfühlsames Zuhören"[74] gegenüber anderen, aber auch ein Der-inneren-Stimme-Lauschen. Wenn Sie genau hinhorchen, werden Sie die Güte entdecken, die sogar durch raue Töne zu Ihnen spricht.

Tinnitus weist darauf hin, dass „der klare Ton" gestört ist, oft ist der seelische Fortschritt durch ein „Rauschen in der Leitung" blockiert, die Empfänglichkeit für Impulse der Weiterentwicklung ist durch einen Missklang überlagert; häufig steckt eine entwicklungsblockierende Beziehungsform dahinter, eine Sturheit, die Weigerung, auf die hinter dem täglichen Rauschen liegende Wahrheit zu hören.

Ein Hörsturz ist das Ergebnis einer restlosen Überarbeitung. Man ist auf der empfänglichen Seite taub geworden für das, was einen selbst betrifft.

Die Ohren mahnen uns, dem Leben zu lauschen, die Wahrheit hinter dem Schein zu hören und mittels Hellhörigkeit die Hinweise des Lebens wahrzunehmen, ein „Lauscher" zu sein. Wir können unser Hören auf das Außen richten, dann erkennen wir, dass wir mittels unserer Aufmerksamkeit wichtige Dinge „heraushören" können, die uns bisher verborgen blieben. Und wir können nach innen lauschen und dort die „innere Stimme", die „innere Wahrheit" hören, die unbestechlich ist und es gut mit uns meint. Sobald wir das Hören als Kunst betrachten, erleben wir, wie wendig unser Ohr ist, und verborgene Botschaften werden von jeder Ecke zu uns sprechen, ja sogar Steine werden uns ihre Geheimnisse zumurmeln.

Heute lege ich besonderen Wert auf mein Hören. Ich höre aus dem, was mir gesagt wird, das Wesentliche heraus und lausche auch nach innen, was meine „innere Stimme" mir zu sagen hat.

29.

Die geistige und körperliche Obstipation loslassen

Unser ganzes Leben ist ein Annehmen und Loslassen. Ängste, Heimlichkeiten, aber auch Geiz hindern uns daran, frei zu nehmen und von uns zu geben, was an Lebenserfahrungen durch uns hindurchmöchte. Dort, wo der Mensch an etwas, das er bereits zu sich genommen hatte, also einer vergangenen Erfahrung festhält, zeigt sich dies auf der psychosomatischen Ebene als Verstopfung (Obstipation). Wir sind nicht offen für das Neue, weil wir die Dinge nicht hinter uns lassen können.

Hinter dem Festhalten am Alten steckt oft Angst vor dem Ungewissen, dem Neuen, der Zukunft. Das Vertrauen in die „Essenz des Lebens" fehlt. Es ist ein Festhalten an der Form. Wenn wir uns weigern, etwas loszulassen oder herzugeben, leiden wir an „geistiger Verstopfung". Beispiele:

- der Mann, der an einer alten Beziehung festhält und sich deshalb weigert, sich voll und ganz auf eine neue Partnerin einzulassen
- der alte Herrscher oder pensionierte Manager, der nicht bereit ist abzudanken
- der Messie, der an unbrauchbarem Trödel, veralteter Kleidung etc. festhält
- derjenige, der Heimlichkeiten pflegt und Angst hat, dass etwas aus seiner Vergangenheit oder seinem geheimen Leben „ans Licht kommt"

Oft hängt Verstopfung mit Geiz zusammen. Hilfreiche Fragen im Falle der Obstipation sind: Was bin ich nicht bereit herzugeben? Womit bin ich geizig? Was von mir enthalte ich anderen vor? Welche Gaben, Talente, Produkte, Pflichten, aber auch welchen Schatten? Welche unbewussten Inhalte scheue ich mich ans Licht zu

411

bringen? Auf der Nahrungsebene helfen ballaststoffreiche Nahrungsmittel, weil sie die Darmmuskulatur anregen und dazu bewegen, den Nahrungsbrei weiterzubefördern. Doch auch wenn Sie keine Obstipation haben, lohnt es sich, die oben angegebenen Fragen zu stellen. Denn für alles, was Sie freudig loslassen, kommt etwas Neues, Vitales in Ihr Leben. Es ist wie bei einer Teetasse – erst wenn Sie sie leeren, kann neuer Tee nachgegossen werden.

Heute lasse ich die Vergangenheit los. Ich segne dankbar das, was war, und bin im Hier und Jetzt offen für das Leben.

30.

Frei von Kopfschmerzen durch Loslassen unbrauchbarer Gedanken

Gedanken, die Sie nicht loswerden, werden Ihr Los. Psychosomatisch deuten Kopfschmerzen darauf hin, dass Sie versuchen, mit dem Kopf Probleme zu lösen, für deren Lösung der Kopf nicht geeignet ist. Sie „zerbrechen" sich den Kopf. Darüber hinaus hängen Kopfschmerzen auch mit Anfälligkeit für negative Kritik, falsches Pflichtgefühl, missverstandenes Mitleid zusammen.

Lösung: loslassen, den Kopf entspannen, gegebenenfalls Meditation lernen. Erkennen, dass sich nicht alles mit dem Verstand lösen lässt. Urvertrauen gewinnen. Intuition entwickeln und zur Einsicht kommen.

Heute lasse ich unbrauchbare Gedanken los. Besonders gebe ich es auf, mit dem Kopf Probleme lösen zu wollen, für die der Kopf nicht geschaffen ist – und vertraue.

Oktober –

Psychsomatik:

Seele & Körper

in Einklang bringen

1.

Die positive Absicht hinter einem Symptom erfragen

Wir wollen uns in diesem Monat intensiv mit der Psychosomatik auseinandersetzen. Gegen Ende des vergangenen Monats lernten Sie ja bereits das eine oder andere Organ und seine möglichen Symptome kennen.

Ihr Körper ist ein Trainingsinstrument für Bewusstsein. Könnte Ihr Körper nicht krank werden oder Schmerzen empfinden, dann wäre Bewusstheit nicht möglich. Jeder würde so vor sich hinleben, wie es ihm passt, ohne Rücksicht auf Verluste. Es hat einen Sinn, dass Ihr Körper empfindsam – und damit auch empfindlich ist.

Immer wieder mal zeigt unser Körper uns Symptome, die uns in unserer Fitness beeinträchtigen. Ein Symptom weist immer auf ein Ungleichgewicht in unserem Körper hin, das in der Regel einen psychosomatischen Bezug hat. Wir können das Symptom jedoch nicht direkt nach Hinweisen auf eine bessere Lebensführung befragen, da es keine eigene Intelligenz hat. Symptome sind reine Mechanik, der Zerrspiegel, der uns zeigt, was entartet ist. Sie haben die Aufgabe, durch den Schmerz, den sie verursachen, uns darauf hinzuweisen, dass etwas aus der Ordnung gefallen ist.

Um der Botschaft *hinter* dem Symptom auf die Spur zu kommen, müssen wir die Intelligenz befragen, die dafür zuständig ist, dass sich das Symptom entwickelt hat. Wir können sie „Körperintelligenz", „Hüter des Bewusstseins", „Unbewusstes" oder wie auch immer nennen. Wenn Sie beispielsweise Rückenschmerzen haben, dann stellen Sie sich diese Intelligenz als Person vor, vielleicht als weisen alten Mann, und fragen Sie ihn in Gedanken, welche positive Absicht er mit Rückenschmerzen und Bandscheibenproblemen verbindet. Gehen Sie in die Stille und lauschen Sie der Antwort.[75] Ihre Körperintelligenz antwortet vielleicht: „Mit den Rückenschmerzen und Bandscheibenproblemen ist die positive Absicht verbunden, das Leben besser abzupuffern, weicher und liebevoller mit dir umzugehen!" In dem Fall ist klar, in welcher Weise Sie Ihr Leben umstellen müssen. Vielleicht beginnen Sie, Tai-Chi zu lernen oder sich grundsätzlich im Leben harmonischer zu bewegen und die harten Lebensschocks zukünftig zu vermeiden.

Sie werden in der Befragung erkennen, dass hinter *jedem* Symptom eine positive Absicht verborgen ist.

Heute spreche ich in meiner Fantasie mit meiner Körperintelligenz und befrage sie, welche verborgene positive Absicht sie mit dem einen oder anderen Symptom verbindet.

2.

Geistige Fitness bedeutet, die Sprache des Lebens zu verstehen

Große Ereignisse werfen ihre Schatten voraus. Wir sehen dies nicht nur am biblischen Beispiel vom Traum von den sieben fetten und den sieben mageren Jahren, sondern auch in den Zeichen, die uns das Leben im normalen Alltag gibt. So wie der elektrische Strom, bevor er zu fließen beginnt, zwei Botenwellen vorausschickt, so warnt uns das Leben immer wieder, bevor große Schicksalsschläge auf uns zukommen. Nur wer Unüberhörbares überhört und Unübersehbares übersieht, der wird damit konfrontiert, dass ihm eines Tages Hören und Sehen vergeht. Das Leben ist nicht blind. Wir leben im Bauch einer gewaltigen Intelligenz, die wir Leben nennen und mit der wir kooperieren können. „Gott" spricht in jedem Augenblick zu uns, durch jedes Ereignis.

Im Umgang mit dem Leben ist es wichtig, auf seine zarten „Schubser" zu achten, um die harten „Rempler" zu vermeiden. Wenn Sie beispielsweise wegen zu schnellen Fahrens geblitzt werden und es dann noch einmal gut geht, sollten Sie dies als Hinweis darauf nehmen, in Zukunft die Geschwindigkeitsbegrenzungen zu beachten. Immer dann, wenn die Dinge gerade noch einmal gut gegangen sind, sollten Sie sich überlegen, was Sie das nächste Mal besser machen könnten.

Überall im Leben finden wir „Zeichen" vor. Solche Zeichen können auch in der Natur liegen. Ein Reh, das versehentlich überfahren wird, besonders wenn wir der Fahrer sind, spricht dafür, dass wir das „Rehhafte" in uns und im anderen nicht töten dürfen. Wenn wir einen neuen Menschen kennenlernen und bei den ersten Begegnungen mehrmals unliebsame Zwischenfälle passieren (Unfall, Diebstahl etc.), ist Achtsamkeit geboten. Umgekehrt:

Wenn ich mit einem bestimmten Menschen ausgehe und sich jedes Mal günstige Umstände zeigen (neue Bekanntschaften etc.), könnte das ein Zeichen dafür sein, dass ich mit diesem Menschen harmoniere.

Es wird einige Übung brauchen, bis wir die Interpretation von „Zeichen" beherrschen. Versuch und Irrtum liegen oft dicht beieinander. Doch wenn wir wach sind, werden wir viele hinweisende Zeichen entdecken und sie auch immer besser deuten können. Wenn wir solche Zeichen beachten, sind wir achtsam und leben in Kooperation mit dem Leben.

Heute mache ich mir einmal bewusst, wann ich vom Leben Vorwarnungen oder Signale bekommen habe, ob ich sie beachtet habe und was dabei herausgekommen ist. Ich achte besonders heute auf die Zeichen, die das Leben mir gibt, zum Beispiel in Form eines Anrufes.

3.

Krankheit, Schmerz und Leid als Weg der Bewusstwerdung

Krankheiten sind nicht vom lieben Gott erfunden worden, um den Menschen zu quälen. Sie sind als Orientierungshilfe gedacht, als mehr oder weniger dringliche Aufforderungen, das eigene Verhalten und den eigenen Seinszustand zu überprüfen und in (die) Ordnung zu bringen. Sie geben uns die Chance, das eigene Leben unter einer korrigierten Perspektive zu betrachten und uns in wichtigen Details zu verändern und gegebenenfalls umzukehren, auch dort, wo dies erst einmal unangenehm ist.

Insoweit stellt Krankheit eine Möglichkeit dar, durch etwas „Notwendiges" hindurchzugehen, also durch etwas, das „die Not wendet".

Die Allopathie verführt dazu, mit Antibiotika, Schmerzmitteln usw. dem Durchleben und Auswerten von Krankheit aus dem Weg zu gehen. Manchmal geht dies vielleicht nicht anders. Doch dort, wo wir in der Lage sind, durch eine Krankheit hindurchzugehen, werden wir durch sie gewandelt und damit insgesamt stimmiger.

Wenn wir die Kraft aufbringen, Krankheit, Schmerzen und Leiden bewusst anzunehmen und uns von ihnen wandeln zu lassen, wird dies auch unsere seelische Fitness stärken. Das bedeutet nicht, am Leiden zu haften, sondern zu ihm eine positive Einstellung zu entwickeln. Solange es da ist, darf es da sein, darf es uns lehren. Wir entdecken, dass wir in der Lage sind, durch Leiden hindurch- und gestärkt, geläutert und gereift daraus hervorzugehen. Durch eine immer stimmigere Haltung machen wir dann Leiden mehr und mehr überflüssig. Wenn wir uns nicht nur bewusst machen, woran wir leiden, sondern auch, warum wir leiden, also welche positive Absicht hinter dem Leiden steckt, wissen wir, wohin wir uns bewegen müssen.

Beispiel: Sie leiden unter dem vielen Druck und den vielen Erwartungen, die auf Sie ausgeübt werden. Wenn Sie daran denken, bekommen Sie Rückenschmerzen. In dem Fall sollten Sie das Leiden nutzen, erkennen, dass es dafür da ist, *damit* Sie in stärkeren Kontakt zu sich selbst und Ihren wahren Bedürfnissen kommen können. Hilfreiche Fragen angesichts von Leiden können sein:

• Was hat mir dieses Leiden/der Schmerz zu sagen?
• Was sollte ich verändern?

Heute mache ich mir bewusst, woran ich leide (falls ich noch an etwas leide) und welcher tiefere Sinn hinter diesem Leiden steckt. Ich konzentriere mich auf dessen positive Absicht und ergänze dabei den folgenden Satz: „Ich leide an ..., damit ich ... (positive Absicht) kann." Und sollte ich an nichts leiden, bin ich heute einfach nur dankbar!

4.

Das Herz psychisch und physisch pflegen

Mit dem Herzen haben wir uns bereits gegen Ende des letzten Monats auseinandergesetzt. Wir wollen heute dieses Organ wieder aufgreifen und damit der erhöhten Bedeutung des Herzens für unser Leben und unsere Fitness Raum geben:

Jedes Organ in unserem Körper entspricht einem Seinsprinzip. Es hat nicht nur eine physische, sondern auch eine psychische Referenz. Hierbei entspricht das Herz dem Zentrum, durch das wir unsere Kapazität für bedingungslose Liebe, Liebesfähigkeit, tiefe Gefühle, Vergebung, Mitgefühl, Nähren und Sensitivität für sich, andere und das Leben ausdrücken. Das Herz ist eng verbunden mit Begehren, Vorlieben, dem Fluss der Vitalität in der Herzebene.

Herzprobleme zeigen die Angst an, verletzt zu werden, zeigen Unsicherheit, das Gefühl, ungeliebt zu sein, Herzzerbrechen (gebrochenes Herz), Liebesverlust, das Hochziehen von Barrieren, um sich zu schützen, Arroganz, mangelnde Sensibilität, Intoleranz, fehlgeleitete Begehrlichkeiten und Vorlieben, lang zurückgehaltene Schmerzen, Bitterkeit, Ärger, Feindseligkeit, Wut, Angst (Herzenge), inneren Stress, das Gefühl, mit Verantwortung beladen oder ganz allgemein überlastet zu sein, Hass, Verweigerung und Mangel an Vergebung. Es ist ein Ausschließen der bzw. Ausgeschlossensein von der lebensspendenden Liebeskraft.

Um mit unserem Herzen verbunden zu sein, müssen wir es fühlen und ebenso die Dinge, die uns ein Herzensanliegen sind. Hilfreiche Fragen in dem Zusammenhang sind:

- Woran halten Sie noch fest, was Ihre Herzoffenheit blockiert?
- Wovor haben Sie Angst?
- Wo fühlen Sie sich in die (Herz-)Enge getrieben?

- Wem oder was haben Sie noch nicht vergeben?
- Was müsste in Ihrem Leben passieren, damit Ihre „Herzens-kraft" wieder freigelegt wird, damit Sie an den vitalen Fluss in der Herzebene angeschlossen sind, mit ihm pulsen?

Liebe zu allem, was ist, und freudige Bejahung des Lebens und sei-nes Lebenspulses zeigen sich als die erlösende Kraft.

Heute stimme ich mich ein auf meinen Lebenspuls, indem ich in mein Herz hineinspüre und erkenne, was mir in meinem Leben wichtig ist.

5.

Eine Hilfe gegen Herzkrankheiten – mitteilen, was man auf dem Herzen hat

Das Herz ist die Quelle der Vitalenergie des Menschen. Im Innersten des Herzens befindet sich der heißeste Punkt des Körpers. In der astrologischen Entsprechung symbolisiert das Herz die Sonne und damit unser Lebenslicht. Es fordert Sie dazu auf, zu erkennen, was die „Kardinalpunkte" Ihres Lebens sind, also was Sie in den Mittelpunkt Ihres Lebens stellen. Ist das, was Sie in den Lebensmittelpunkt stellen, für Sie gesund? Spüren Sie dabei Ihre eigene Mitte? Oder geraten Sie bedingt durch die Einflüsse und Umstände allzu leicht außer Takt? Das Herz ist der Ort Ihrer innigsten Empfindungen. Inzwischen ist bekannt, dass das Herz eine Herzensintelligenz besitzt. St. Exupéry schreibt in „Der kleine Prinz": „Man sieht nur mit dem Herzen gut!" Maria Szepes fordert zu einem „Herzdenken" auf, das heißt Gedanken zu denken und zu sprechen, die dem Herzen entspringen, nicht der Kopflastigkeit eines bilateralen und bewertenden Denkens. Der Volksmund fordert uns dazu auf, auf unser Herz zu hören. Dies ist ein inneres Horchen: Wir legen das Ohr an das eigene Herz und hören, was es uns zu sagen hat.

Sie entlasten Ihr Herz, indem Sie einen Weg finden, die Dinge, die Ihnen am Herzen liegen, auszudrücken. Dies kann gegenüber einem vertrauten Menschen der Fall sein oder auch im Gebet zu einer höheren Instanz als Zwiesprache mit Gott/der Einen Kraft. Ursprünglich hatte auch die Beichte diese Aufgabe. Oft verdrängen wir unsere Herzensbedürfnisse, weil wir glauben, dass niemand wirklich an uns interessiert sei. Im einfühlsamen, nicht bewertenden Zuhören kann der Druck auf dem Herzen sich lösen. Einen wertvollen Beitrag zur Herzentlastung finden wir, wenn wir wechselseitig unsere Bedürfnisse und Gefühle wahrnehmen.

Übung: Setzen Sie sich mit einem vertrauten Freund zusammen und erzählen Sie von sich, indem Sie die folgenden Sätze ergänzen:

- Was mich an dieser herausfordernden Zeit besonders beunruhigt, ist ...
- Was mich an dieser herausfordernden Zeit besonders ermutigt, ist ...

Ihr Freund lauscht Ihnen und teilt Ihnen später mit, welche Gefühle und Bedürfnisse er wahrgenommen hat, zum Beispiel Gerechtigkeit, Sicherheit, Lebenslust usw. Und Sie geben ihm eine Bestätigung, falls er richtig liegt. So wird Ihr Herz entlastet.[75]

Heute teile ich einem vertrauten Freund meine Herzensanliegen mit.

6.

Kreatives Denken hilft gegen geistige und körperliche Arteriosklerose

Kaum ein Mensch denkt wirklich. Immer wieder kommen Patienten zu mir, die diese Tatsache bezweifeln: „Herr Tepperwein, ich denke die ganze Zeit. Ich kann meine Gedanken sogar nicht einmal abstellen!" Nun, dies ist kein wirkliches Denken, sondern lediglich ein Abspielen „mentaler Schallplatten". Unter Denken verstehe ich eine kreative Gedankenleistung, die Sie erbringen, wenn Sie einen Brief schreiben, ein Gedicht entwerfen oder sich mit „geistigem Wissen" auseinandersetzen. Geistiges Wissen versteht sich hier natürlich nicht als das Wiederkäuen bereits auswendig gelernter Glaubens- und Religionssysteme, sondern als Öffnung für Ihre Kreativität, die Bereitschaft, Neues zu lernen, beispielsweise indem Sie Philosophie studieren oder eine Ausbildung zum Lebensberater absolvieren. Geistig fit und rege zu sein, stets offen für Neues und auch bereit, bisherige Meinungen und Dogmen infrage zu stellen, zeichnet den kreativen Geist aus und ist die beste seelische Vorbeugung gegen Arteriosklerose.

Arteriosklerose („Verkalkung") entsteht durch Schlackenbildung in den Gefäßen. Hierbei ist das Gehirn besonders betroffen. Am Ergebnis erkennen wir, worin die Erkrankung liegt: Leere und unwesentliche Gedanken kreisen im Denken. Oft ist Arteriosklerose mit der Unfähigkeit verbunden, präsent zu sein, sich in Gedanken dem zu öffnen, was jetzt ist. Man gleitet in Tagträume oder alte Erinnerungen ab.

Medizinisch wird Arteriosklerose unter anderem durch einen zu hohen Cholesterinspiegel gefördert, der häufig ernährungsbedingt ist (Eier, Fleisch etc.). Wenn Sie statt tierischem Eiweiß lebende Nahrung zu sich nehmen, beugen Sie der Arteriosklerose vor. Um

Verkalkung vorzubeugen, sollten Sie sich von frischer, lebendiger und unverbrauchter Nahrung ernähren und darauf achten, anregende Informationen geistig zu sich zu nehmen, also beispielsweise anspruchsvolle und aufbauende Literatur. Auch auf Ihr Trinkwasser sollten Sie achten. Der Arzt Dr. Norman Walker geht davon aus, dass auch kalkhaltiges Trinkwasser die Arteriosklerose fördert, während durch die Einnahme von aufbereitetem, zum Beispiel dampfdestilliertem Wasser Schlackenstoffe aus dem Körper wieder ausgeschieden werden können.[76] Beachten Sie bitte, dass dampfdestilliertes Wasser nicht das Gleiche ist wie das chemisch destillierte Wasser, das Sie in der Apotheke kaufen können. Chemisch destilliertes Wasser ist ungesund und sollte auf keinen Fall getrunken werden. Möglicherweise möchten Sie sich auch heute mit der Frage von Wasseraufbereitung noch einmal eingehend auseinandersetzen.

Heute tue ich etwas für meine grauen Zellen. Ich schreibe einen Brief, entwerfe ein Gedicht oder beschäftige mich geistig, um im Oberstübchen fit zu bleiben.

7.

„Farbe bekennen" wirkt vorbeugend gegen geistige und körperliche Anämie

Jeder Mensch hat unterschiedliche Vorlieben und Abneigungen, Lebensprioritäten, die ausgedrückt werden wollen. Wenn wir es versäumen, unsere Lebenskraft einzusetzen, und stattdessen ein angepasstes, farbloses Leben führen, betrügen wir uns um die Kraft des Blutes.

Anämie (Blutarmut) entsteht, wenn roter Blutfarbstoff fehlt. Er wird im Knochenmark aus Eiweiß, Eisen und Vitamin B12 aufgebaut. Doch es nützt nichts, die Zufuhr von Eisen in der Nahrung zu erhöhen, wenn der Körper es aus psychischen Gründen nicht aufnehmen oder verwerten kann. Oft ist Blutarmut psychosomatisch verbunden mit der Unfähigkeit oder der fehlenden Bereitschaft, seine „Eigenfarbe" zu zeigen, zu sagen, wer man ist und wer nicht, was man möchte und was nicht. In einer gewissen „seelischen Farblosigkeit" versucht man sich so durchzuschlängeln, statt „sich" zu leben. Dahinter steckt Angst vor dem Leben, das Gefühl, nicht das Recht auf ein eigenes, andersartiges Leben, eine eigene, andersartige Meinung zu haben. Man ist wie ein Auto, das nur auf einem Zylinder läuft.

Um geistiger und körperlicher Anämie vorzubeugen, ist es wichtig, zu sich selbst zu stehen und dazu, was einem wichtig ist. Normen, Dogmen, die Meinung anderer dürfen nicht wichtiger sein als der eigene Standpunkt. Der andere mag für sich genommen Recht haben und doch müssen wir zu uns selbst stehen und das eigene Leben erfahren, wenn wir unser Blut gesund erhalten wollen. Wir müssen auf unsere Bedürfnissen hören und dafür sorgen, dass wir bekommen, was wir brauchen, den Mut aufbringen, zu dem zu stehen, was uns wichtig ist. Dann bekommt unser Blut Kraft und Vitalität – dann macht es Spaß zu leben.

Heute mache ich mir bewusst, was mir in meinem Leben wichtig ist, und stehe dafür ein.

8.

Mit angemessenem inneren Druck freudig durchs Leben gehen – dem Blutdruck zuliebe

Der Blutkreislauf ist das Transportsystem des Körpers. Er sorgt dafür, dass jeder Körperbereich die Nährstoffe erhält, die er für seine Arbeit braucht. Es kommt zum Stoffwechsel zwischen Blut und Gewebe. Die Adern, die zu den entsprechenden Regionen hinführen, nennen wir Arterien. Die Bahnen, die das Blut, das seine Aufgabe erfüllt hat, zum Herzen zurücktransportieren, nennen wir Venen. Der Blutdruck stellt den messbaren Druck dar, der im Transport der Nährstoffe zum Gewebe liegt, also den Arterien. Er hat einen oberen (systolischen) und einen unteren (diastolischen) Wert.

Bluthochdruck (Hypertonie, Werte von über 140 : 90): Das Herz muss bei einem zu hohen Blutdruck wesentlich mehr arbeiten als normal, was zu Herzkrankheiten führen kann. Zudem werden die Gefäße überlastet und verhärten sich, was Schäden an den Organen hervorrufen kann. Bedenklich ist vor allem ein zu hoher diastolischer Wert, denn dabei werden die kleinen Arterienäste verengt, der Abfluss des Blutes zurück in den Kreislauf erschwert. Psychosomatisch: Beim Bluthochdruck produziert man permanent einen hohen Druck, leidet aber darunter, dass das Ergebnis stets zu wenig ist.

Niedriger Blutdruck (Hypotonie, Werte von unter 110 : 60 (Männer) bzw. 100 : 50 (Frauen)): Zu wenig Blut gelangt in die Organe. Kennzeichen: kalte Hände und Füße, Ohnmacht bei längerem Stehen, dauernde Müdigkeit. Psychosomatisch: Hinter Hypotonie steckt immer eine tiefe Resignation, die Idee, dass es sich gar nicht lohnt, Energie für etwas aufzubringen, da ja doch alles keinen Sinn hat und nichts wird. Zu wenig Energieaufladung durch Freunde, inspirierende Gespräche, Stimulation etc.

Bluthochdruck wie Hypotonie suchen letztendlich die Freude und Verbundenheit, um sich auf spielerische Weise im Leben zu manifestieren. Es geht darum, mit dem angemessenen Druck durchs Leben zu gehen und interaktiv alle Verbündeten mit einzubeziehen. Dies ist das Beste, was Sie seelisch für Ihren Blutdruck tun können.

Heute achte ich darauf, dass ich freudig und mit angemessenem inneren Druck aktiv bin. Weder treibe ich mich an bis zur Erschöpfung noch faulenze ich – ich lebe und wirke in Freude an der Arbeit mit mir und anderen Menschen.

9.

Tief durchatmen, frische Energien aufnehmen und so Lungenproblemen vorbeugen

Die Lunge führt dem Körper über das Einatmen Sauerstoff zu und entsorgt mit dem Ausatmen die verbrauchte Luft (Kohlenmonoxid). Zusätzlich zur dieser äußeren Atmung gibt es noch die „innere Atmung". Es handelt sich hierbei um den Austausch zwischen Blut und Gewebe, um den Zellstoffwechsel, den Hintransport von frischem Sauerstoff bzw. Abtransport von Kohlenmonoxid.

Die Lunge verbindet die Außen- mit der Innenwelt. Wir nehmen die Luft von außerhalb von uns in unseren Körper hinein und geben von uns verbrauchte Luft zurück an die Welt. Unsere Lunge steht in enger Wechselbeziehung mit der Natur, besonders mit den Bäumen, die unsere verbrauchte Luft (Kohlenmonoxid) recyceln und uns mit frischem Sauerstoff versorgen. Sie steht für „natürlichen Austausch". Vielleicht ist es kein Zufall, dass die weit verzweigten Äste unserer Lunge einem auf den Kopf gestellten Baum ähnlich sehen.

Psychosomatisch weisen Lungenprobleme darauf hin, dass der Körper zu wenig Sauerstoff bekommt, man „keine Luft bekommt". Manchmal haben wir das Gefühl, in der Gegenwart eines anderen Menschen nicht frei atmen zu können. Wir fühlen uns beengt. Manchmal sind wir so in unsere Arbeit verstrickt, dass uns keine Zeit zum Luftholen bleibt. Vor lauter Stress vergessen wir, tief durchzuatmen.

Lungenprobleme können auch ein Hinweis darauf sein, dass wir unseren „natürlichen Austausch" zurückhalten, dass wir uns weigern, uns mit anderen über Dinge, die in uns sind, auszutauschen – oder dass wir nicht bereit sind, frische Gedanken und Kräfte in uns aufzunehmen. Wenn wir uns bewusst machen, dass wir unsere

Sprache während des Ausatemstroms mithilfe des Kehlkopfes erzeugen, erkennen wir den engen Zusammenhang zwischen Kommunikation und Lunge. Und natürlich gibt es auch die innere Kommunikation mit uns selbst, die wir in der „inneren Atmung" finden.

In früheren Kulturen war es üblich, dass ein Mensch in Wut oder Zorn drei tiefe Atemzüge nehmen musste, bevor er seinen Emotionen freien Lauf ließ. Dahinter steckt eine tiefe Weisheit. Denn mit unserem Ausatmen können wir das, was nicht wesentlich, was verbraucht und nicht hilfreich ist, loslassen, bevor wir uns dann auf das Wesentliche konzentrieren.

Heute nehme ich, wann immer ich daran denke, drei tiefe Atemzüge und tue damit meiner Lunge und mir selbst etwas Gutes.

10.

Die Kommunikation pflegen – der Lunge zuliebe

Da es bei der Lunge um Austausch geht, wird sie astrologisch dem Prinzip des Merkur zugeordnet. Lunge und Herz gehören eng zusammen. Astrologisch zeigt sich dies daran, dass der Merkur in jedem Horoskop stets in der Nähe der Sonne zu finden ist. Die Sonne, das, was „ich bin", möchte ausgedrückt, kommuniziert werden. Die Lungen repräsentieren den „vitalen Atem des Lebens", der letztendlich ein Ausdruck der Liebe der Schöpfung ist. Zur Lunge gehören Offenheit in der Kommunikation, Spontaneität im Ausdruck und Inspiration. Lungenprobleme können außer auf die am Vortag erwähnten Themen hinweisen auf

- Assoziation von Stress und Beziehung(en) – die Erfahrung, in der Beziehung nicht frei atmen, sich nicht ohne negative Folgen frei austauschen zu können
- emotionale Unterdrückung, Angst vor negativen Folgen, wenn man die eigenen Gefühle entdeckt hat und sie ausdrückt
- erstickten Ausdruck des eigenen Potenzials, der eigenen Kreativität oder Kapazität
- fehlendes Selbstbewusstsein – man traut sich nicht richtig ein- oder auszuatmen, also sich nicht die Luft zu nehmen, die man braucht
- Gram/Kummer über sich, etwas oder jemand anderen
- jemand oder etwas übel nehmen
- Mangel an Inspiration
- Selbstbesessenheit, nichts mit dem Ausatmen hergeben können
- sich unerwünscht fühlen
- Stress, Ärger
- Widerstand dagegen, die Liebe zu akzeptieren, die von außen hereinkommt

Sie können Ihre Lunge psychisch unterstützen, indem Sie in Einklang mit dem Leben atmen. Dies bedeutet, sich von der Fülle des Lebens beatmen zu lassen. Es bedeutet auch, alte Kommunikation, die ihre Arbeit getan hat, auszuatmen, loszulassen. Indem Sie neue, der jeweils aktuellen Situation entsprechende Kommunikationswege finden, öffnet sich Ihnen Ihre Kreativität im Ausdruck. Das Ergebnis: tiefes Aufatmen, tiefe Erleichterung.

Heute akzeptiere ich den Ausdruck von mir und anderen und gestalte meine Kommunikation kreativ und der Situation angepasst. Ich nehme die Kommunikation der anderen bewusst an und erlaube einen kreativen Kommunikationsfluss, der mich und andere kraftvoll inspiriert.

11.

Positiver Austausch – so halten Sie die Bronchien gesund

Die Bronchien stehen in Zusammenhang mit dem „inneren Atem", den Verbindungskanälen und natürlich auch dem positiven Austausch in inneren und äußeren Beziehungen. Positiver Austausch bezieht psychosomatisch den Umgang mit den Mitmenschen ein. Gerade Husten, Bronchitis und Asthma können uns hier als Warnsignal dienen, da sie oft einhergehen mit einer belasteten, engen und Abhängigkeit ausdrückenden Kommunikation:

Husten ist eine Reaktion des Körpers in dem Bemühen, etwas, das die Atemwege blockiert, auszuscheiden. Husten „erzwingt Beachtung" bei anderen. Hier stellt sich die Frage, ob man selbst unbewusst etwas kreiert, das die freie Kommunikation behindert. Häufig fehlt die „innere Rückverbindung", mit deren Hilfe belastende oder bewertende Gedanken, Kritik, Einmischungen in einem selbst gewandelt werden können, bevor man sie von sich gibt. Statt sich bei anderen zu „beschweren", sollten Sie erst einmal tief durchatmen und die folgende Weisheit des Sokrates in die Tat umsetzen: „Der Mensch sollte seine Worte nur zu drei Dingen verwenden: zu heilen, zu danken, zu segnen!" Die entsprechende Geisteshaltung, sich auf positive Weise bemerkbar zu machen, ist psychisch ein gutes Mittel gegen Husten.

Bronchitis finden wir begleitet von streitfördernden Einstellungen in der unmittelbaren Umgebung, mit den Nächsten. Man „bellt sich an". Psychisch fordert die Bronchitis dazu auf, eine friedenspendende Einstellung zu den Nächsten zu finden.

Asthma bronchiale ist mit Verkrampfung und Enge in der Brust verbunden, psychisch mit „erstickender Liebe" und einem Sich-erdrückt-Fühlen. Dahinter steckt die ungestillte Sehnsucht nach einem freien Austausch von Liebe. Man möchte geliebt werden, wie man ist, und letztendlich liegt die Botschaft des Symptoms auch darin, den geliebten Menschen bedingungslos zu lieben, ihn nicht an Vorstellungen zu binden, wie er sein sollte. Freier Austausch von Liebe kann sich auch auf den seelischen oder geistigen Austausch beziehen. Beim Asthma ist diese Freiheit blockiert, die Beziehungen werden einengend gestaltet, oft ohne dass man sich dessen bewusst wäre oder wüsste, was man ändern könnte. Kompensiert wird dies mit einem aufgeblasenen Machtanspruch bei gleichzeitigem Ohnmachtsgefühl, oft verbunden mit Enge im Geist, erpresserischer Selbstaufopferung, „die anderen sollen für mich da sein". Indem Sie lernen, sich auf den freien Fluss des Gebens und Nehmens von Liebe einzulassen, erfahren Sie die Verbundenheit, die Ihnen die Autonomie beschert, nach der Sie sich sehnen.

Indem Sie positive und souveräne Kommunikationswege finden, helfen Sie Ihren Bronchien. Spaziergänge in der Natur, aber auch rechtzeitiges Lüften und tiefes Atmen unterstützen praktisch Ihre Zuwendung zu den Bronchien.

Ich bin offen für eine weite Kommunikation. Ich unterlasse Einmischungen in das „So-sein" anderer und erlaube mir selbst, mich zu geben, wie ich bin – meinen Bronchien zuliebe.

12.

Die eigenen Bedürfnisse wahrnehmen –
raus aus der geistigen oder körperlichen Magersucht

Psychologisch finden wir einen engen Zusammenhang zwischen dem mütterlichen Prinzip und der Ernährung. Deshalb hängt die Anorexie (Magersucht) oft mit einem unbewussten Widerstand gegen die Mutter bzw. das mütterliche Prinzip zusammen.

Die Botschaft der Magersucht betrifft auch jene, die körperlich wohlgenährt sind. Viele Menschen „irren" zwischen dem herum, was sie wirklich brauchen, was ihnen gut tut und sie nährt, und dem, was ihnen weder Erfüllung noch Befriedigung gibt, sondern sie süchtig und unbefriedigt zurücklässt.

Damit Sie Ihre Bedürfnisse wahrnehmen und das, was Sie brauchen, auf sinnvolle Weise zu sich nehmen können, benötigen Sie ein gutes Verhältnis zum eigenen Körper. Dieser Körper, den Sie haben, ist ein Produkt von Mutter Erde und geboren worden durch Ihre leibliche Mutter. Die Mutter ist es, die Sie in den ersten Lebenswochen ernährt hat. Und so besteht die absolute Notwendigkeit, die eigene Mutterbeziehung in Ordnung zu haben und auch die Beziehung zu „Mutter Erde" mit all ihrem Reichtum und zu meinem Körper, um zu wissen, was Sie wann brauchen, was Ihnen wann gut tut.

Dazu gehört auch ein liebevolles Akzeptieren der eigenen Sinnlichkeit und die Bereitschaft, in liebevoller Freundschaft mit den eigenen Sinnen zu leben. Dies beinhaltet das Annehmen der eigenen Geschlechtlichkeit und Sexualität. Dort, wo man den Sinnengenuss schmäht, weil man ihn für minderwertig hält, lebt man auch in geistiger Magersucht. Indem Sie Ihre Inkarnation als Mensch liebevoll annehmen und erkennen, dass die Erde Ihnen Wertvolles zu geben hat, Sie mit Wertvollem nähren kann, lassen Sie Ihre Magersucht los. Indem Sie den Eros annehmen und bis zu seiner Sublimierung durchlaufen, nehmen Sie Ihr Leben an, so wie Sie sind, und sind bereit, durch diese Inkarnation als Mensch zu gehen.

Heute nehme ich mich, mein Menschsein bewusst an. Ich pflege meine Sinnlichkeit, zum Beispiel durch bewussten Sinnengenuss. Ich bin dankbar dafür, Mensch zu sein. Ich bin mir selbst wertvoll.

13.

Das Leben mutig, kreativ und beweglich anpacken – die Botschaft Ihrer Gelenke erkennen

Ein mikrokosmisches Abbild unserer Produktionsgesellschaft finden Sie im Stoffwechsel. Stoffwechsel bedeutet, wie der Name bereits sagt, den Wechsel der Stoffe, die Art und Weise der Verwertung von Nahrung bis zur Ausscheidung. Bei Stoffwechselproblemen liegt oft eine Fehlernährung oder auch eine geistige Fehlhaltung vor.

Gicht: Gelenkversteifung durch Harnsäureablagerungen, im Extremfall Gicht, hängt häufig mit Fehlernährung (zu viel Fleisch) zusammen. Gicht galt **früher** als die Krankheit der Könige, denn nur sie konnten es sich leisten, Fleisch zu essen. Wenn Sie große Mengen an tierischem Eiweiß zu sich nehmen, entsteht im Körper ein Übermaß an Harnsäure, das ein Zwischenprodukt im Fleischstoffwechsel ist. Hinzu kommt eine Störung in der Harnsäureentsorgung.

Da Harnsäure wie jede Säure aggressiv ist, findet sich hier ein psychosomatischer Zusammenhang zwischen Gicht und ungelöster Aggression, die nicht abgebaut bzw. in konstruktive Kraft *(aggredere = etwas anpacken)* umgewandelt werden kann. Oft werden aggressive Kleinkonflikte aus dem Tagesgeschehen verdrängt, statt in konstruktive Lösungen umgewandelt. Die Krankheit selbst zeigt, dass die Beweglichkeit, die „Fingerfertigkeit", durch angesammelte Aggression verloren geht. Da es sich bei den Gelenken erst einmal um Kleinbereiche (Finger etc.) handelt, geht es bei der Bearbeitung von Gicht darum, die kleinen alltäglichen Konflikte zu lösen, aus dem „Sauer-sein" (Säure sein) herauszukommen.

Gicht fordert auf, Aggression auf eine bewegliche Weise für das Gemeinsame zu nutzen, für den echten Frieden, Belastendes mutig zu klären, statt die Dinge zu verdrängen oder auf eine starre Weise die Umwelt zu dominieren (herrisch zu sein statt herrlich). Ihren Gelenken verdanken Sie Ihre Beweglichkeit und so stehen Ihre Handgelenke für die Beweglichkeit im Handeln. Sie „versteifen" sich nicht, sondern greifen das Leben an, im Idealfall im Austausch und bei Projekten mit anderen.

Auf der Nahrungsebene liegt die Aufforderung darin, die Einseitigkeit in der Ernährung loszulassen und die Vielfalt der Nahrung zu entdecken. Sinnbildlich: Es gibt nur wenige Sorten Fleisch, aber einige hundert Sorten an Getreide, Obst und Gemüse.

Heute bereinige ich anstehende Konflikte des Lebens, indem ich sie auf eine bewegliche und mutige Weise anpacke. Ich finde starke, flexible Lösungen, die mir helfen, die Standpunkte und Interessen zwischen dem Ich und dem Du beweglich zu überbrücken.

14.

Sich Zeit nehmen, Eindrücke zu verdauen –
dem Magen zuliebe

Nachdem die Nahrung durch die Speiseröhre aufgenommen wurde, landet sie erst einmal im Magen, wo sie unter Zugabe von Magensaft für die weitere Verdauung im Darm vorbereitet wird. Der Magen ist also das Depot für alles Geschluckte. Er muss all das aufnehmen, was von der Welt zu uns dringt. Die Dinge, die wir in uns hineinnehmen, beeindrucken uns. Sie sind fremd und sollen mithilfe der Magensäure für die eigene Verwertung vorbereitet werden.

Wenn wir uns den Magen von vorn anschauen, erkennen wir, dass er sichelförmig aussieht, wie der Mond. Tatsächlich ist astrologisch der Mond der Regent des Magens. Er symbolisiert in der klassischen Astrologie das Gefühlsleben des Menschen. Er mutet uns heimelig an, erinnert vielleicht an die kindliche Geborgenheit.

Alles, was wir zu uns nehmen, löst in uns Gefühle aus. Der Magen zeigt sich hier als ein sehr subtiles Organ, das die meisten unserer Gefühle widerspiegelt. Gefühle können uns also auf den Magen schlagen, wie der Volksmund schon weiß. Aus psychologischer Sicht repräsentiert der Magen die Fähigkeit des Menschen, die Lebenserfahrungen richtig zu beurteilen, Verdauliches und Unverdauliches zu unterscheiden, zu verdauen und letztendlich in sich aufzunehmen und dabei zu erkennen, was nährend ist und was nicht. Moralische Urteile, Kritik und Verdammungen einzelner Aspekte des Lebens trüben diese Fähigkeit und belasten den Magen.

Magenprobleme könnten Hinweise sein auf

- das Empfinden einer ungerechten Behandlung der eigenen Person oder anderer

- die Unfähigkeit, den Prozess der Lebenserfahrung aufzunehmen
- emotionale Aufregung, im Extremfall emotionales Aus-der-Fassung-Sein
- Mangel an der Fähigkeit und Weisheit, die richtige Nahrung zu wählen
- Mangel an Unterscheidungskraft aus dem Gefühl heraus
- Sorgen, Ängste, Furcht, Unzufriedenheit
- Ungeduld: man ist nicht bereit zu warten, bis der Eindruck für die Verdauung fertig ist
- unterdrückte Gefühle

Dort, wo wir uns geborgen fühlen wie in Mutters Schoß, können wir unsere Gefühle gut verdauen. Weitere Hinweise auf Magenthemen finden Sie unter anderem im Vormonat unter „Gastritis" (Seite 405).

Ich gebe mir heute die Zeit, die Eindrücke, die mich beschäftigen, bewusst zu verdauen.

15.

Sinnvoller Umgang mit der Süße des Lebens –
und der Bauchspeicheldrüse

Die Bauchspeicheldrüse (Pankreas) liegt quer unterhalb des Brust-
korbs und öffnet sich in den Zwölffingerdarm. Sie produziert Ver-
dauungssaft sowie Hormone (Insulin, Glukagon), die für den Zu-
cker- und den Energiehaushalt verantwortlich sind. Aufgrund des
engen Zusammenhangs mit dem Insulinhaushalt repräsentiert die
Bauchspeicheldrüse die Fähigkeit, die „Süße des Lebens" aufzunehmen und das Geben und Nehmen von Liebe (Süße) auszuba-
lancieren.

Der Bauchspeichel ist aggressiv und zersetzend, ein „Sprengstoff",
der die Nahrung zerlegt, aber zugleich süß. Einen Menschen, der
ein Bauchspeicheldrüsenproblem hat, erlebt man im Zusammenleben als unberechenbar: Er ist süß (Insulin), dann plötzlich und unerwartet platzt die Bombe (Bauchspeichel wird eingespritzt).

Diabetes Typ I: Das von der Bauchspeicheldrüse produzierte Insulin senkt den Blutzuckerspiegel. Bei der sogenannten Zuckerkrankheit (Diabetes mellitus) erlebt der Betreffende Insulinmangel und
damit einhergehend einen zu hohen Blutzuckerspiegel, was den
Stoffwechsel extrem belastet. Wird dann Insulin gespritzt, erlahmt
die Bauchspeicheldrüse völlig, der Betroffene „hängt an der Sprit-
ze". Deshalb ist es sinnvoll, über alternative Möglichkeiten nachzudenken, um die Bauchspeicheldrüse in Ordnung zu bringen.

Diabetes Typ II: Der häufigere Typ II ist zunächst weniger durch
einen absoluten Insulinmangel gekennzeichnet, als vielmehr durch
eine erhöhte Insulinresistenz (= geringe Wirkung des Insulins) des
Organismus. Dies bedeutet, dass die Körperzellen auf das mit dem
Blut anströmende Insulin schwächer reagieren als beim Gesunden,
es kommt zu einer gestörten Glukoseaufnahme in die Zellen. Hier

lässt sich der Diabetes vermeiden oder hinauszögern durch Einhaltung des Normalgewichts, regelmäßige körperliche Bewegung, Einschränkung des Alkoholkonsums, Meidung von Medikamenten, die die Entstehung von Diabetes begünstigen (Kortison).

Probleme mit der Bauchspeicheldrüse hängen psychosomatisch oft zusammen mit Unsicherheit, Sorgen, mentaler Verwirrung, Wut, Feindseligkeit, Bitterkeit, Übelnehmen, Zurückweisung, Selbstmitleid, Bedauern, zu engem Festhalten an der bisherigen Form des Lebens, Angst („Schiss vor der Liebe"), der Unfähigkeit, das „dolce vita" bis ins Innerste hinein auszukosten und zu verwerten, Einsamkeit, Angeberei, Geltungssucht, Zurschaustellung eigener Erfolge; Glaubenssätze, die Empfindungen unterstützen, im Stich gelassen zu sein, nicht akzeptiert und um die Süße des Lebens betrogen zu sein.

Die Lösung für Pankreasprobleme finden wir im inneren Bekenntnis, der Ehrlichkeit uns selbst gegenüber. Hierzu gehört das Eingeständnis der eigenen Probleme mit dem Liebesaustausch und die Bereitschaft, hier Neues zu lernen. Auch absichtslose ethische Handlungen leiten die notwendige Veränderung ein. In erlöster Form ist der Umgang mit der Süße des Lebens entspannt. Stets wird zur rechten Zeit auf stimmige Weise in die Verarbeitungsprozesse Energie eingespritzt, die eine dynamische Auseinandersetzung ermöglicht.

Heute denke ich an einen Augenblick meines Lebens, den ich sehr genossen habe, und genieße ihn noch einmal. Ich nehme die Süße des Lebens dankbar an und bearbeite sie bewusst.

16.

Die Darmflora und was Sie für sie tun können (1)

Der Begriff „Darmflora" entstammt eigentlich einem Missverständnis, denn es handelt sich dabei nicht um Pflanzen, sondern um die Gesamtheit aller Mikroorganismen, die sich in unserem Darm ansiedeln, weshalb die moderne Medizin dafür auch den Begriff „Mikroorganismengemeinschaften" verwendet.

Wir kennen eigene und fremde Bakterien, hilfreiche (probiotische) und gefährliche (antibiotische) und müssen lernen, sie voneinander zu unterscheiden. Besondere Bedeutung kommt dem im Umgang mit unserem Darm zu. Ilja Metschnikow sagte einmal: „Der Tod sitzt im Darm" und drückte damit aus, dass die Beschaffenheit unseres Darms über unsere Lebensqualität Auskunft gibt. 80 Prozent unseres Immunsystems hängen mit unserem Darm zusammen. Das bedeutet: Ist der Darm nicht in Ordnung, ist unsere Immunabwehr belastet. Tatsächlich ist es die Aufgabe der Darmflora, eigentlich Unverdauliches und auch Krankheits-, ja sogar Krebserreger und Arzneimittelrückstände umzuwandeln.

Der Darm trägt in sich die Kraft der Unterscheidung:

• Wer ist Feind, wer ist Freund? (siehe Bakterien, Seite 448)
• Was tut mir gut, was tut mir nicht gut? (Nahrungsverwertung)
Damit mein Darm gesund bleibt, brauche ich hilfreiche Freunde, brauche ich ein „Milieu". Wenn ich das „Milieu" in meinem Leben wegrationalisieren will, also ein steriles Leben führe, dann zeigt sich dies möglicherweise auch in einer arbeitsunfähigen Darmflora. Statt einer ökologisch gesunden Landschaft habe ich einen Kahlschlag, vielleicht sogar einen asphaltierten Platz vor bzw. in mir. Ich brauche Toleranz gegenüber den wohlwollenden Bakterien, die dafür sorgen, dass ein gesundes Darmmilieu erhalten bleibt, ich brauche die Bereitschaft dazu, dass gute Bakterien (Bifi-

dus, Laktobazillus usw.) sich in meinem Darm ansiedeln können, ihre Arbeit vollziehen und den Darm vor Fäulniserregern, Krankheitskeimen und ungutem Eiweiß schützen.

In meinem Darm trage ich das Wissen um die Unterscheidung: Was tut mir gut, was nicht? Ich finde in meinem Leben heraus, welche Menschen, Situationen mir helfen, Unverdauliches zu verdauen, und mich im Leben weiterbringen – unabhängig von Moral oder starren Regeln.

17.

Die Darmflora und was Sie für sie tun können (2)

In unserem Verdauungskanal leben etwa eine Trillion (1.000.000.000.000.000) Organismen. Ein buntes Völkchen ist es, was sich da in unserem Darm tummelt, bestehend aus 100 bis 400 verschiedenen Bakterienarten, also einigen hundert verschiedenen Rassen, die fein aufeinander abgestimmt sind.[77] Das bedeutet: Unser Darm enthält zehnmal so viele Bakterien wie unser Körper Zellen.

Viele Menschen glauben irrigerweise, unsere Darmflora sei etwas Unwesentliches. Doch in der Stoffwechselleistung stehen die fleißigen Mikroorganismen im Darm der Leber in nichts nach, sodass wir die Darmflora durchaus als ein eigenständiges Organ bezeichnen können.

Unsere Darmflora nimmt sich wie die Müllverbrennungsanlage genau der Nahrung an, die der Körper nicht haben will, und ist sogar bereit, im Zuge dieser Umwandlungsleistung selbst mit ausgeschieden zu werden. So besteht der menschliche Stuhl zu 30 bis 50 Prozent aus Darmbakterien, die ihr bisheriges Milieu losgelassen haben, um ihre Arbeit fortsetzen zu können. Darmflora und Galle hängen eng miteinander zusammen, da die Darmflora den grünen Farbstoff der Galle in grünen und später in braunen Farbton (die Farbe des Stuhls) umbaut. So wie die Ökologie einer Landschaft in sich ausgewogen ist, so sucht unser Darm genau diese Ausgewogenheit, um seine Arbeit optimal durchführen zu können.

Ernähren wir uns falsch oder unbewusst, wird dieses empfindliche Gleichgewicht gestört. Genauso ist es, wenn unser psychisches Gleichgewicht gestört wird. Wir erkennen dies sofort an Störungen in der Nahrungsverwertung, Durchfall, Verstopfung oder Unwohlsein.

Heute mache ich mir meine Darmflora bewusst. Ich spüre tiefe An-erkennung für das „Milieu", in dem ich lebe. Ich erlaube das Leben in mir und prüfe mich, ob bzw. wo mein Leben steril geworden ist. Ich erlaube, dass Unverdauliches in meinem Leben umgewandelt, dass es „entsorgt" und ausgeschieden wird. Was in meinem Leben möchte ich umwandeln, was entsorgen und ausscheiden?

18.

Das Tagesgeschehen bewusst verarbeiten – den Darm entlasten

Nachdem wir uns bereits im Vormonat mit der Obstipation (Verstopfung) auseinandergesetzt haben, wollen wir heute überprüfen, wie wir dem Durchfall vorbeugen können. Der Dünndarm hat die Aufgabe, die verdaute Nahrung in die Blutbahn aufzunehmen. Damit dies geschehen kann, verfügt er über fingerartige Darmzotten, die ihm eine ungeheure Oberfläche verleihen. Der Dickdarm hingegen hat die Aufgabe, den Nahrungsresten das Wasser zu entziehen, sodass sie im Mastdarm einige Stunden gespeichert werden können, bevor sie ausgeschieden werden. Die Verdauung im Darm geschieht durch die Peristaltik (Darmbewegungen). Dabei ist der Darm der „große Kapellmeister des Körpers", der den Zyklus (der Verdauung) angibt.

Beim Durchfall (Diarrhöe) ist die Stuhleindickung gestört und infolgedessen auch der Salz- und Wasserhaushalt des Körpers. Die Darmbewegungen sind aus dem Takt gekommen, beispielsweise aufgrund von Ängsten, inneren Spannungen oder Schocks. Bei der Bearbeitung ist stets zu prüfen, was einen in Angst versetzt, wovor man „bis in die Eingeweide hinein" Angst hat. Mit dem Durchfall einher gehen folgende Themen:

- Essenzielles, das eigene Salz, wird weggegeben, um das, was man bestellt und zu sich genommen hatte, nicht in die eigene Psyche aufnehmen zu müssen
- Übermaß an Analyse und Kritik, aus dieser Haltung heraus die Weigerung, die Dinge in sich aufzunehmen; etwas ist nicht gut genug, um aufgenommen zu werden
- vergebliches Festhaltenwollen von Eindrücken: Durchfall zwingt zum Loslassen

- Weigerung, sich vom Leben beeindrucken zu lassen, die Dinge einfach durch sich hindurchfallen lassen, ohne sie wirklich auch bewusst aufzunehmen

Die Lösung dafür finden wir, wenn wir das, was uns durchläuft, in unvoreingenommener Weise erleben, im Vertrauen darauf, dass der eigene Darm schon die rechte Auswahl treffen wird. Vorstellungen, Ansprüche, wie sich das Angenommene entwickeln sollte, sind loszulassen. Der Durchfall zwingt, „die Hosen herunterzulassen", sich also nackt und ungeschminkt zu zeigen, sich mit der eigenen Wahrheit bezüglich des Aufgenommenen zu konfrontieren.

Heute mache ich mir bewusst, dass das, was ich heute erlebe, eine Folge meiner früheren „Bestellungen beim Universum" ist. Ich verarbeite bewusst, was das Leben mir heute bietet, und sage damit ja zu meinem Körper und zu dem, was ich im Jetzt zu verdauen habe.

19.

Die Leber fordert auf, angemessen zu „leben"

Die Leber ist eine gewaltige Drüse und das entscheidende Organ im gesamten Stoffwechselprozess. Sie ist zuständig für die Entgiftung des Körpers. Ernähren wir uns bewusst, fühlt sich die Leber wohl, nehmen wir ungesunde Nahrung zu uns, fühlt sie sich überlastet, was wir unter anderem als Müdigkeit zu spüren bekommen.

Das Wort „Leber" hängt sprachlich eng mit dem Wort „Leben" zusammen. Die Aufgabe der Leber besteht darin, aus dem, was das Leben uns bringt, etwas „Lebenswertes" zu machen. Biologisch geschieht das über die Eiweißsynthese: Etwas Fremdes (fremdes Eiweiß) wird zerlegt, entgiftet, in eigenes umgewandelt.

Die Leber arbeitet von allen Organen im Körper am härtesten. Sie hängt psychosomatisch eng mit Begierden und Emotionen zusammen und kann durch er- oder ausgelebte Unmäßigkeit sowie durch unausgewogene emotionale Zustände – sowohl durch fortwährende Trauer (beim Melancholiker) als auch durch Wut (beim Choleriker) – ernsthaft geschädigt werden.

Probleme mit der Leber sind Indikatoren für: unterdrückte Wut, lang anhaltende Bitterkeit, Neid, Feindseligkeit, ungesunde Begierden, selbstsüchtige Motive, Überarbeitung, Verzweiflung, Hilflosigkeit, Hoffnungslosigkeit, sich selbst als unfähig wahrnehmen, nicht gelebte leidenschaftliche Bedürfnisse, Übermaß oder Mangel, Unglücklichsein.

Indem Sie sich nun mit Ihren Bedürfnissen und dem Ihnen eingeborenen Lebensinhalt sowie mit Ihrer Berufung und Ihrem Lebenssinn verbinden, finden Sie auch das rechte Maß in Ihrem Lebenskonsum. Indem Sie erkennen, was für Sie Gift ist und was

Medizin, und sich entgiften, entdecken Sie immer mehr Ihre seelische und körperliche Gesundheit.

Zur Entgiftung gehört nicht nur eine körperliche Diät, sondern auch die Enthaltsamkeit gegenüber ungesunden Gedanken, Gefühlen, Kontakten, Filmen, Eindrücken. In der „Rückverbindung" mit Ihrem wahren Lebenskern leben Sie das rechte Maß, das, was für Sie gut ist.

Heute frage ich mich, was mein Leben lebenswert macht – und lebe es im rechten Maß.

20.

Die Galle – einseifen, zerlegen, bewältigen

Die Gallenblase ist der Speicherplatz für die Gallenflüssigkeit, die in der Leber produziert wird. Über die Galle wird der Zwölffingerdarm mit Gallensäure versorgt, was ihm die Aufbereitung der Fette erleichtert. Gallenprobleme hängen psychosomatisch eng mit Aggressionen zusammen: „Gift und Galle spucken", „da kommt mir die Galle hoch"!

Die eigentliche Aufgabe der Galle liegt jedoch nicht darin, geballte Aggression zu zeigen, sondern darin, durch „aggressiv-konstruktive Intervention" im rechten Maß die Eindrücke des Lebens zu zähmen, indem sie über die Galle „eingeseift und zerlegt" werden.

Dort, wo Groll über alte Dinge herrscht, kommt es in der Galle zu Ablagerungen von Schlacken. In dem Maße, wie der Mensch sich in seinem Groll verhärtet, verhärten sich auch die Ablagerungen in der Galle, bis sie sich zu Gallengrieß, später zu Gallensteinen kristallisieren, die zu Gallenkoliken oder Gallenblasenentzündungen führen können.

Gallensteine sind Steine, die man „sich selbst in den Weg gelegt hat", versteinerte Aggressionen, zeigen sich besonders in Familienkonflikten. In ungelösten Fällen zeigt sich die Galle als „Giftspritze", wie der Stachel des Skorpions.

Im Falle von Gallenkoliken geht es darum, „Verklemmtes" zu lösen. Bei Gallenproblemen sollte man fettreiche Nahrung, auch „hochwertige Fette", besonders aber erhitzte Fette und Genussmittel (Kaffee) meiden. Hilfreiche Fragen bezüglich der Gallenthematik sind:

- In welchem Lebensbereich und weswegen bin ich verbittert?
- Was verdamme ich?

- Wie kann ich Probleme einseifen, zerlegen, schrittweise anpacken, statt über sie zu stolpern?

Heute wende ich mich meinen Lebensaufgaben aktiv und konstruktiv zu, packe die Dinge an. Große Lebensthemen, die mir bisher unverdaulich erschienen, zerlege ich heute in verdauliche kleine Häppchen und beginne mit einem kleinen ersten Schritt.

21.

Meinungsverschiedenheiten souverän ausgleichen – den Nieren zuliebe

Die Nieren haben im Körper mehrere Aufgaben zugleich:

- **Ausscheidung/Ausfilterung von Stoffwechselresten:** Urinbildung, „das Leben ausfiltern"
- **Harmonisierung des Salz-Wasser-Haushalts:** Wasseransammlungen im Körper zeigen, dass die Nierenfunktion gestört ist
- **Regulierung des Säure-Basen-Gleichgewichts:** Sinnbildlich dafür steht die Fähigkeit, ein psychisches Gleichgewicht zwischen männlichen und weiblichen Anteilen zu schaffen, Differenzen und Meinungsverschiedenheiten auszugleichen

Die Nieren können sich im Gegensatz zur Leber, die sich immer wieder zu regenerieren vermag, verbrauchen. Unsere Lebenszeit hängt deshalb stark davon ab, wie lange unsere Nieren in der Lage sind, Gifte auszufiltern. Wurden sie durch ungesunden Lebenswandel zu stark mit Giften vollgeladen, versagen sie ihren Dienst.

Die Nieren sind das einzige Organ, das paarweise im Körper angelegt ist, und so hängen sie psychosomatisch auch eng mit seelischem Gleichgewicht und Partnerschaftsthemen zusammen. Nierenprobleme verweisen auf: Intoleranz, Feindseligkeit, Beziehungsstress, emotionalen Schmerz, Scham, Angst vor Einsamkeit, Kindlichkeit, Enttäuschung, Versagen, besitzergreifendes Denken, die bewertende Überzeugung, dass Falsches in meinem Leben geschieht. Der Volksmund sagt dazu: „Das geht mir an die Nieren!" Über die Nebennieren besteht ein enger psychischer Zusammenhang mit dem Thema „sich aufputschen" (Adrenalin) und Stress.

Bei Nierenthemen muss ich mich fragen: Filtere ich die Eindrücke des Lebens auf die richtige Weise aus? Bin ich bereit, Totes, besonders tote Beziehungen, wegfließen zu lassen? Gibt es Bereiche, in denen ich mich in meiner Funktion geschwächt fühle, also in denen ich das Gefühl habe, nur noch gerade eben so zu funktionieren, aber meine Rolle nicht voll ausfüllen zu können (beispielsweise die Mutter, die mit der Erziehung ihrer Kinder völlig überfordert ist und nur noch dafür sorgt, dass das Essen auf dem Tisch ist)? Erlebe ich mich als schwankend? Lebe ich „auf Adrenalin"? Pusche ich mich künstlich hoch?

Die Nieren repräsentieren als Regulator des Wasserhaushalts die Fähigkeit, im „Flow" zu sein, also zu erlauben, dass das Leben durch uns durchfließt. Hilfreich für die Nieren ist es, viel zu trinken, das heißt, sie zu spülen. Eher nierenbelastend ist Kaffee, gesund sind Nierentees, beispielsweise ein Tee aus Birken- oder Heidelbeerblättern.

Heute entdecke und lebe ich die Harmonie mit mir und meiner Umgebung. Ich integriere eventuell entstehende Meinungsverschiedenheiten in mein Zusammenleben mit anderen und filtere die für mich wichtigen Eindrücke heraus.

22.

Druck gezielt loslassen – die Blase entlasten

Die Aufgabe der Blase ist es, den Urin in sich aufzunehmen, bis er entleert werden kann, Druck auszuhalten und ihn zum rechten Zeitpunkt wieder loszulassen. Ist zu viel Urin in der Harnblase, spüren wir dies als Harndruck, der letztendlich zum Öffnen des Harnschließmuskels führt. Die Blase hängt eng mit dem Wasserelement zusammen. Da wir den Harnschließmuskel kontrollieren, ist die Harnblase auch eng mit dem Thema der Kontrolle verbunden beziehungsweise mit der Angst, die Kontrolle zu verlieren.

Blasenprobleme verweisen auf die Tendenz, Emotionen (Wasserelement = Gefühle) zu kontrollieren oder zurückzuhalten, alte emotionsgeladene Ideen festzuhalten, statt sie auszuscheiden, sich außer Kontrolle zu fühlen, auf ein Heischen nach Beifall, Mangel an Zutrauen, auf ein Überdrüssigkeitsgefühl, auf Scheu, sich unfähig fühlen, sich unter Druck fühlen, Druck, den man selbst nicht erträgt, an andere weiterzugeben, Unfähigkeit, mit Druck und Spannungen umzugehen, sie zu ertragen. Auch Forderungen Dritter wie Chefs, Kollegen, Ehepartner können zu Blasenproblemen führen, wie überhaupt jeder und alles, von dem wir uns irgendwie unter Druck setzen lassen.

Die Lösung liegt darin, immer wieder loszulassen. Zu erkennen, dass die Welt nicht untergeht, egal, was passiert, und sich sprichwörtlich Erleichterung zu verschaffen. Es gibt Dinge, die Sie kontrollieren können, und Dinge, bei denen Sie die Kontrolle loslassen müssen. Das Motto eines ZEN-Meisters „Es gibt nichts zu erreichen und nichts wird erreicht" ist die Antwort auf chronische und akute Blasenprobleme.

Im Leben bedeutet ein gelöster Umgang mit der Blase: Innerer und äußerer Druck baut sich auf. Sie lassen ihn in einem gewissen Maße zu, nutzen ihn konstruktiv, doch finden Sie immer wieder den Druckausgleich, das Loslassen der inneren Spannungen im Wechselspiel des Lebens. Gezielte Entspannungsübungen (autogenes Training, Meditation) helfen, inneren Druck abzubauen. Es geht darum, ein gesundes Verhältnis zu innerem und äußerem Druck zu entwickeln.

Heute nehme ich mir Zeit, um bewusst allen seelischen Druck loszulassen. Ich entspanne mich ganz tief in mir selbst und weiß, dass die Welt nicht untergeht, wenn ich einmal nicht alles unter Kontrolle habe. Ich entspanne mich – jetzt.

23.

Rückgrat zeigen – der Wirbelsäule zuliebe

Die Wirbelsäule hat die Aufgabe, uns den aufrechten Gang zu ermöglichen. Sie verbindet in sich Halt und Bewegung. Die Wirbelsäule steht für Stärke, Stabilität, Aufrichtigkeit, die eigene Bestimmung in Körper, Geist und Seele und stärkt uns den Rücken für unser Wirken in der Welt, sodass wir „Rückgrat zeigen" können. Sie ist Ausdruck der Unterstützung in unserem Leben, des Empfindens, sich unterstützt zu fühlen. Ein Mensch mit gesunder Wirbelsäule ist in der Lage, die Welt zu (er-)tragen.

Probleme mit der Wirbelsäule repräsentieren ein Sich-nicht-unterstützt-Fühlen, Abhängigkeit von der Unterstützung durch andere, das Tragen von zu viel Verantwortung, das Ertragenmüssen der schweren Last negativer Gedanken(strukturen), unterdrückte Ängste, Zurückhaltungen (das heißt, ich halte etwas von mir zurück, bringe z. B. Freuden oder Ängste nicht ins Leben ein, ich verzichte auf etwas, z. B. gehe nicht tanzen, weil es meinem Partner nicht passt, oder Ähnliches), finanzielle Sorgen und auch unterdrückte Sexualität.

Ist der obere Rücken nach vorn gekrümmt, trägt man fremde Lasten, lässt sich alles Mögliche aufladen, statt zu sagen „rutscht mir doch alle den Buckel runter". Dem „Duckhansel" fehlt der Mut, für sich einzustehen, die Bereitschaft, für sich oder eine Sache „den Rücken gerade zu machen".

Heute mache ich für mich selbst und das, was mir wichtig ist, den Rücken gerade – meiner Wirbelsäule zuliebe.

24.

Die Stöße des Lebens abfedern –
die Bandscheiben regenerieren

Unsere Reise auf der Straße des Lebens ist wie das Befahren einer Straße, die mal gerade ist wie eine Autobahn und mal voller Löcher und Unebenheiten. Dann sind wir froh, dass unser „Auto" über gute Stoßdämpfer verfügt. Nicht immer läuft alles glatt im Leben – doch wir können die Stöße und Schicksalsschläge des Lebens wie Stoßdämpfer eines Autos abfedern, indem wir souverän und harmonisch mit ihnen umgehen.

Im übertragenen Sinne zeigt sich der Umgang mit den Unebenheiten des Lebens in der Verfassung unserer Bandscheiben. Die Wirbelsäule ist durch die Bandscheiben gepuffert. Bandscheibenprobleme dokumentieren, dass man nicht in der Lage ist, das eigene Leben abzupuffern, dass die Schläge oder Stöße des Lebens ungepuffert auf einen treffen oder man das Leben angeht, ohne auf Pufferzonen zu achten. Konkret bedeutet das beispielsweise: Wenn mein Partner unerwartet sauer ist oder ein Brief vom Finanzamt kommt, dann trifft mich dies unerwartet und hart, ohne dass ich es innerlich abfedern kann. Ich habe keinen inneren Puffer, den ich den Stößen des Lebens entgegensetzen könnte. Denken wir hierbei nur an die Stoßdämpfer eines Autos. Wenn bei meinem Auto die Stoßdämpfer kaputt sind, spüre ich die Bodenwellen hart und unangenehm – genauso fühlt sich jemand seelisch, wenn er mit einem Bandscheibenthema durch sein Leben reist und „Bodenwellen" (unangenehme Ereignisse) ihn berühren.

Bei einem Bandscheibenvorfall stimmt die eigene Struktur nicht mehr, man hält an einer Beziehung(sform), einem Beruf oder einer Lebensgemeinschaft fest, ohne auf Stimmigkeit zu achten. Die weiche Bandscheibe wird von den harten Wirbeln in die Zange genom-

461

men, man wird von mehreren Seiten wie ein „Sandwich" belastet, gedrückt, gepresst. Die Situation wird oft als demütigend empfunden, man muss sich „krumm machen" für etwas oder jemanden und trachtet vergebens danach, dafür anerkannt zu werden.

Beispiel: Die Ehefrau, die von einem tyrannischen Ehemann wie von quengelnden Kleinkindern gleichermaßen in die Pflicht genommen wird. Dort, wo der Bandscheibenvorfall die Nerven reizt, liegt eine Situation vor, die „nervt". Erst wenn die Situation, die vorgefallen war, wieder „richtiggestellt" wird, kann der Schmerz dauerhaft verschwinden. Konkret kann dies in der genannten Situation bedeuten, dass die Ehefrau sich gegenüber ihrem Mann behauptet, Rückgrat zeigt und die Lebensbereiche, die „nerven", verändert, etwa indem sie den Ehemann oder die Kinder zur Mithilfe im Haushalt auffordert oder sich die Ehefrau einen Zeitpuffer einrichtet, in dem sie zum Yoga oder zur Wirbelsäulengymnastik geht – oder auch indem eine für alle Beteiligten maßgebende Hausordnung gefunden und eingehalten wird, beispielsweise die Ruhezeit nach dem Mittagessen.

Oft haben sich seelischer Abfall und seelische Gifte in der gelebten Struktur angesetzt („Bandscheibenverschlackung"). Hier hilft neben der orthopädischen Behandlung die seelische Bearbeitung: Wo wird das Weiche in meinem Leben durch ungute und überflüssige Härten angegriffen? Wie kann ich das Weiche in meinem Leben und in meiner Struktur wieder mehr zum Leben erwecken? Wo bin ich zu hart mir selbst und anderen gegenüber oder wo erlaube ich zu starken Härten anderer, auf mich einzuwirken?

Äußerlich regenerieren sich meine Bandscheiben, wenn ich in der Badewanne (Moorbad, Salzbad) liege, sowie durch eine Entgiftungskur, unterstützt durch Birkensaft.

Heute tue ich etwas für meine Bandscheiben: Bei einem warmen Moor- oder Salzbad überlege ich, wie ich die Härten des Lebens abfedern und wo ich Pufferzonen in meinem Leben einrichten kann.

25.

Frei von Nervosität durch Hingabe an das, „was ist"

Das Nervensystem umfasst, wie der Name besagt, die Gesamtheit unserer ca. 30 bis 100 Milliarden Nervenzellen und beschreibt ihren systemischen Aufbau. Seine Funktionsweise hängt unmittelbar mit dem Phänomen der „Reizbarkeit" zusammen. (Sinnbildlich: „Ein toter Körper ist nicht mehr reizbar.") Das Nervensystem hat die Aufgabe,

- Informationen über die Umwelt aufzunehmen
- Informationen über den Körper aufzunehmen
- Informationsreize in Signale umzuwandeln und weiterzuleiten
- situationsgerechte Reaktionen des Körpers zu veranlassen

Es handelt sich beim Nervensystem um ein Koordinationssystem, das alle Bereiche des Organismus aufeinander abstimmt. Es setzt sich aus einer empfänglichen und einer dynamischen Seite zusammen, biologisch dargestellt in zuführenden (afferenten) und ableitenden (efferenten) Nervenfasern.

Afferenzen (Reizaufnahme und Weiterleitung): Rezeptoren wandeln Reize in Signale um und leiten diese über die Nervenfasern an Rückenmark und Gehirn weiter.

Efferenzen: Die Kommandos aus dem Gehirn oder dem Rückenmark werden über die ableitenden Nervenfasern in die entsprechenden Vollzugsorgane gelenkt, zum Beispiel damit wir mithilfe von Muskeln eine Tasse hochheben können.

Wir können das Nervensystem mit einem Nachrichtendienst vergleichen. Dort, wo mit Leichtigkeit und Freude Nachrichten übermittelt und Reize weitergegeben werden, ist unser Nervensystem intakt.

Nervosität ist Ausdruck von Misstrauen gegenüber dem „Übermittlungsprozess des Lebens". Man klebt an einer Sache, will die Dinge beeinflussen, statt neutral zu sein. Man verkennt die endlose Reise durch die Ewigkeit, ist nicht in der Lage, den momentanen Reiz als einen von vielen Tausenden, die im Laufe eines Lebens kommen und gehen, zu sehen und auch wieder loszulassen, es fehlt die Einbettung des Reizes in das größere Ganze.

Einlösung: Indem Sie sowohl Ihre Reize als auch das Ausmaß, in dem Sie sich von Reizen beeindrucken lassen, bewusst auswählen, leben Sie in einer angenehmen Stimulation. Indem Sie das Selbst in den Mittelpunkt des Wirkens stellen und nicht das Ego oder Vorstellungen, erleben Sie, wie die Lebensreize durch Sie hindurchfließen, ohne dass Sie dies beunruhigen muss. Unterstützen können Sie Ihr Nervensystem auch durch erhöhte Zufuhr von hochwertigem Vitamin B oder reinem Lezithin.

Heute mache ich mir bewusst, welche Reize auf mich wirken und wie ich sie verarbeite. Ich suche und finde das wohltuende Maß an Lebensstimulation.

26.

Die Egozentrik loslassen – den Nerven zuliebe

Unsere Nervenleitungen sind wie Datenautobahnen. Dort, wo Reize/Signale nicht auf eine freie und harmonische Weise durch uns durchfließen können, kommt es zu Staus und Überlastungen. Sinnbildlich gesprochen steht man unter Zeitdruck im Stau, hupt und betätigt Gaspedal und Bremse gleichzeitig.

Bei einem Nervenzusammenbruch sind die Datensicherungen durchgebrannt. Die Kommunikationswege sind überlastet und versperrt. Das eigene oder fremde Ego, die Vorstellung davon, was stattfinden und wie das Leben, der andere oder man selber sein sollte, wird zu sehr in den Mittelpunkt gerückt. Dahinter steckt oft Egozentrik, auch Geltungssucht, die von allein nicht erkannt werden kann.

Die Lösung liegt in der Herzöffnung und der Gewissheit, dass eine entspannte, von der Liebe getragene Kommunikation möglich ist. Die Liebe ist dabei das „Gleitmittel", das eine harmonische Reizweitergabe ermöglicht. Indem das eigene Wirken im Rahmen eines großen Netzwerks gesehen wird („Nerven-Netzwerksystem") kommt Ihr Nervensystem in Harmonie.

Es geht auch darum, sich im rechten Maß und frühzeitig zu distanzieren, die Dinge von oben zu sehen. Zugleich verlangt Ihr Nervensystem Engagement im rechten Maß für das, was Ihnen momentan wichtig ist, ohne dass Sie aber am Ergebnis kleben. Sie sollte also Ihr Bestes geben, aber nicht zusammenbrechen, wenn sich die Dinge etwas anders entwickeln, als Sie es sich vorgestellt haben. Statt sich von den Reizeinflüssen terrorisieren zu lassen oder die Stimulation komplett abzulehnen, sollten Sie die Verbundenheit allen Seins erkennen. Durch Ihr Dasein tragen Sie zu dem „Gesamtnetzwerk der Menschheit" bei. Und die ganze Welt dient Ihnen, indem sie beispielsweise dafür sorgt, dass Sie eine beheizte Wohnung mit Warmwasser haben (das Heizungs- und Warmwassersystem). Der Bäcker backt Brot für Sie, der Gärtner schneidet Kräuter für Sie, der Bauer pflückt Äpfel für Sie – auch wenn Sie diese Dinge im Supermarkt kaufen, sind Sie doch mit einem gewaltigen Netzwerk verbunden. Heilend auf das Nervensystem wirken reife Herz-zu-Herz-Begegnungen.

Heute mache ich mir mein Wirken im Rahmen eines größeren Netzwerks bewusst. Ich erkenne, wie ich durch mein Wirken mit anderen verbunden bin, denen ich diene, und wie die ganze Schöpfung mir dient – und finde dadurch Frieden in meinem Nervensystem.

27.

Gesunde Stimulation – gesunde Nerven

Jede einzelne Ihrer Nervenzellen (Neuronen) ist „elektrisch erregbar" und leitfähig und deshalb in der Lage und darauf spezialisiert, Reize weiterzuleiten. Sie steht über Nervenverbindungen, sogenannte Synapsen, mit anderen Nervenzellen in Verbindung. Die Synapse ist quasi eine Datenschnittstelle, die durch biochemische Prozesse Informationen auf eine andere Zelle überträgt.

Ihre gesamte Interaktion mit der Außenwelt hängt mit „Stimulation" zusammen. Wenn Sie in dieser Welt wirken wollen, können Sie dem Thema der Stimulation nicht aus dem Wege gehen. Sie ist Bestandteil unseres Daseins als Mensch.

Es gibt Menschen, die sich der Stimulation durch die Welt entziehen, indem sie sich hinter Klostermauern zurückziehen, fades Essen zu sich nehmen, auf Sexualität verzichten usw. Dies mag vorübergehend hilfreich sein, um den Lärm der Welt zu vergessen und sich selbst zu spüren. Doch Befreiung erfahren dadurch nur wenige. Befreiung ist in dieser Welt möglich, wenn Sie Ihre Stimulation intelligent, lebensbejahend und gesund auswählen.

Für den eigenen Körper da zu sein bedeutet zu erkennen, welche Form von Stimulation ihm gut tut und welche langfristig zerstörerisch wirkt. Kriegsberichterstattungen mögen zwar stimulierend wirken, aber nicht unbedingt aufbauend. Sport kann uns stimulieren oder auch ein gutes Buch. Es ist geradezu eine Kunst, die Form von „Erregung" auszuwählen, die uns in unserer Entwicklung weiterbringt. Um die geeignete Stimulation zu finden, müssen Sie sich selbst kennen. Was für eine Art von Bewusstsein möchten Sie in sich etablieren und was brauchen Sie dafür?

Heute mache ich mir bewusst, welche Art von Stimulation mir gut tut, mich anregt, biologisch und für meine Entwicklung wertvoll ist. Dies kann ein Buch sein, ein gutes Essen, eine Landschaft, eine Begegnung, ein Film oder eine Musik, von der ich mich gern stimulieren lasse.

28.

Zentrales und peripheres Nervensystem in Einklang bringen

Im Gegensatz zum Nervensystem primitiver Lebewesen ist unseres hoch komplex und vernetzt die Aufgaben von mehreren Milliarden Neuronen, ähnlich wie das Datennetzwerk bei unserem Computer. Im Gesamtverbund sind die Nervenzellen in der Lage, Informationen zu verarbeiten und zu speichern, so wie wir es von unserer EDV her kennen.

In dieser hoch organisierten Form gibt es auch biologisch „höhere Verarbeitungszentren" in Gestalt von Nervenknoten („Ganglien"). Die Ganglien sind vergleichbar mit Provinzfürsten, die viele Funktionen autonom steuern.

Unser Nervensystem ist sehr stark auf Gehirn und Rückenmark zentralisiert („Zentralnervensystem"). Es gibt aber auch ein „peripheres Nervensystem", bestehend aus somatischem (animales, willkürliches, mit der Wirkung auf die Außenwelt zusammenhängendes) und vegetativem (autonomen) Nervensystem.

Das somatische Nervensystem dient den durch den Willen beeinflussbaren Körperfunktionen. Es ist der Erfüllungsgehilfe des menschlichen Wollens. Um effektiv in der Welt wirken zu können, ist es für Sie wichtig zu unterscheiden, welche Dinge in Ihrem Leben Sie unmittelbar beeinflussen können und welche nicht Ihrem unmittelbaren Einfluss unterliegen.

Indem Sie sich darin üben, die Dinge, die Sie beeinflussen können, stimmig auszuführen, richten Sie Ihr somatisches Nervensystem auf Stimmigkeit aus. Sie erfahren Ihre Selbstwirksamkeit, das heißt die Fähigkeit, selbst etwas bewirken zu können. Der beste

469

Weg in diese Richtung orientiert sich an dem Motto der Pfadfinder: „Jeden Tag eine gute Tat!"

Heute vollziehe ich eine „gute Tat", ich rufe einen geliebten Menschen an, schreibe einen Brief oder helfe jemandem ganz bewusst und erkenne, dass ich eine positive Wirkung habe.

29.

Autonomes Nervensystem, Sympathikus und Parasympathikus

Das autonome Nervensystem hängt mit außerhalb des Bewusstseins ablaufenden Mechanismen zusammen. Dabei handelt es sich um lebenswichtige Vorgänge und Funktionen, die wir normalerweise nicht steuern können: Vitalfunktionen (Herzschlag, Atmung, Verdauung, Stoffwechsel), das Zusammenwirken einzelner Körperteile und das *Organsystem* (Sexualorgane, Blutgefäße).

Beispiel: Der Mann kann nicht durch unmittelbare Willenskraft eine Erektion produzieren, da sie vom autonomen Nervensystem gesteuert wird.

Das autonome Nervensystem ist der Erfüllungsgehilfe des unbewussten Geschehens und wird sehr stark mittelbar durch unser Denken und unsere Geisteshaltung beeinflusst. Ängste, Schuldgefühle, Sorgen bewirken eine „negative Chemie" im Gehirn. Dadurch belasten sie mittelbar das autonome Nervensystem und rauben einem zum Beispiel den Schlaf. Durch eine vitale und produktive Einstellung wirken Sie vitalisierend auf Ihr Nervensystem ein, auch durch Ursachenforschung und -bearbeitung, wenn es der Psyche nicht gut geht.

Zum Organsystem gehören auch Sympathikus und Parasympathikus. Aufgabe des Sympathikus ist die Steuerung der glatten Muskeln, zum Beispiel der Blutgefäße und der Drüsen. Er hat die Aufgabe, für eine Leistungssteigerung im Organismus (Ergotropie) zu sorgen, den Körper auf Angriff, Flucht und Leistungen vorzubereiten. Dazu beeinflusst er Herz, Blutdruck, Durchblutung, Stoffwechsel und Drüsenausstoß und bremst andere Funktionen, beispielsweise die Darmtätigkeit. Er sorgt unter anderem für die

471

Erweiterung der Bronchien, bewirkt die Ejakulation beim Mann und den Orgasmus bei Mann und Frau.

Der Parasympathikus (Craniosakrales System) verbindet über das Rückenmark Schädel (Hirnstamm) und Kreuzbein. Er dient der Regeneration und dem Aufbau von Reserven und ist dem Sympathikus entgegengesetzt. Er bringt Ruhe, Erholung und Schonung. Dazu wirkt er harmonisierend und beruhigend auf innere Organe und Kreislauf. Seine Kommandozentralen beeinflussen besonders Dickdarm und Genitalien.

Heute finde ich die rechte Mitte zwischen Leistungsanforderung (Sympathikus) und Regeneration/Entspannung (Parasympathikus) und genieße meine Ausgewogenheit.

30.

In angemessener Weise produktiv sein –
der Schilddrüse zuliebe

Die Schilddrüse ist eine Stoffwechselzentrale, die wichtige Stoffverbrennungen steuert. Sie bestimmt, wie aktiv die Produktivität des Stoffwechsels ist, wie aktiv oder müde der Mensch ist. Sie reagiert sensibel auf Veränderungen im äußeren Stoffwechsel, beispielsweise bei der Raumtemperatur, oder auf sie umgebende Menschen (und damit andere Schilddrüsen). Für ihre Arbeit benötigt die Schilddrüse Jod, das sie aus der Nahrung aufnimmt. Ein Zuviel an Jod wird über die Nieren ausgeschieden.

Bei der Schilddrüsenüberfunktion ist die Nährstoffverbrennung durch eine erhöhte Versorgung der Zellen mit Schilddrüsenhormonen gesteigert, was eine Übererregung mit sich bringt.

Bei der Schilddrüsenunterfunktion erhalten die Zellen zu wenig Schilddrüsensekret, die Verbrennungsöfen laufen nur auf halben Touren, was unter anderem Müdigkeit hervorrufen kann.

Sowohl bei Über- als auch bei Unterfunktion fehlt der Einklang, die Übereinstimmung zwischen dem, was zu tun ist, und der inneren Handlung. Schilddrüsenprobleme sind oft mit dem Empfinden verbunden, nicht in angemessener Weise zum Zug zu kommen.

Heute achte ich darauf, dass ich in angemessener Weise produktiv bin. Ich erledige meine Tagesaufgaben zügig, doch ohne Druck, und erfreue mich meiner Produktivität.

31.

Noch einmal – vitale Ernährung

Der menschliche Stoffwechsel besteht zu 80 Prozent aus basenbildenden Elementen und nur zu 20 Prozent aus säurebildenden. Basenbildner sind Gemüse, Obst, Brot und etliche Kohlenhydrate. Säurebildner sind Fleisch, Fisch, Käse, vorwiegend Eiweißstoffe oder Proteine.

Nahrungsmittel in Konserven wurden bei 130 Grad Celsius sterilisiert und damit alle wichtigen Lebensbestandteile vernichtet. Es fördert bei dem Menschen, der sich damit überwiegend ernährt frühzeitige Zellsklerose. Dabei ist Gesundheit erlernbar. Colette sagte einmal: „Wer eine reizende alte Dame werden will, der muss mit 17 anfangen, darauf hinzuarbeiten!" ...

Es geht um die individuelle Wiedergewinnung eines verantwortlichen Gesundheitsbewusstseins, mit dem der Mensch selbst über seine Reaktionen und seine Lebensweise entscheidet.

Wir müssen wieder fröhlicher, freundlicher, gelassener, gesünder, verantwortungsbewusster werden, wenn wir uns auch im Alter noch eine körperliche Mobilität und geistige Klarheit bewahren wollen. Wir brauchen Ballaststoffe (Zellulose der Pflanzen und Pektine der Früchte) für die Wasserbindung im Darm. Wir sollten uns auch im Herbst mit vitaler Kost ernähren.

Heute achte ich ganz bewusst darauf, mich stimmig und vital zu ernähren.

November –
Allgemeine Fitness

1.

Vom gesundheitlichen Wert des Bergwandern

Ein oft unterschätzter Weg, die eigene Gesundheit zu fördern, ist zügiges, mehrstündiges Bergwandern. Dabei muss eine Reihe von Muskeln miteinander koordiniert werden. Von besonderem gesundheitlichem Effekt ist, dass eine Bergwanderung in der Regel mehrere Stunden dauert. Wenn Sie sich bei einer solchen Wanderung bzw. Bergbesteigung zügig bewegen, liegen Sie genau in der Pulsfrequenz, in der Ihr Fettstoffwechsel optimal arbeitet, und dies über mehrere Stunden.

Tipp: Ernähren Sie sich vor dem Aufstieg so, dass Ihre Verdauung nicht unnötig belastet wird. Bewegen Sie sich bei Ihrer Bergwanderung so schnell, dass Sie gerade noch oder gerade nicht mehr miteinander reden können. Statt sich in weitläufigen Diskussionen zu ergehen, betrachten Sie Ihre Bergbesteigung besser als Meditation. Indem Sie Ihre Kräfte in sich gesammelt und konzentriert halten, lernen Sie, zu gehen, ohne sich zu verschleißen. Lernen Sie von einem Geißbock, zügig zu gehen, ohne sich zu stressen. Es ist ein Gleichmaß an zügiger Bewegung, ein innerer Rhythmus, der es Ihnen ermöglicht, Schritt für Schritt in der freien Natur zu gehen. Sie nehmen ab, ohne es zu bemerken. Darüber hinaus bewegen Sie sich in frischer und reiner Luft und haben eine gute Aussicht. Aus diesem Grund kann wöchentliches Bergwandern ein gewaltiger Beitrag zu Ihrer Gesundheit sein – auf jeden Fall ist es gesünder, als einmal die Woche aufreibenden Hochleistungssport zu betreiben.

Falls Sie den heutigen Feiertag für eine Pilgerwanderung nutzen wollen, verbinden Sie den gesundheitsfördernden Wert des Wanderns mit der guten Kraft hilfreicher Gedanken.

Heute gehe ich, falls das Wetter es zulässt, auf eine Bergwanderung und fördere dadurch meine Gesundheit auf vielfältige Weise.

2.

Die Rückenlage dient der bewussten Regeneration

Die Rückenlage ist die einfachste Position, die es gibt, um ganzheitliche Entspannung und Regeneration zu erzeugen, und doch wendet sie heute kaum einer an. Wir sind so sehr an Sessel, Sofas und weiche Betten gewöhnt, dass wir dabei die unbestechlichste „Grundlage" für unsere Fitness völlig vergessen: den flachen Boden. Da er gerade und hart ist, kann er uns „unbestechlich" genaue Auskunft darüber geben, wie es um unseren Rücken und unsere Gliedmaßen bestellt ist. (Wer verspannt ist, spürt das auf dem flachen Boden sehr genau.)

Übung: Sie liegen auf dem Rücken. Der Rücken ist gerade und entspannt. Die Arme liegen neben dem Körper, Handflächen nach oben. Die Beine sind leicht gespreizt, gestreckt, aber mit entspannten Knien und Füßen. Sie drehen den Kopf langsam nach rechts, dann nach links und legen ihn dann mit der Stelle am Hinterkopf auf, wo er gut ruhen kann. Der Blick geht nach oben.

In dieser Haltung nehmen Sie wahr, wie der Atem ein- und ausströmt. Spüren Sie, wie der Boden Sie trägt. Erleben Sie, wie Sie allein durch das Verharren in dieser Stellung binnen weniger Minuten eine spürbare Regeneration erfahren.

Wann immer Sie im Alltag gestresst sind, nehmen Sie die Rückenlage ein und konzentrieren Sie sich auf Ihren Atem. Nichts anderes ist wichtig. Erleben Sie, wie Sie dadurch ins Hier und Jetzt kommen und Belastungen des Alltags von Ihnen abfallen. Wenn Sie dann aufstehen, nehmen Sie den Alltag und seine Probleme völlig neu und weitaus entspannter wahr. Stimmige Lösungen können leicht gefunden werden.

Heute probiere ich die regenerierende Rückenlage aus – sich einfach auf den Rücken legen und den Atem beobachten.

3.

Bauchatmung im Liegen

Die Bauchatmung im Liegen ermöglicht Ihnen, emotionalen Stress loszulassen. Hierfür liegen Sie auf dem Rücken und beobachten Ihren Atem. Nun ziehen Sie die Luft in den untersten Teil der Lunge hinunter. Der Atem geht noch tiefer, sodass Sie spüren können, wie der Bauch sich beim Einatmen hebt und beim Ausatmen senkt. Füllen Sie den Körper von unten nach oben mit dem Atem, das heißt zuerst spüren Sie, wie der Bauch sich wölbt, dann der mittlere Korpus und letztendlich die Brust. Beim Ausatmen ziehen Sie zuerst die Luft aus dem Bauch, dann aus der Körpermitte und zuletzt aus der Brust. Sie ziehen also immer von unten nach oben die Luft ein und lassen sie wieder heraus. Alternativ können Sie die Bauchatmung auch im Sitzen vollziehen. Wirkung: tiefe Entspannung aller Organe, Regeneration, Spüren der inneren Kräfte.

Heute atme ich bewusst in den Bauch und lasse damit emotionalen Stress los.

4.

Schneidersitz – Konzentration auf das Wesentliche

Der Schneidersitz hilft Ihnen, sich in sich selbst zu zentrieren, besonders wenn stressige Gedanken oder Erlebnisse Sie beunruhigen.

Übung: Setzen Sie sich im Schneidersitz auf ein dickes Kissen (ersatzweise auf eine zusammengerollte Decke). Die Unterlage hilft Ihnen, im Kreuz nicht abzuknicken. Der Rücken ist gerade. Kippen Sie nun mit dem geraden Rücken nach vorn, dann nach hinten und von hinten aus ganz langsam in Richtung Mitte, bis Sie spüren, dass Ihr Rücken genau in der Mitte zentriert ist. Die Schultern sind entspannt, die Schulterblätter gerade. Das Kinn ist leicht angezogen, der weiche Blick nach vorn auf den Boden gerichtet.

Die Hände liegen mit den Handflächen nach oben ganz locker auf den Knien. Verbinden Sie Daumen und Zeigefinger und formen Sie mit ihnen ein „O", die anderen Finger sind leicht, aber ohne Anspannung gestreckt. Stellen Sie sich vor, die Hände seien auf den Knien festgeschweißt. Beobachten Sie Ihren Atem.

Während Sie einatmen, stellen Sie sich vor, die Wirbelsäule erfährt eine ganz leichte Streckung, vielleicht so, als wenn Sie sich über die Hände leicht abstützen. Während Sie ausatmen, erleben Sie die starke Zentriertheit in sich selbst. Die Kraft, um diese Stellung zu halten, finden Sie, indem Sie sich Ihres Mittelpunkts im Hara-Zentrum (dem Bauch) bewusst sind. Verharren Sie in dieser Position einige Minuten.

Tipp: Stellen Sie sich einen Minutenwecker, damit Sie die Zeit auch wirklich einhalten.

Heute gewinne ich Entspannung und Stabilität, indem ich für einige Minuten die leichte Sitzstellung (Schneidersitz) pflege.

5.

Das Stehen auf einem Bein stellt Ihr inneres Gleichgewicht wieder her

Gerade wenn Sie aus dem Gleichgewicht sind, kann Ihnen das Stehen auf einem Bein, so wie es im Yoga seit Jahrtausenden gelehrt wird, helfen, die innere Mitte wiederzufinden. Die nachfolgende Übung wird auch „der Baum" genannt.

Übung: Stellen Sie sich seitlich an eine Wand oder Kommode, sodass Sie sich notfalls festhalten können. Dann heben Sie das linke Bein an. Beugen Sie es zur Seite (nicht nach vorn), der Fuß wird mit der Fußsohle flach an die Innenseite des rechten Oberschenkels gesetzt. Die Hüfte bleibt dabei gerade, ebenso der gesamte Rumpf. Das rechte Bein bleibt weiterhin gestreckt. Falls es notwendig ist, halten Sie sich mit einer Hand so lange an der Wand oder der Kommode fest, bis Sie richtig in Position sind. Dann gehen Ihre Hände in die Position des „Namaste" (Handinnenflächen vor der Brust aneinandergelegt).

Spüren Sie, wie diese Position Ihren Geist nach innen holt. Der „Baum" ist extrem wertvoll, wann immer Sie in Stress oder außer sich geraten sind. Der Blick ist zugleich nach innen und nach außen gerichtet, Sie sind in Ihrer Mitte. Bleiben Sie in dieser Position 1 bis 3 Minuten. Dann wechseln Sie die Beine. Wenn Sie fortgeschritten sind, können Sie versuchen, die aneinandergelegten Handinnenflächen langsam über den Kopf zu strecken. Dabei berühren die Oberarme die Ohren. Der Blick ist weiterhin geradeaus gerichtet, während Sie Ihren gleichmäßigen Atem beobachten.

Wann immer ich heute Zentriertheit und Gleichgewicht benötige, gehe ich in die Yogaposition „der Baum", das heißt, ich übe mich darin, auf einem Bein zu stehen, und darin, gerade und ausgerichtet zu bleiben, und erlebe, wie ich dadurch meine innere Zentriertheit wiedergewinne.

6.

„Das Dreieck" – eine einfache Übung, um das Vegetativum anzuregen

Beim „Dreieck" stehen Sie gerade mit gespreizten Beinen (etwas mehr als schulterbreit auseinander). Das Gewicht ist gleichmäßig auf beide Fußsohlen verteilt. Der rechte Arm zeigt senkrecht nach oben, während der linke ausgestreckt an der Außenseite des linken Beines ruht. Wichtig ist es, in dieser Position gerade zu bleiben, also weder nach vorn noch nach hinten abzukippen. Nun beugen Sie Ihren Oberkörper mit dem Ausatmen nach links. Hierbei wird die „Arbeit" allein von der Schwerkraft vollbracht. Achten Sie auch in der seitlichen Dehnung darauf, weder nach vorn noch nach hinten abzukippen. Der obere Ellenbogen ist gerade, nicht angewinkelt, der Kopf geht mit zur Seite, das Gewicht ist trotz der Seitenbeuge weiterhin auf beide Beine verteilt. Erlauben Sie, dass der Atem tiefer und tiefer geht, während Sie ½ bis 3 Minuten in dieser Position bleiben. Dann kommen Sie langsam zurück, spüren nach und wechseln die Seiten. Wirkungen dieser Übung:

- Anregung für Kreislauf und Vegetativum
- Anregung für Herz, Leber, Milz
- Becken und seitlicher Rumpf werden gestärkt und entkrampft
- Hilfe bei Becken- und Hüftproblemen
- hilfreich für Dickdarm, Dünndarm, Galle
- seitliche Dehnung der Rumpfmuskulatur
- Stimulation des Nervensystems
- Wahrnehmung von Leichtigkeit

Heute gehe ich in die Yogaposition des „Dreiecks" (Seitenbeuge), um meine seitliche Rumpf- und Beckenmuskulatur zu stärken und deren Beweglichkeit zu trainieren.

7.

Augenrollen – besonders für Schreibtischtäter

Der Bildschirm unseres PC's bzw. abends der Fernseher verführen dazu, dass unsere Augen starr werden. Hier müssen wir Abhilfe schaffen. Augenrollen ist auch sehr gut gegen Kopfschmerzen, da mit den Augenbewegungen die Gehirnregionen, die mit den Augen zusammenhängen, gleich mit entspannt werden.

Übung: Setzen Sie sich hin, mit geradem Rücken, Kinn leicht angezogen. Anschließend ...

- **nach oben schauen:** Schauen Sie zehnmal nach oben, so weit es geht, ohne dabei den Kopf zu bewegen. Achten Sie beim Schauen darauf, aus beiden Augen gleichermaßen zu schauen. Dann schließen Sie weich und sanft die Augen und spüren, wie eine wohltuende Entspannung in sie einströmt.
- **seitwärts schauen:** Nun schauen Sie abwechselnd je zehnmal mit jedem Auge, so stark es geht, nach rechts und nach links. Verharren Sie an den Extrempunkten jeweils kurz, bevor Sie in die andere Richtung schauen. Dann schließen Sie die Augen und spüren in Ihre Augäpfel, aber auch in Ihre Schläfen hinein. Möglicherweise erleben Sie Wellen von Entspannung oder gar von Licht von den Seiten aus auf Sie zukommen.
- **Augenkreisen:** Kreisen Sie mit den Augen zehnmal im und zehnmal gegen den Uhrzeigersinn, ohne dabei den Kopf zu bewegen. Achten Sie dabei darauf, dass Sie große Kreise beschreiben und die Kreise auch wirklich zu Ende führen. Wenn Sie danach die Augen schließen, kann es sein (muss aber nicht), dass Spannungen auftreten. Diese Spannungen waren schon vor der Übung da, werden aber nun spürbar, sodass Sie sie loslassen können, und zwar indem Sie sich vorstellen, die Augäpfel

würden in zwei Schalen mit Wasser schweben. Lassen Sie ganz leicht von innen her los.

Heute rolle ich die Augen bewusst nach oben, zur Seite und im Kreis und erlebe dabei eine tief gehende Entspannung.

8.

Augenachten und Stirnhöcker halten –
so lösen Sie Psychostress auf

Indem Sie mit den Augen die Bewegung einer liegenden Acht vollziehen, stimulieren Sie alle Regionen des Gehirns, die mit dem Sehzentrum zu tun haben. Dadurch können Sie eine belastende Sicht der Vergangenheit auflösen und ins Positive verwandeln. Die Augenachten lässt sich übrigens ganz hervorragend in Verbindung mit einer Affirmation einsetzen. Hierfür sprechen Sie sich die Affirmation immer wieder laut vor, vollziehen mit den Augen die Bewegung einer liegenden Acht und halten zugleich mit den Mittelfingern die Stirnhöcker.

Nehmen wir als Beispiel die Bejahung: „Ich bin in Frieden mit meinem Expartner!" Diese Bejahung wäre dann hilfreich, wenn Sie ein akutes oder chronisches Problem mit Ihrem Expartner hätten. In dem Fall wiederholen Sie immer wieder laut: „Ich bin in Frieden mit meinem Expartner", während Sie Ihre Stirnhöcker halten und Ihre Pupillen (bei offenen Augenlidern) die Bewegung einer liegenden Acht machen. Achten Sie auf weiche, abgerundete Augenschwünge gerade dann, wenn Sie sich verhärtet oder gestresst fühlen sollten, und darauf, dass die Augenbewegungen ständig weitergehen, während Sie Ihren Satz sprechen.

Anfangs werden Sie erleben, dass der Satz Ihnen schwer fällt, in Ihnen vielleicht Stress oder Widerstand auslöst. Doch nach 1 bis 5 Minuten werden Sie merken, wie sich Ihre Stimme positiv verändert und Sie den positiven Gehalt dieser Botschaft auch wirklich fühlen können. Dann verbeugen Sie sich in Gedanken, seien Sie froh, dass Sie mit dieser einfachen Möglichkeit Ihr Bewusstsein positiv verändern können. Diese Methode lässt sich natürlich auch bei völlig anderen Themen anwenden, zum Beispiel:

- Ich bin bereit, für meinen Körper etwas zu tun
- Ich sage ja zu dieser beruflichen Aufgabe
- Ich verzeihe meinem Freund, dass er mich verlassen hat
- Ich halte einen guten Vortrag

Die Augenachten sollten Sie immer wieder mal durchführen, bis die neue Lebensformel einprogrammiert ist. Mit dieser Technik sind Sie körperlich und mental blitzschnell fit.

Heute vollziehe ich mit den Pupillen die runden Schwünge einer liegenden Acht und entstresse mich dabei. Ich halte dabei meine Stirnhöcker über den Pupillen in der Mitte der Stirn.

9.

Nackenentspannung – damit der Kopf wieder klar wird

Im Nacken sitzen oft hartnäckige Spannungen, die wir nur schwer lösen können, besonders, wenn gerade kein Masseur zur Hand ist.

- **Kopfnicken:** Nicken Sie erst einmal mit dem Kopf, wie gewöhnlich. Und dann dehnen Sie diese Bewegung, so weit es geht, aus, indem Sie beim Einatmen den Kopf so weit zurücklegen wie irgend möglich, vielleicht so, als wollten Sie mit der Spitze des Hinterkopfes die Wirbelsäule berühren. Dann lassen Sie den Kopf langsam nach vorn sinken, sodass das Kinn fast den Brustkorb berührt. Nun finden Sie zwischen beiden Position genau die Mitte, in der der Kopf weder nach hinten noch nach vorn gestreckt ist. Bleiben Sie in dieser Position und entspannen Sie sich von innen.

- **Kopfkippen:** Beim Kopfkippen stellen Sie sich vor, Sie wollten mit dem linken Ohr die linke Schulter berühren, Achten Sie dabei darauf, dass Sie den Kopf nicht drehen, sondern nur zur Seite neigen. Verweilen Sie in dieser Position, ohne sich anzustrengen, und spüren Sie dabei in den gegenüberliegenden Nackenmuskel hinein. Spüren Sie, wie er gedehnt wird. Treiben Sie diese Dehnung weder voran noch unterdrücken Sie sie, sondern spüren Sie einfach in sie hinein. Dadurch erleben Sie, wie sich die Nackenseite von selbst entspannt. Beim Wiederaufrichten behelfen Sie sich eventuell mit den Händen, bevor Sie zur anderen Seite wechseln.

- **Kopfdrehen:** Hierfür drehen Sie den Kopf, so weit es geht (ohne Anstrengung), nach links, sodass Sie sich über die linke Schulter schauen können. Schließen Sie die Augen. Spüren Sie in die Nackendehnung hinein und lassen Sie von innen her los. Dann wechseln Sie die Seiten.

Die Nackenentspannung wirkt auch unterstützend auf das Halszentrum (siehe Seite 309).

*Heute entspanne ich den Nacken – von innen her – und bekomme
dadurch einen klaren Kopf.*

10.

Schulterrollen – so einfach und so wohltuend

Das Schulterrollen ist eine einfache und immer wieder zwischendurch anwendbare Übung, die Hals und Nacken entspannt, die Durchblutung fördert und den Kopf frei und klar macht.

Übung: Stehen Sie ganz normal auf den Beinen. Führen Sie beide Hände hinter den Rücken und umgreifen Sie mit der einen Hand das Handgelenk der anderen. Dann kreisen Sie mit beiden Schultern gleichzeitig in folgender Reihenfolge: nach vorn – oben – hinten – unten – vorn. Kreisen Sie genüsslich und achten Sie vor allem darauf, dass Sie mit der Schulter auch weit genug nach hinten kommen. Da wir fast alle Bewegungen vor dem Körper ausführen, ist es wichtig, die Schultern auch nach hinten hin zu dehnen und zu entspannen. Nach einigen Kreisen zucken Sie einmal bewusst mit den Achseln: Ziehen Sie die Schultern einige Male hoch und lassen Sie sie wieder fallen.

Dann bleiben Sie so stehen und spüren in Ihre Schultern hinein, aber nicht weit hinten, sondern etwa in der Mitte des Korpus. Wenn Sie bewusst hinfühlen, werden Sie dort eine vibrierende Verbindung zwischen beiden Schultern spüren.

Das Schulterkreisen können Sie übrigens auch im Sitzen vollziehen, wann immer Sie das Gefühl haben, dass durch die viele Arbeit Ihre Schultern angespannt sind und einer Lockerung bedürfen.

Heute entspanne ich meine Schultern, indem ich sie rolle und mit den Achseln zucke.

11.

Augenstarren verbessert die Sehkraft

Das Augenstarren ist eine uralte Technik und wird in Indien Tratak genannt.

Übung: Entzünden Sie eine Kerze. Nun starren Sie auf die Kerze, ohne die Augenlider zu bewegen. Stellen Sie Ihren Minutenwecker auf beispielsweise 5 Minuten. Es kann sein, muss aber nicht, dass während des Starrens die Augen zu tränen beginnen, was letztendlich die Tränenkanäle reinigt.

Nach der Konzentrationszeit schließen Sie die Augen und erleben, wie Sie in Ihrem Inneren ein Licht „sehen", vergleichbar dem Licht der Kerze. Manche Übende sprechen hier auch von einem „Flammentor", das sich auftut. Baden Sie sich gedanklich in diesem reinigenden Licht.

Das Starren auf eine Kerze ist eine Konzentrations- und Kräftigungsübung, die Sie an jedem Ort der Welt ausführen können, wo es Kerzen gibt. Wenn Sie auf Reisen sind, nehmen Sie einfach eine Kerze Ihrer Wahl mit.

Man sagt, dass die Farbe der Kerze den Übenden mit unterschiedlicher Energie auflädt. So wird behauptet, dass rosa oder rote Kerzen für die Liebe, blaue für Klarheit und Geistigkeit, grüne für Harmonie und Naturverbundenheit und weiße Kerzen für Reinheit stehen – ob das auch von Ihnen so erlebt wird, können Sie selbst ausprobieren.

Eine besondere Kräftigung wird seit alters her von der Konzentration auf die auf- bzw. untergehende Sonne erwartet. Die Orangetöne ermöglichen eine sehr starke Vitalisierung. Wenn die Sonne zu intensiv ist, um sie direkt anzuschauen, empfehlen sich sicherheitshalber für die Konzentration auf den Sonnenaufgang Sonnen-brillen.

Heute konzentriere ich mich 5 Minuten auf eine Kerzenflamme und verbessere damit meine Sehkraft.

12.

Konzentration auf ein Bild – Aufladung mit innerer Kraft

Bilder haben eine starke Rückwirkung auf die eigene Psyche. Deshalb werden im Feng Shui Poster mit Wasserfällen, Seen usw. verwendet, um eine harmonische Raumatmosphäre zu erzeugen.

Indem Sie sich auf ein Bild konzentrieren, laden Sie sich mit der darin ausgedrückten Kraft auf. Betrachten Sie beispielsweise das Foto eines Berges, kann Ihnen dies Festigkeit verleihen. Konzentrieren Sie sich auf das Bild von einem Feuer oder Vulkan, kann dies Ihre feurige Kraft aktivieren. Das Bild, Foto oder die Statue eines Religionsstifters (Jesu, Buddha usw.), Heiligen oder eines spirituellen Meisters kann Sie mit geistigen Kräften aufladen.

Seit alters her gibt es spezielle Kraftbilder, die je nach Tradition Yantra oder Mandala genannt werden. Mittlerweile findet man auch „Schwingungsbilder" für den modernen Menschen.[78] Die russisch-orthodoxe Tradition kennt Ikonen, die als Andachtsbilder dienen. Auch sie stärken die Konzentrationskraft und können den Geist inspirieren. Doch ebenso kann das liebevolle Anschauen von Fotos der eigenen Familienmitglieder eine starke Freude und Regeneration in Ihnen auslösen. Es ist einen Versuch wert.

Übung: Stellen Sie Ihren Minutenwecker auf mindestens 5 Minuten und konzentrieren Sie sich auf ein Kraftbild oder eine Statue Ihrer Wahl.

Heute schaue ich einige Minuten lang konzentriert auf ein Bild, Foto oder die Statue von jemandem, den ich verehre, und tanke innere und äußere Kraft dabei.

13.

Farbenstarren lädt Sie mit Energie auf

Farben haben eine sehr starke Wirkung auf Körper, Geist und Psyche. Der Körper „trinkt" quasi die Farbe, mit der er konfrontiert wird, und nimmt sie in sich auf. Aus diesem Grund haben sich beispielsweise Farblampen oder auch farbige Glühbirnen so bewährt. Natürlich können Sie auch eine Wand oder eine Säule in Ihrer Wohnung in einer für Sie wichtigen Farbe anstreichen, um Ihre Wohnung mit dieser Farbe auszustatten.

Doch der einfachste Weg, sich mit Farben zu stimulieren, ist, eine Farbfläche in der momentan benötigten Farbe anzuschauen. Da bereits feine Farbnuancen einen Unterschied ausmachen, sollten Sie sich den betreffenden Farbton selbst aussuchen. Kaufen Sie sich beispielsweise Plakatkarton im Schreibwarenladen. Eine noch größere Auswahl bietet das Farbenbuch „Colour Kingdom"[79] Generelle Wirkungen der wichtigsten Farben:

- **Blau:** beruhigt den Geist, stimuliert den Parasympathikus
- **Braun:** erdend, beruhigend
- **Gelb:** stimuliert den Intellekt, bedeutet Leichtigkeit, wohltuend für den Magen
- **Grün:** harmonisierend, wohltuend für das Herz
- **Ocker:** steigert die Behaglichkeit
- **Orange:** erheiternd und anregend, wohltuend für die Nieren
- **Rosa:** verfeinert die Liebesfähigkeit
- **Rot:** lädt mit vitaler Kraft auf, stimuliert den Sympathikus
- **Türkis:** öffnet für höhere Emotionen
- **Violett:** spirituell, mystisch, für höhere Zusammenhänge

Es gibt auch Farbtöne, die **Ihnen** aus unbekannten Gründen wohl tun. Suchen Sie sich die Farbe aus, die für Sie **am besten** ist. Bereits

492

einige Minuten, die Sie sich auf eine Farbe Ihrer Wahl konzentrieren, können Ihrem Geist und Ihrem Körper gut tun.

*Heute konzentriere ich mich einige Minuten auf eine Farbe meiner
Wahl und tanke dadurch Kraft.*

14.

Schwarzwurzeln entgiften und stärken Nerven und Knochen

Die länglichen Schwarzwurzeln sehen ähnlich aus wie Spargel, sind aber voller Erde, schwarz und eines der gesündesten Wintergemüse, das wir kennen. Sie sind reich an Vitamin B1, Eisen, Kalium, Kupfer, Magnesium, Mangan und Ballaststoffen. Weitere positive Wirkungen:

- Abtransport von Harnsäuren
- Aktivierung der roten Blutkörperchen
- Hilfe gegen Wintermüdigkeit
- Leberentgiftung
- Steigerung der Konzentrationsfähigkeit
- Verbesserung der Gedächtnisleistung
- Vorbeugung gegen Osteoporose/Knochenentkalkung

Zubereitung: Kaufen Sie sich eine Gemüsebürste bzw. nehmen Sie eine Haushaltsbürste und bürsten Sie das Gemüse. Entfernen Sie Blätter und Verwurzelungen, interessant sind nur die Stangen. Diese schälen Sie dann wie Spargel. Kochen Sie die ganzen Stangen ca. 20 Minuten, ohne sie zu zerschneiden. So bleibt der wertvolle Schwarzwurzelsaft im Inneren des Gemüses erhalten.

Heute koche ich Schwarzwurzeln und leiste damit einen Beitrag zu meiner Entgiftung.

15.

Forever Young

In einer Umfrage in den USA wurden jüngere und ältere Menschen, die ihre Sexualität leben, nach dem Grad ihrer sexuellen Erfüllung gefragt. Glücklich und erfüllt waren: ca. 25 Prozent der 20-Jährigen, 20 Prozent der 30-Jährigen, 30 Prozent der 40-Jährigen, 45 Prozent der 45-Jährigen, 65 Prozent der 55-Jährigen, 70 Prozent der 60-Jährigen und ca. 65 Prozent der 70-Jährigen.

Die Umfrage zeigt, dass der Grad an sexueller Erfüllung mit zunehmendem Alter überproportional steigt. Sexuelle Erfahrungen gewinnen offenbar durch Lebenserfahrung, seelische Reifung und Bewusstseinserweiterung an Qualität. Mit zunehmendem Alter wird der Sex auch deshalb besser, weil man sich nicht mehr so wichtig nimmt und im Alter mehr Zeit für Sex hat. Die Umfrage zeigte auch, dass bei Frauen der Grad an sexueller Erfüllung im Laufe der Jahre überproportional steigt. Ältere Männer berichten, dass sich ihre Sexualität verändert hat, dass sie im Laufe des Alters ihre männliche Sexualität durch „weibliche" Qualitäten anreichern konnten: An die Stelle von Dauerpotenz traten Qualitäten wie Einfühlsamkeit, Zärtlichkeit, zunehmende Freude am Küssen usw.

Gerade weil man im Alter mehr Zeit für Sex hat, ist es umso bedauerlicher, wenn die körperlichen Funktionen nicht mehr dem hohen Grad an sexuellen Fertigkeiten entsprechen, den wir im Laufe des Lebens entwickelt haben. Nicht umsonst sagt man: „Wenn die Jugend wüsste – wenn das Alter könnte!" Doch dies muss nicht so sein. Immer wieder finden wir Beispiele von Menschen, die auch im Alter noch hoch aktiv sind, auch sexuell.

Studien an der Medical School von Harward John Hopkins und der Universität von Pittsburgh ergaben, dass unter anderem Mangel an Testosteron der Hauptgrund für männliche Potenzstörungen sein kann. Sogar die Männer, die eine „weibliche Sexualität" (stilles Liebemachen) gelernt hatten, erfuhren mehr Spaß am Sex, wenn die Testosteronwerte angehoben wurden! Dies lässt sich unter anderem durch Erhöhung des Stoffwechsels mittels Sport bewerkstelligen und auch durch geeignete Ernährung. Auch Frauen profitieren in ihrem Sexualleben, wenn sie durch geeigneten Sport ihren Stoffwechsel anheizen. Sie sind unter anderem **mehr** in ihrem Körper, „präsenter". Bodybuilding hilft, den Körper noch im Alter attraktiv zu halten, da die Muskeln auch noch im Alter auf Wachstumsreize angemessen reagieren.

Heute treibe ich Sport im rechten Maß, um meine Vitalität anzuregen.

16.

Der Body-Maß-Index drückt aus, ob Sie Ihr Idealgewicht haben

Der Body-Maß-Index (BMI) wurde von der Weltgesundheitsorganisation WHO ermittelt. Er errechnet sich wie folgt: Körpergewicht dividiert durch das Quadrat der Körpergröße.

Beispiel: Wenn Sie 192 Zentimeter groß sind und 87 Kilo wiegen, beträgt Ihr Body-Maß-Index

$$87 : (1,92 \times 1,92) = 23,6 \text{ BMI}$$

Laut Weltgesundheitsorganisation bedeuten ein BMI von

bis 18,4	Untergewicht
18,5 bis 24,9	Normalgewicht (gesund)
25,0 bis 29,9	Übergewicht
30,0 bis 34,9	Fettleibigkeit
ab 35,0	schwere Fettleibigkeit

Statistisch ist heute erwiesen, dass Übergewicht die Gesundheit beeinträchtigen kann.

Tipp: Falls Sie Übergewicht haben, finden Sie mithilfe der in dem Buch beschriebenen Methoden und Techniken Wege, es abzubauen, beispielsweise indem Sie den Stoffwechselumsatz durch Ausdauersport erhöhen.

Heute prüfe ich, ob ich mein Idealgewicht habe. Falls nicht, tue ich etwas, um es zu erreichen.

17.

Sind Sie fit?

Die nachfolgende Berechnung von Dr. med. Ulrich Strunz ermöglicht Ihnen, Ihren „Ausdauerindex" zu errechnen:[80]

- Messen Sie Ihren *Ruhepuls*
- Gehen Sie auf den Stepper oder steigen Sie ca. 3 Minuten lang zwei Treppenstufen rauf und runter
- Messen Sie direkt danach Ihren *Belastungspuls*
- Warten Sie 1 Minute und messen Sie dann Ihren *Erholungspuls*

Ihren Ausdauerindex errechnen Sie wie folgt:

$$\text{Ausdauerindex} = (\text{Ruhepuls} + \text{Belastungspuls} + \text{Erholungspuls} - 200) : 10$$

Beispiel:

Ruhepuls 60
Belastungspuls 100
Erholungspuls 80

Ausdauerindex = (60 + 100 + 80 − 200) : 10 = 4,0

Als Richtwert gilt:
gut: Männer unter 12, Frauen unter 14
mittel: Männer 12 bis 16, Frauen 14 bis 18
schlecht: Männer über 16, Frauen über 18

Heute prüfe ich meinen Ruhepuls und meinen Belastungspuls, zum Beispiel wenn ich Sport treibe. Ich erkenne, ob ich fit bin oder wie weit ich ein zusätzliches Herz-Kreislauf-Training benötige.

18.

Weitere Faktoren, die Ihre Fitness und körperliche Gesundheit fördern

- **gesunde Nahrung:** Obst, Gemüse, Getreideprodukte, Hülsenfrüchte etc.
- **gesunde natürliche Umwelt:** gesunde Luft, reines Wasser, gute, biologisch gedüngte Böden, Sonnenlicht, gesunder Schlafplatz
- **geschütztes Umfeld:** sichere Unterkunft, Wärme (zum Beispiel Zentralheizung), sicherer Standort
- **politische Sicherheit:** Sicherheit der politischen Verhältnisse, wohnen an einem Ort, an dem keine Kriegsgefahr droht
- **Aktivität an frischer Luft:** zum Beispiel Spazierengehen, Radfahren, Gärtnern usw.
- **Stressfreiheit:** keine extremen Überanstrengungen in Beruf oder Sport
- **Schlafsicherheit:** regelmäßige Zeiten der Ruhe und des Tiefschlafs
- **Verbundenheit** mit mindestens einem Menschen
- **soziale Sicherheit:** intakte Einbettung des Menschen in eine größere Gemeinschaft
- **Freude bei der Arbeit:** Arbeitskollegen, Mitarbeiter, Vorgesetzte, Kunden, mit denen es Freude macht zusammenzuarbeiten
- **berufliche Erfüllung:** Beruf und Berufung kommen zusammen

Heute mache ich mir Gedanken darüber, ob die Welt, in der ich lebe, und der Ort, an dem ich wohne, meiner Gesundheit zuträglich sind. Wo dies nicht der Fall ist, leite ich positive Veränderungen ein.

19.

Wirsing – ein Vitaminspender im Winter

Wirsing ist eine der wenigen Gemüsesorten, die ihren hohen Gehalt an Vitamin C trotz Kochen beibehalten.[80] Da Wirsing pro Gramm deutlich mehr Vitamin C enthält als die Zitrone, man aber wesentlich mehr von ihm verzehren kann, ist er in seiner Vitamin-C-Wirkung der Zitrusfrucht deutlich überlegen. Zudem enthält er Methyl-Methionin-Sulfonium-Bromid, das Magen und Darm schützt.[81] Wirsing soll Krebs entgegenwirken. Zusammen mit Pellkartoffeln gilt er als gutes Gegenmittel bei Erschöpfungszuständen aufgrund schlechten Wetters.

Wichtig: Entfernen Sie die äußersten beiden Deckblätter, dadurch sind Sie vor Umweltbelastungen durch den Wirsing weitgehend geschützt.

Heute koche ich Wirsing mit Pellkartoffeln und versorge meinen Körper dadurch mit wertvollem Vitamin C.

20.

Knochendichtemessung – vorbeugend gegen Osteoporose

30 Prozent aller Frauen und 10 Prozent aller Männer über 50 leiden an Knochenauszehrung. Dies bedeutet ein höheres Risiko, Knochenbrüche zu erleiden. Es ist deshalb sinnvoll, bei Ihrem Arzt die Knochendichte untersuchen zu lassen. Die einfachste Möglichkeit dafür ist die Ultraschalluntersuchung oder die Auswertung von Urin oder Blut auf Produkte des Knochenabbaus (Desoxypyridinolin).

Heute tue ich etwas für meine Knochen. Ich ernähre mich heute bewusst mit Nahrung, die meine Knochendichte fördert, die besonders Calcium und Vitamin D enthält, zum Beispiel mit einem leckeren Hirsegericht. Gegebenenfalls lasse ich beim Arzt eine Knochendichtemessung vornehmen.

21.

Wie wirken freie Radikale?

„Freie Radikale" gibt es nicht nur bei politischen Demonstrationen, sondern auch in unserem Körper. Es handelt sich dabei um aggressiv gewordenen Sauerstoff, der die körpereigenen Zellen angreift und bis in die Erbsubstanz hinein zerstört. Zu den möglichen Folgen gehört unter anderem verstärkte Zellalterung und die Gefahr der Zellentartung bis hin zum Tumor.

Als Gegenmittel helfen Ihnen Antioxidanten, besonders Vitamin C, E, Carotinoide, Kupfer, Selen, Zink und außerdem der Verzicht auf Disstress, Aufputschmittel und Raubbautreiben am eigenen Körper. Zeiten der Regeneration dienen dem Aufbau der körpereigenen Abwehr.

Wenn Sie nicht wissen, ob Sie zu viele freie Radikale haben, machen Sie einfach einen „Orthomol Redox Test", der Ihnen Auskunft über Ihren oxidativen inneren Stress geben kann. Anhand der Werte im Urin, Speichel oder Blut lässt sich leicht und kostengünstig nachweisen, ob Sie gefährdet sind. Sie können diesen Test im Internet oder in Ihrer Apotheke bestellen.

Heute vermeide ich destruktiven Stress, der die Gesundheit belastet. Gegebenenfalls teste ich durch einen Orthomol-Redox-Test, ob ich durch zu viele freie Radikale gefährdet bin und deshalb in besonderem Maße Antioxidantien zu mir nehmen sollte.

22.

Bodycheck – Fingernägel

An Ihren Fingernägeln können Sie einiges über Ihren Gesundheitszustand ablesen und entsprechend gegensteuern:

- **brüchige Nägel:** Mangel an A- oder B-Vitaminen, Mineralienmangel oder Schilddrüsenunterfunktion
- **gelbe Nägel:** Bronchitis, gegebenenfalls auch Lymphgefäßprobleme
- **Längsrillen:** Stoffwechselprobleme
- **Nagelspaltungen:** Mineralienmangel, wahrscheinlich Eisen, Calcium oder Silizium
- **oben weiß, unten rot:** Disposition für Nierenprobleme
- **ohne Halbmond:** Disposition für Magen-Darm-Probleme
- **Querrillen:** Leberprobleme
- **weiße Punkte auf den Nägeln:** wahrscheinlich zu viel Zuckerzufuhr in der Nahrung

Heute schaue ich mir meine Fingernägel genau an, ob sie kraftvoll gestaltet und frei von Rillen, Spaltungen oder Verfärbungen sind. Ich prüfe so meinen Stoffwechsel und meine Gesundheit.

23.

Es gibt nicht nur einen, sondern mehrere Stoffwechsel

Unter Stoffwechsel versteht man die Umwandlung von Nahrung in Körpermasse oder Körperenergie. Wichtig sind vor allem

- **Eiweißstoffwechsel:** Eiweißlieferanten werden im Zuge der Verdauung in Aminosäuren umgewandelt und weiterverwertet
- **Fettstoffwechsel:** Ungesättigte Fettsäuren unterstützen Nerven und Zellen, gesättigte Fette werden oft im Körper als Körperfett abgelagert
- **Zuckerstoffwechsel:** Zucker wird in der Leber als Glykogen gespeichert und von dort aus wieder abgerufen. Zuckerüberschüsse werden von der Leber in Fette umgewandelt, die dann im Körper abgelagert werden

Unterstützen Sie Ihren Körper durch eine ausgewogene Ernährung und eine ausreichende Zufuhr an Biokatalysatoren (Enzyme), Vitaminen und Spurenelementen und treiben Sie regelmäßig Konditionssport (mindestens 30 Minuten), um Ihren Stoffwechsel auf ein optimales Niveau zu bringen.

Heute treibe ich mindestens 30 Minuten Ausdauersport, um meinen Stoffwechsel anzuregen.

24.

Was Sie von der „Women's Health Studie" lernen können

Die weltweit bedeutendste Gesundheitsstudie wurde von Dr. Frank E. Speizer und Walter C. Willett begründet und „Krankenschwesternstudie" (engl. „NHS – „Nurses Health Study") oder auch „Womans Health" genannt. Sie besteht seit 1976 und befragt alle zwei Jahre Tausende von Krankenschwestern, die teilweise auch medizinisch untersucht werden.[81]

- Die zweiwöchige Dauerbeobachtung von 75.596 Krankenschwestern ergab, dass Frauen, die viel Gemüse verzehrten, nur selten oder nie einen Schlaganfall erlitten. Besonders stark schützen statistisch Kohl- und grüne Blattgemüse sowie Zitrusfrüchte.
- Eine Untersuchung von 71.910 Krankenschwestern und später eine gleichartige Untersuchung an 37.725 männlichen Ärzten ergab, dass ein hoher Verzehr von Früchten und Gemüse – wie bei Vegetariern üblich – vor Herz-Kreislauf-Erkrankungen schützt.
- Eine Untersuchung von 50.277 Krankenschwestern ergab, dass Fernsehkonsum und Schreibtischtätigkeit das Risiko für Fettleibigkeit deutlich erhöhen und deshalb Ausgleichssport dringend erforderlich ist, wenn möglich, mindestens zweimal, besser dreimal pro Woche.

Fazit: Vegetarier leben gesünder. Obst und Gemüse fördern die Gesundheit. Zu viel Fernsehen macht dick.

Heute verzichte ich auf das Fernsehen und treibe stattdessen 30 bis 60 Minuten Sport. Und sollte ich heute nicht auf das Fernsehen verzichten können, dann treibe ich Sport beim Fernsehen, zum Beispiel mittels Heimtrainer. Falls ich keinen besitze, kaufen ich mir einen Mini-Stepper zum Trainieren.

25.

Sind Sie ein Fett- oder ein Zuckerverbrenner?

Es gibt die sogenannten Fettverbrenner und die Zuckerverbrenner. Um Fett zu verbrennen, benötigt Ihr Körper Energie. *Ergebnis:* Die Körperpfunde schmelzen dahin. Um Zucker zu verbrennen, braucht der Körper keine Energie. *Ergebnis:* Die Körperpfunde sammeln sich an. Nun nehmen aber Kopfarbeiter besonders gern schnell verfügbaren Zucker zu sich, damit der Kopf weiterarbeiten kann. Und das sind genau die Zucker, die möglicherweise dick machen. Deshalb müssen Kopfarbeiter besonders viel für ihre Fitness tun.

Wie der Erfolgstrainer Anthony Robbins in seinen zahlreichen Vorträgen immer wieder betont, können Sie Ihre Muskeln darauf trainieren, Fette oder Zucker zu verbrennen. Dies tun Sie am besten, indem Sie mehrmals pro Woche die Fettverbrennung im Körper stimulieren.

Ob Sie vom heutigen Stand aus gesehen eher Fettverbrenner oder eher Zuckerverbrenner sind, kann übrigens Ihr Arzt anhand einer Spiroergometrie messen. Sie gibt Auskunft über Ihre aerobe Kapazität, Ihren Energiestoffwechsel, die maximale Sauerstoffaufnahmekapazität, Lungenfunktion und die Leistungsfähigkeit der Mitochondrien. Bei diesem Test werden die Atemgase während der körperlichen Belastung gemessen. Gleichzeitig wird die Herzfrequenz gespeichert. Aus dem Verhältnis des ausgeatmeten Kohlendioxyds (CO_2) zum eingeatmeten Sauerstoff (O_2) ergibt sich der „respiratorische Quotient" (RQ), der Aufschluss über die Verbrennungsleistung Ihrer Muskeln gibt. Je größer der RQ, desto geringer ist die Fettverbrennung.

Die Untersuchung selbst ist für Sie relativ unkompliziert: Sie setzen sich eine Atemmaske auf, während Sie auf dem Ergometer treten.

Gemessen wird die Ausatemluft. Sind Sie ein Zuckerverbrenner, atmen Sie gleich viel Sauerstoff ein, wie Sie Kohlendioxid ausatmen. Sind Sie ein Fettverbrenner, atmen Sie im Verhältnis deutlich weniger Kohlendioxid aus oder umgekehrt: Sie verbrauchen mehr Sauerstoff.[82]

Wenn Sie Ihren Körper vom Zucker- zum Fettverbrenner umerziehen, werden Sie dies unter anderem daran vorteilhaft bemerken, dass Sie länger durchhalten und Ihnen seltener flau wird.

Heute beobachte ich meine Lebens- und Ernährungsgewohnheiten. Ich versuche herauszufinden, ob ich ein Zucker- oder ein Fettverbrenner bin. Durch bewusste Ernährung und gesunde Lebensweise trainiere ich meinen Körper darauf, Fett zu verbrennen.

26.

Was wir aus der LOGI-Pyramide für unsere Ernährung lernen können

Forscher der Harvard Universität in Boston USA entwickelten unter der Leitung des Professors für Epidemiologie Dr. Walter Willett die LOGI-Pyramide. LOGI ist eine Abkürzung und steht für „Low Glycemic Index" (deutsch: niedriger glykämischer Index). Der glykämische Index gibt hierbei die Auswirkung eines kohlenhydrathaltigen Lebensmittels auf den Blutzuckerspiegel im Vergleich zu Traubenzucker oder Weißbrot in Prozent an.[83]

Die LOGI-Pyramide umfasst vier Ebenen:

1. Die erste Ebene, bildet die Basis der Pyramide und sollte deshalb am meisten „Ernährungsfläche" einnehmen. Sie beinhaltet stärkefreies und stärkearmes Gemüse, zubereitet mit gesundem pflanzlichen Öl, Obst und alle Vitalstoffe, die wir benötigen.
2. Die zweite Ebene enthält hochwertige Eiweißlieferanten, zum Beispiel Soja, Hülsenfrüchte, Samen, Getreidemilch etc.
3. Vollkorngetreide, -nudeln und -reis liefern natürliche Kohlenhydrate und Ballaststoffe, stehen aber nur auf Rang drei und sollte in Maßen gegessen werden.
4. Die vierte und letzte Ebene, deren Nahrungsmittel nur noch in geringen Mengen verzehrt werden sollten, beinhaltet verarbeitetes Weißmehl, Kartoffeln und Süßigkeiten – sie sind am ungünstigsten. Die Kartoffeln nehmen eine Sonderstellung ein, da sie nach der LOGI-Pyramide wegen ihrer Wirkung auf den Blutzuckerspiegel als nicht so gesund gelten, positiv gesehen aber satt machen, kalorienarm sind und Kalium, Magnesium sowie B-Vitamine enthalten. Da die Mineralstoffe direkt unter der Schale liegen, sollte man, wenn man Kartoffeln isst, Pellkartoffeln bevorzugen. Besser ist es auch, sie zu dämpfen, statt

sie zu kochen, weil sie leicht auslaufen. Außerdem eignet sich Kartoffelwasser zum Entsäuern.

Heute mache ich mir bewusst, was an meiner Ernährung wertvoll ist und was nicht. Eventuell notiere ich die für mich gesundheitsfördernden und die meine Gesundheit belastenden Lebensmittel und hänge diese Liste in die Küche.

27.

Stretching oder Deuserbänder für Ihre Gesundheit

Durch sitzende Tätigkeit, Bewegungsarmut, aber auch durch einseitiges Muskeltraining ohne nachträgliche Muskeldehnung können unsere Bänder und Muskeln sich verkürzen. Deshalb sind Dehn- und Streckübungen, wie sie beispielsweise beim Stretching gelehrt werden, so wichtig. Allein schon das Sichrecken morgens beim Aufstehen kann eine gesundheitsfördernde Wirkung haben. Es gibt einfache Methoden, um zu prüfen, wie beweglich Sie (noch) sind:

- **Rumpf:** Legen Sie sich auf den Rücken. Strecken Sie die Beine und führen Sie die gestreckten Beine nach oben und dann hinter den Kopf. Gelingt es Ihnen mit den Füßen den Boden zu berühren? In dem Fall sind Sie ziemlich beweglich, falls nicht, sollten Sie diese Position immer wieder üben.
- **Schultern:** Heben Sie einen Arm über die Schultern nach hinten, den anderen vom unteren Rücken her. Gelingt es Ihnen, dass die Finger sich berühren, dann sind Ihre Schultern und Arme beweglich, falls nicht, üben Sie am besten diese Haltung immer wieder. Wechseln Sie auch die Arme, denn jeder hat ja seine Lieblingsseite.
- **Wirbelsäule:** Stellen Sie sich hin. Die Knie sind durchgestreckt. Nun kippen Sie den Oberkörper nach vorn. Können Sie mit den gestreckten Armen die Zehenspitzen berühren? Wenn nein, sollten Sie hier etwas für Ihre Beweglichkeit tun, da sonst die Gefahr besteht einzurosten. Rollen Sie sich nach dem Üben langsam, Wirbel für Wirbel wieder auf.

Dehnübungen empfehlen sich sowohl für gesunde wie – in Einzelfällen – auch für verletzte Menschen zur Wiederherstellung der Gesundheit. Sie können Ihre Dehnübungen übrigens mithilfe eines

Deuserbandes, benannt nach dem Erfinder Erich Deuser[84], oder einem Theraband wesentlich unterstützen. Darüber hinaus gibt es Latexbänder, die Ihnen helfen können, Ihre Beweglichkeit wiederherzustellen.

Heute prüfe ich einmal meine Beweglichkeit in Rumpf, Wirbel-säule und Schultergürtel. Sollte ich mich steif fühlen, mache ich bewusst einige Dehnübungen. Gegebenenfalls erwerbe ich zum Stretchen ein Latexband, mit dem ich regelmäßig Dehnübungen mache.

28.

Kennen Sie Ihren Körperfettanteil?

Ihr Körpergewicht kann vorwiegend durch Fett oder vorwiegend durch Muskeln bedingt sein. Ein Blick in den Spiegel lässt Sie möglicherweise bereits vermuten, ob Sie fett sind oder einfach nur muskulös. Muskeln können Ihre Gesundheit unterstützen. So können beispielsweise Rückenmuskeln Ihnen dabei helfen, trotz sitzender Tätigkeit nicht unter Rückenschmerzen zu leiden. Zu viel Körperfett am Leib zu haben ist jedoch der Gesundheit nicht so sehr zuträglich. Gründe:

• Knochen und Gelenke werden belastet
• Körperfett verhindert, dass Sie so schnell denken können wie andere, da es die Sauerstoffzufuhr ins Gehirn bremst
• Körperfett belastet Arterien, Herz, Kreislauf
• Körperfett speichert im Gegensatz zu Muskeln Schlacken, Gifte, totes Material
• Sie schleppen Ihr Körperfett durch den Tag und benötigen dafür Energie
• Sie sind schneller müde

Ihr Fitnessstudio oder auch Ihr Hausarzt hat eine Waage, die Ihr Körperfett messen kann. Dafür stellen Sie sich mit nackten Füßen auf die Waage, halten mit den Händen zwei Sensoren fest und nach einigen Minuten kennt Ihr Computer Ihren Körperfettanteil.

Der Körperfettanteil sollte im Idealfall bei Männern 15 Prozent und bei Frauen 20 Prozent nicht übersteigen. Liegt er bei Männern über 25 Prozent, bei Frauen über 30 Prozent, ist das sehr bedenklich. Über Details informiert Sie Ihr Arzt oder Ihr Fitnessstudio.

Heute achte ich auf ein gesundes Verhältnis zwischen Körperfett und Muskelmasse. Sollte ich zu fett sein, finde ich Wege der „Erleichterung", beispielsweise indem ich den Stoffwechsel anheize und meine Ernährung umstelle.

29.

Eiweißdrinks für die Muskeln

Muskeln sind wertvoll. Gerade Menschen mit einer sitzenden Tätigkeit sollten ihre Rückenmuskulatur aufbauen, um die Wirbelsäule zu stützen. Gezielten Muskelaufbau können Sie in einem Fitnessstudio Ihrer Wahl betreiben oder auch durch geeignete Übungen zu Hause mittels Expander, Hometrainer usw.

Nach Muskelanspannungen, besonders wenn Sie Muskeln aufbauen wollen, benötigt Ihr Körper Eiweiß. Das können Sie aus der Nahrung beziehen oder – leicht verdaulich – aus hochwertigen (pflanzlichen) Eiweißdrinks. Zu der Regel, möglichst vor dem Einschlafen nichts mehr zu essen, gibt es neben dem bereits erwähnten „Einschlafapfel" eine weitere Ausnahme:

Sollten Sie direkt vor dem Schlafengehen noch intensives Muskeltraining absolviert haben, zum Beispiel im Fitnessstudio, brauchen Sie noch eine Eiweißzufuhr, weil Ihr Körper sonst nachts in ein Eiweißloch gerät und Sie deshalb möglicherweise schlecht schlafen. Dieses Eiweiß sollten Sie aber erst frühestens 30 Minuten nach dem Training zu sich nehmen, da Ihr Körper es erst dann optimal verwerten kann. Vielleicht kaufen Sie sich hochwertiges Eiweißpulver und deponieren es für diese Fälle zu Hause.

Heute betreibe ich ein Muskeltraining, das mir Freude macht. Ich nehme anschließend Eiweiß zu mir, zum Beispiel einen aufbauenden Eiweißdrink.

30.

Wirbelsäulenproblemen können Sie durch starke Rückenmuskeln vorbeugen

Wie Werner Kieser in seinen Werken aufschlussreich dokumentiert, kann durch gezieltes Muskeltraining Rückenschmerzen vorgebeugt, ja sie können sogar wegtrainiert werden. Rückenschmerzen sind laut Kieser oft nichts anderes als das Ergebnis mangelnder oder falsch benützter Muskeln. Seine Erkenntnisse haben zur Etablierung des Kieser-Trainings geführt.[85] Trainierte Muskeln haben viele Vorteile:

- erhöhte Testosteronausschüttung
- gesünderer Körper
- Knochen und Gelenke werden entlastet, da die Muskeln bei der Bewegung weitgehend die Knochen und Gelenke abpuffern können
- Mobilität des Bewegungsapparates, ein „schnittiger Gang"
- Sie fühlen nach dem Training am ganzen Körper, dass Sie körperlich etwas geleistet haben
- Ihr Körper fühlt sich rundum zufrieden und regeneriert sich danach beim Liegen oder in der Sauna doppelt so intensiv wie zu Hause
- Prävention gegen Diabetes – Muskelarbeit wurde schon in den 30er-Jahren als Vorbeugung gegen Zuckerkrankheit verschrieben
- Statistiken belegen, dass Menschen, die regelmäßig trainieren, nicht nur über mehr Muskelmasse, sondern auch über eine größere Knochendichte verfügen. Die Gefahr von Knochenbrüchen ist wesentlich geringer.
- wacheres Denken
- Wenn die Wirbelsäule nicht trainiert wird, neigt sie im Laufe der Jahre dazu, immer steifer zu werden. Hohlkreuz und Buckel

514

bilden sich aus, bis man nicht mehr richtig laufen kann. Durch Trainieren der Rückenmuskulatur, am besten in Verbindung mit Stretching/Yoga oder Ähnlichem, entwickeln und erhalten Sie sich die Grazie einer aufrechten und würdevollen Haltung bis ins hohe Alter – und vieles andere mehr. Forschungen zeigen, dass 70-Jährige, die regelmäßig trainieren, über die gleiche Muskelmasse verfügen, wie ein untrainierter 25-Jähriger.

Heute trainiere ich meine Rückenmuskeln – meiner Wirbelsäule zuliebe.

Dezember –

Wertvolle

Nahrungsergänzungen:

Naturprodukte

und mehr ...

1.

Den Sinn von Nahrungsergänzungen erkennen

Nahrungsergänzungen können Ihre Lebensqualität bereichern. Dies mag verwunderlich erscheinen. Ist es denn nicht der „Geist", auf den es ankommt? Sicherlich unterstützt eine positive Geisteshaltung Ihre Vitalität und Gesundheit. Und doch ist es hilfreich, dem Körper ein Optimum an Stoff(information) zu geben. Solange wir nicht jedes Atom in unserem Körper dirigieren und beherrschen können (und wer kann das schon), sollten wir für die optimalen Nährstoffe sorgen. Drei Gründe sprechen für Nahrungsergänzungen:

1. Ein großer Teil unserer Nahrung ist heute denaturiert und bietet nicht mehr die ursprünglichen Inhaltsstoffe. Auch durch die maschinelle Verarbeitung leidet unsere Nahrung. Die Pflanzen, die wir zu uns nehmen, werden nicht mehr als Wesenheiten behandelt, sondern nur noch als „Produkt", das macht sich in der Qualität bemerkbar.
2. Wir werden heute wesentlich älter als noch vor ein, zwei Generationen. Unser Körper stellt jedoch die Produktion ganz bestimmter Chemikalien und Hormone nach und nach ein. Indem wir diese Stoffe mittels Nahrungsergänzungen zuführen, bleibt unser Körperenergiesystem länger leistungsfähig, auch noch im Alter.
3. Wir haben einen höheren und umfassenderen Anspruch an Gesundheit, Schönheit und Ästhetik als früher, sind schmerzempfindlicher gegenüber Krankheiten, das heißt, wir können sie heute konstitutionell weniger leicht ertragen und durchstehen) und wollen länger und gesünder leben als die Generationen vor uns. Unsere Körper sind feiner geworden und haben im menschlichen Gefüge neue Aufgaben gewonnen. Das menschliche Bewusstsein ist diffiziler geworden. Nicht mehr reine Körperkraft ist gefragt, sondern emotionale Intelligenz,

umfassendes Bewusstsein, seelische Ausgeglichenheit usw. Damit unser Körper dazu in der Lage ist, braucht er ein weites Spektrum an Nahrungsinformationen, Biokatalysatoren (Enzyme) usw. Es genügt nicht, Fette, Eiweiße und Zucker zu sich zu nehmen. Wir benötigen für intelligentere Körper auch intelligentere Nahrung.

Heute öffne ich mein Bewusstsein dafür, mich durch Nahrungsergänzungen zu unterstützen, und frage mich, was für mich ein Motiv sein könnte, Nahrungsergänzungen zu nehmen.

2.

Wie Sie aus der Angebotspalette die für Sie wichtigen Nahrungsergänzungen herausfinden.

In den nächsten Tagen und Wochen werden Sie eine ganze Reihe an Nahrungsergänzungen kennenlernen. Sie stammen zu einem großen Teil aus der „Apotheke Gottes", der Natur. Ich haben sie alle für wertvoll befunden, doch trotzdem sollten Sie sie nicht alle auf einmal nehmen.

Welche Nahrungsergänzung die für Sie entscheidende ist, hängt sehr stark von Ihrer persönlichen Disposition und Ihren persönlichen Gesundheitszielen ab. Ein Jogger, dessen Gelenke belastet sind, wird sich eine andere Nahrungsergänzung wählen als ein Schreibtischtäter, der Schwierigkeiten mit seiner Verdauung hat.

Die Aufgabe von Nahrungsergänzungen ist es, Ihr Dasein zu optimieren. Welche Sie davon zu sich nehmen wollen, müssen Sie entscheiden, zum Beispiel aufgrund von

- persönlicher Sympathie
- Mittelbeschreibungen: Wirkungen auf bestimmte Organe, Gelenke etc.
- pendeln bzw. Wünschelrute
- intuitiver Wahrnehmung
- ausprobieren: die Wirkung selbst erleben
- Gesprächen und Erfahrungsaustausch mit Freunden

Gerade die Gespräche mit Freunden können sehr aufschlussreich sein. Da erfahren Sie möglicherweise, dass Ihr Tennispartner seit Jahren erfolgreich Weihrauchtabletten gegen Gelenkbeschwerden nimmt, sie ihre Wirkung aber erst nach dem dritten Monat der Einnahme entfaltet haben. Sie erhalten durch Gespräche praxisnahe Erfahrungswerte und Tipps. Unabhängig davon empfiehlt es sich vor dem Erwerb der entsprechenden Produkte, den eigenen Arzt und/oder Heilpraktiker aufzusuchen und Ihr Vorgehen mit ihm abzustimmen.

Heute spreche ich mit einem Arzt, Heilpraktiker oder auch einem guten Freund darüber, welche Erfahrungen sie mit Nahrungsergänzungen gemacht haben.

3.

Brainfood – Nahrung fürs Gehirn

Unsere Natur gibt uns alles, damit unser Gehirn leistungsfähig bleibt, nur müssen wir diese Nahrungsmittel natürlich auch zu uns nehmen:

- **Lezithin** ist gut für die Nerven und das Denken. Wir können es als reines Lezithin konsumieren oder indem wir sehr viel Soja, Hafer und ausgewählte Milchprodukte zu uns nehmen
- **Cholin** ist wichtig für Schlagfertigkeit, Konzentration und intellektuelle Sofortreaktionen. Wir finden es in Bananen, Nüssen, Sauerkraut und den Vitamin-B-reichen Weizenkeimen
- **Sauerstoff** im Kopf fördert Lang- und Kurzzeitgedächtnis. Hier helfen Mangold, Salat, Spinat und Blattgemüse
- **Zink** aktiviert die Denkleistung und unterstützt die Manneskraft nach dem Liebesakt. Essen Sie deshalb genug Avocados, Möhren und Tomaten
- **Phosphor** fördert das Denken, auf die Schnelle erhalten Sie ihn in Trockenfrüchten
- **Gingko** ist als Nahrungsergänzung erhältlich und fördert nachweislich die Denkleistung

Tipps:

- Mozarella mit Tomaten und Basilikum ist deshalb besonders gut für das Gehirn, weil wir im Basilikum zusätzlich die bioaktiven ätherischen Öle Eugenol und Estragol finden
- Studentenfutter ist aufgrund seiner ausgewogenen Mischung an Nüssen und Trockenfrüchten (Rosinen) tatsächlich gut fürs Gehirn. Achten Sie beim Kauf von Studentenfutter möglichst auf Qualität

Heute nehme ich, besonders wenn ich mich konzentrieren möchte, ganz bewusst Denknahrung („Brainfood") zu mir – zum Beispiel hochwertiges Studentenfutter.

4.

Vitamin C

Im Winter, gerade dann, wenn unsere Gesundheit ohnehin durch das Wetter beansprucht ist, bekommen wir nur relativ wenige Vitamin-C-haltige Nahrungsmittel. Vitamin C in reiner wasserlöslicher Form (Ascorbinsäure) ist nicht zu empfehlen, da es konstant über den Urin wieder ausgeschieden wird und in Mengen eingenommen Durchfall produzieren kann. Wird Vitamin C mit Calcium kombiniert, das ja in den Knochen gespeichert wird (als Calciumascorbat), ist der vom Körper verwertete Vitamin-C-Anteil wesentlich höher. Eine Besonderheit bietet Ester-C (ein speziell entwickeltes, besonders hochwertiges Vitamin C, das nicht sauer ist), das im Gegensatz zur Ascorbinsäure pH-neutral ist und eine hohe Bioverfügbarkeit aufweist. Aufgrund seiner Metabolite (griech. „metabolítes" – der Umgewandelte, ein Zwischenprodukt in einem meist biochemischen Stoffwechselvorgang. Die Gesamtheit der Stoffwechselwege wird als Metabolismus bezeichnet) kann das Ester-C vom Körper und von den Zellen direkt aufgenommen werden. Sein Vorteil liegt auch in der langsamen Abgabe. Klinische Studien von Wright und Suen, veröffentlicht in der „International Clinical Nutrition Review", zeigten, dass 24 Stunden nach der Einnahme von Ester-C Versuchspersonen zweimal mehr Vitamin C im Blut und viermal mehr im Gewebe (und den weißen Blutkörperchen) hatten als Kontrollpersonen, denen konventionelles Vitamin C verabreicht wurde. Wissenschaftler berichteten, dass bei Konsum von normalem Vitamin C ca. 80 Prozent den Körper passieren, ohne verwertet worden zu sein. Bei Ester-C wird dagegen nur ein Drittel dieses Prozentsatzes unverwertet ausgeschieden.[86]

Vitamin C ist generell wichtig für:

- antioxidative Vorgänge im Körper, da es in der Lage ist, gesundheitsschädliche freie Radikale einzufangen
- Bildung von Serotonin, Adrenalin und Noradrenalin, Carnitin zusammen mit den Enzymen
- den Abtransport giftiger Schwermetalle wie Blei, Cadmium, Nickel und trägt zur Entschlackung unseres Körpers bei, indem es Gifte an sich bindet
- Stärkung des Immunsystems, da es vermehrt Abwehrzellen mit erhöhter Aktivität bildet
- Vorbeugung gegen Herzinfarkt (siehe dazu die umfangreichen Arbeiten von Linus Pauling und Mathias Rath)[87]

Heute achte ich darauf, genügend Vitamin C zu mir zu nehmen, gegebenenfalls wähle ich eine Nahrungsergänzung mit Vitamin Ester-C.

5.

Lezithin – Balsam für Gehirn, Nerven und Arterien

Seit längerem ist Lezithin als Balsam für die Nerven und als Gehirnnahrung bekannt. Bereits im Jahr 1850 entdeckte Prof. Dr. Maurice Gobley, dass derselbe Stoff, der für das reibungslose Funktionieren des gesamten Organismus verantwortlich ist, der in jeder menschlichen Zelle, jedem Organ, jedem Gewebe nachgewiesen werden kann, auch im Eigelb enthalten ist. Diesen Grundstoff nannte er Lezithin (von griech. Lekuthos = Eigelb). Lezithin

- hilft bei Arterienverkalkung
- regeneriert reparaturbedürftige Zellen
- hilft bei Konzentrationsschwäche
- hilft bei Nervenüberreizung
- unterstützt Haut, Haare, Leber und vor allem den Fettstoffwechsel

Lezithin wandert durch den Körper und löst dabei Fette, Ablagerungen und überschüssiges und in den Arterien verhärtetes Cholesterin ab. Harte Ablagerungen, die sich in den Arterien angehäuft haben, werden aufgebrochen und ausgeleitet. Es entfernt in den Organen abgelagerte Fette, bringt einen gestörten Fettstoffwechsel in Ordnung. Raymond Bernard wies nach, dass Lezithin träge Gehirnzellen revitalisiert: „Lezithin wirkt auf den Körper, wie der Kuss des Prinzen, der Dornröschen wachküsst".[88]

Noch unsere Großmütter schätzten einen Drink, gemischt aus Rotwein und Eigelb als Nerventonikum. Heute wissen wir jedoch auch um die gesundheitsbelastenden Wirkungen des Eigelbs, besonders die Belastung des Cholesterinspiegels, und greifen oft auf Apothekenprodukte zurück. Doch bei vielen Produkten ist das Lezithin nur in verdünnter Form erhältlich, oft ist es tierischen Ursprungs.

Gottseidank wissen wir heute, dass auch Raps, Mais, Sonnenblumen, Erdnüsse (möglichst ungeröstet) und Sojabohnen wertvolles Lezithin enthalten.

Heute nehme ich nervenstärkendes Lezithin in möglichst reiner Form zu mir, beispielsweise in der Form von (ungerösteten) Erdnüssen oder als Sojaprodukt, und tue damit etwas für Fettstoffwechsel, Arterien, Nerven und meine mentale und körperliche Fitness.

6.

Reines Lezithin – Balsam für Nerven, Gehirn und Adern

Als der Forscher Philip S. Chen entdeckte, dass die Sojabohne wertvolles Lezithin enthält, war dies eine Sensation, denn man glaubte bis dahin, Lezithin nur aus Eiern gewinnen zu können.[89] Endlich gab es einen Weg, „an den Käse zu kommen, ohne in die Mausefalle zu tappen", im Klartext, Lezithin ohne Cholesterinbelastung zu erhalten. Mittlerweile bestätigte sich, dass pflanzliches Lezithin aus der Sojabohne stark fettbindend wirkt und deshalb den Cholesterintransport im Blut wesentlich unterstützt.

Sein hoher Gehalt an Phospholipiden (97 Prozent) und an Cholin (97 Prozent) machen Sojalezithin zu einer idealen Hirnnahrung. Es verfügt über einen hohen Gehalt an ungesättigten (essenziellen) Fettsäuren, die vom Organismus nicht synthetisiert werden können, sondern mit der Nahrung aufgenommen werden müssen. Seine Inhaltsstoffe sind notwendiger Bestandteil jeder Körperzelle, helfen bei Gedächtnisschwäche und erhöhtem Cholesterinspiegel und beugen Arterienverkalkung vor. Mit Sojalezithin heilen Wunden schneller, Haut und Haare werden geschmeidig, gereizte Nerven beruhigen sich. Gerade für Menschen, die nervlich starken Anspannungen ausgesetzt sind, ist Sojalezithin eine Wohltat.[90]

Besonders empfehlenswert ist in dem Zusammenhang reines flüssiges Sojalezithin ohne Wasser oder Alkoholbeimischung. Bei der Verarbeitung in der Ölmühle werden hierbei die Sojabohnen in das eiweißreiche Futter und den Fettanteil aufgespalten. Das aus der Sojamasse extrahierte Rohlezithin wird in mehreren Stufen gereinigt. Der zähflüssige Balsam legt sich wie ein Film auf die Schleimhäute und schützt sie. Empfehlenswert ist ein Esslöffel pro Tag.

Heute nehme ich bewusst hochwertiges Lezithin zu mir, als flüssiges Sojalezithin oder in Form von Mais, und tue damit auch heute etwas Gutes für meine Nerven, meine Arterien und mein Gehirn.

7.

Leckere Sojaprodukte, die Ihre Gesundheit fördern

Wenn Sie den Wert von Sojaprodukten erkannt haben, fragen Sie sich vielleicht, welche Arten von Sojaprodukten es gibt und welchem Sie dabei den Vorzug geben sollten. Nachfolgend eine kleine Auswahl:

- **Tofu** ist ein Sojaquark und lässt sich geschmacklich ähnlich wie Fleisch würzen und zubereiten. Es wird deshalb auch „Fleisch des Feldes" genannt
- **Tempeh** wird aus Sojabohnen fermentiert, gegebenenfalls auch unter Zusatz von Reis, und ist sehr Vitamin-B-haltig
- **Miso** ist eine Sojapaste, die aufs Brot gestrichen und auch zum Würzen verwendet werden kann; Miso ist sehr salzhaltig, man sagt ihr krebshemmende Eigenschaften nach
- **Sojabohnen** getrocknet sollten aus kontrolliert biologischem Anbau stammen und nicht gentechnisch verändert sein; am besten ist es, sie vor dem Kochen über Nacht weichen zu lassen
- **Okara** ist Sojakleie, ein ballaststoffreicher Rückstand, der bei der Sojamilchherstellung anfällt und auch als Bratling verwendet werden kann
- **Sojasprossen** aus grünen Mungobohnen oder Sojabohnen sind sehr eiweiß- und Vitamin-C-haltig und können selbst zu Hause gezogen oder auch fertig gekauft werden
- **Sojamilch** ist eine gesunde Alternative zur Milch und kann entweder zu Hause selbst hergestellt (zum Beispiel mittels Sojamilch-Aufbereitungsgerät) oder auch fertig gekauft werden
- **Sojaeiweißpulver** wird unter anderem in Fitnessstudios angeboten
- **Sojasauce** fällt bei der Misoherstellung an

Tipp: Geben Sie in Ihren grünen Tee einige Tropfen Sojasauce. Viele Teetrinker schreiben dieser Mischung eine kräftigende und „erdende" Wirkung zu.

Heute wähle ich ein leckeres Sojaprodukt und tue damit etwas Gutes für meine Gesundheit oder alternativ gebe ich einige Tropfen Sojasauce in grünen Tee und probiere diese Mischung.

8.

Weizenkeime sind wertvolle Vitamin-B-Spender

Ein ausgeglichener **Acetylcholinspiegel** sorgt für schnelle Denkprozesse und hilft dem Gedächtnis auf die Sprünge. Damit dieser Botenstoff überhaupt produziert werden kann, benötigt der Körper die Vorläufersubstanz **Cholin**. Sie ist in **Sojalezithin, Bierhefe, Tofu, Nüssen und vor allem auch in Weizenkeimen enthalten.**

Weizenkeime fördern nicht nur Denkprozesse, sondern sind auch ein hervorragender Spender weiterer B-Vitamine und sollten immer wieder über das Essen, zum Beispiel den Salat, das Müsli oder den Obstteller gestreut werden.

Heute kaufe ich Weizenkeime und reichere immer wieder meine Nahrung damit an.

9.

Ginkgo – Stärkung für die grauen Zellen

Ginkgo biloba ist der älteste noch lebende Baum der Welt und auch ein seit langer Zeit bekanntes Naturheilmittel. Dieser heilige Baum aus China existiert seit mehr als 200 Millionen Jahren. Ginkgo erweitert die Kapillargefäße, fördert die Durchblutung, verzögert viele Alterungsprozesse, fördert positive Botenstoffe im Gehirn und wird in der Naturmedizin gegen arterielle Durchblutungsstörungen, Gefäßschäden bei Diabetikern, Verbesserung der Hirndurchblutung, Arteriosklerose, Vorbeugung gegen Herzinfarkt und Schlaganfall, Schlafstörungen, Nervosität, Ängste, gegen vorzeitiges Altern, bei Sexualproblemen und vielen anderen Dingen eingesetzt.

Ginkgo verbessert in erster Linie die Durchblutung und steigert die Denk-, Konzentrations- und Merkfähigkeit des Gehirns. Ginkgo wirkt präventiv auf Herz und Kreislauf. Als erfolgreiches Hilfsmittel hat sich Ginkgo auch bei Kopfschmerzen, Tinnitus, Krampfadern, Thrombose, Diabetes, Bluthochdruck, Arteriosklerose und Alzheimer erwiesen. In China gilt Ginkgo seit Jahrtausenden als „brainfood". Mittlerweile gibt es sogar Drinks mit Ginkgo.[91]

Heute achte ich darauf, genug „Brainfood" zu bekommen. Nüsse, Weizenkeime oder auch Gingko beflügeln meine grauen Zellen.

10.

Ginseng stimuliert und beeinflusst positiv

Ginseng bedeutet wörtlich übersetzt „geheiligte Menschenwurzel" und ist in China seit über 5000 Jahren bekannt. Forschungen belegen, dass die Pflanze über hochwirksame, stimulierende Wirkstoffe verfügt, die sowohl die geistigen wie die körperlichen Funktionen positiv beeinflussen. Ginseng führt zur vermehrten Freisetzung aktivierender Neurotransmitter (Nervenbotenstoffe) im Gehirn. Dadurch sind wir wacher, reagieren schneller und springen leichter auf die Reize der Umgebung an. Ginseng mindert zudem die Folgen von Stress, wirkt verjüngend und macht die Rezeptoren wieder empfindlicher, was unter anderem auch den sexuellen Genuss steigert. Da er außerdem die Nebennieren zur Produktion von Sexualhormonen anregt und reizrezeptiv macht, wirkt Ginseng als Aphrodisiakum.

Ginseng ist immunstärkend, schützt unseren Körper in Phasen großer Anspannung und fördert die Aktivität unserer Gehirnzellen. Er stimuliert den Stoffwechsel und reguliert Verdauung und Blutkreislauf. Er vermag auch die Auswirkungen des Alterns zu reduzieren und wird traditionell eingesetzt, um Sterbevorgänge abzubremsen, um dem Sterbenden noch die Möglichkeit zu geben, über sein Leben zu reflektieren, bevor er seinen Körper verlässt. Es wirkt konzentrations-, leistungs- und energiefördernd. Hierbei gilt reiner koreanischer Panax-Ginseng als besonders wertvoll.[92]

Heute nutze ich die Möglichkeit, die regenerierende Wirkung von Ginseng zu erfahren.

533

11.

Schisandra – ein Stärkungsmittel für beide Geschlechter

Schisandra ist die Frucht des Chinesischen Limonenbaums. Der chinesische Name lautet „Wu wei zi", was so viel bedeutet wie „Kraut der fünf Geschmacksrichtungen". Die Chinesen sagen, dass man aus dem Kraut der Pflanze die fünf elementaren Energien herausschmeckt. Diese fünf Elemente sind: Holz, Feuer, Erde, Metall und Wasser.

Es handelt sich bei Schisandra um eine Kletterpflanze mit eirunden, spitzen Blättern die eine Höhe von ca. 8 Metern erreichen kann. Sie ist „zweihäusig", das heißt, dass es männliche und weibliche Pflanzen gibt. Schisandra wirkt stärkend auf das Herz, das Nervensystem und die Nieren. In der chinesischen Heilkunde wird sie bei Asthma, Depressionen, Erkältungskrankheiten, frühzeitigem Samenerguss, Harnwegsstörungen, Herzklopfen, Hepatitis, Schlaflosigkeit und zur allgemeinen Stärkung eingesetzt.

Schisandra ist hochwirksam zur Stärkung des Herzens, Verbesserung der Durchblutung und der Elastizität der Venen. Die Frucht wird auch eingesetzt, um das energetische Gleichgewicht wiederherzustellen und das Hirn zu stimulieren. Durch vermehrte Sauerstoffzufuhr ins Gehirn kann der Arteriosklerose und dem Altern vorgebeugt werden.

Pen Tao bestätigte die Wirkungen bereits 2697 v. Chr. und die chinesische Medizin reiht Schisandra unter die wichtigsten Heilpflanzen ein. In der chinesischen Pflanzenheilkunde ist ihre lindernde Wirkung auch bei Diabetes und Lebererkrankungen bestens bekannt. Der Behandlungserfolg bei einer Leberentzündung (Hepatitis) mit Schisandra liegt nach Forschungsergebnissen bei 76 Prozent. In China gilt diese Frucht als sexuelles Stärkungsmittel für beide Geschlechter.[93]

Heute erwäge ich die Möglichkeit, die chinesische Lebensbeere Schisandra als Stärkungsmittel auszuprobieren, als Beeren oder als Pulver.

12.

L-Arginin schützt Ihr Herz und fördert die Durchblutung

Die Aminosäure L-Arginin ist im menschlichen Organismus die wichtigste Vorstufe von Stickstoffmonoxid. Stickoxid ist ein kleines Molekül, das für die Entspannung der Gefäßwände sorgt und damit eine deutliche Durchblutungssteigerung ermöglicht. Beim Mann ermöglicht es die Erektion. Die Entspannungsfähigkeit der Gefäße geht leider mit zunehmendem Alter und steigendem Stickoxidmangel verloren. So kommt es, dass alternde Männer gehäuft an Erektionsstörungen leiden. Störungen des Herz-Kreislauf-Systems gehen ebenfalls mit einer Stickstoffverarmung **einher,** da Stickstoffmonoxid für eine Weitstellung der Gefäße und für einen ungehinderten Blutdurchfluss unbedingt erforderlich ist. Stickoxidverarmung ist eine der wichtigsten Ursachen für Bluthochdruck und Impotenz/Erektionsschwächen. Ein L-Argininmangel wirkt sich besonders negativ auf die Stickstoffmonoxidbildung aus, wodurch sich die Blutgefäße verengen können und das Risiko für einen Herzinfarkt steigt.

Dem können Sie vorbeugen, indem Sie genügend L-Arginin zu sich nehmen und Ihr Herz-Kreislauf-System entlasten. L-Arginin füllt den Stickoxidspeicher des Organismus wieder auf, stimuliert die Thymusdrüse, den Hormonhaushalt und führt bei Mann und Frau zu einer Steigerung der Vitalität und Libido. Arginin kommt in vielen Nahrungsmitteln vor. Nachfolgende Aufstellung bezieht sich jeweils auf 100 g:

* Erdnüsse   3460 mg
* Weizenkeime   2250 mg
* Sojabohnen   2200 mg
* Haselnüsse   2030 mg
* Haferflocken   870 mg

Heute nehme ich in ausreichendem Maße L-Arginin zu mir, zum Beispiel über (naturbelassene) Erdnüsse, über Sojabohnen, Weizenkeime oder Haferflocken.

13.

L-Carnitin verbessert das Blutbild und die Muskelbildung

L-Carnitin ist enorm wichtig für die Umwandlung von Fett in Körperenergie. Ist zu wenig L-Carnitin vorhanden, ist dieser Vorgang blockiert. Bei L-Carnitin-Mangel gewinnt der Körper seine Energie überwiegend aus Kohlenhydraten; überschüssige Fettpolster werden nicht abgebaut. Das Blutbild verschlechtert sich, da die Fette nicht aus dem Blut abtransportiert werden. L-Carnitin kann prinzipiell von unserem Körper in der Leber selbst gebildet werden und zwar aus den zwei Aminosäuren Lysin und Methionin. Bei einer gemischten Kost werden zwischen 10 und 70 mg L-Carnitin durch die Nahrung aufgenommen. Vegetarier führen mit der Nahrung durchschnittlich etwa 2 mg Carnitin zu. Der restliche Bedarf wird durch die endogene Synthese gedeckt, in der Vitamin C ein essenzieller Cofaktor ist. Deshalb sollten Vegetarier entweder für eine ausreichende Vitamin-C-Zufuhr sorgen oder L-Arginin als Nahrungsergänzung zu sich nehmen. Empfohlen werden pro Tag 250 mg.

Heute nehme ich bewusst für mich wichtige Aminosäuren zu mir.
Wenn ich Vegetarier bin, achte ich auf ausreichende Vitamin-C-
Zufuhr und/oder die ergänzende Einnahme von L-Carnitin.

14.

L-Prolin kräftigt den Herzmuskel

L-Prolin ist eine Aminosäure, die außerordentlich wichtig für die Funktion und Regeneration des Herzmuskels ist. Sie sorgt außerdem dafür, dass Ablagerungen an den Gefäßen abgebaut werden können. Somit kann Herzinfarkten, Schlaganfällen und der Arterienverkalkung vorgebeugt werden. Zusätzlich stabilisiert Prolin die Knochen und Gelenke. Darum ist es auch als Nahrungsergänzung so wertvoll.[94]

Heute sorge ich dafür, dass ich meinen Körper mit Herznahrung versorge, also mit Nahrung, die gut für mein Herz ist. Dazu gehört ausreichend Magnesium und eventuell eine Nahrungsergänzung mit L-Prolin.

15.

Warum ist Vitamin E so wichtig?

Die Wirkungsweise von Vitamin E und seine Bedeutung als essenzieller Nährstoff kennen wir erst seit 1968. Vitamin E kann nur von Pflanzen synthetisiert werden, während Tiere und Menschen es essen müssen. Pflanzliche Nahrung liefert dem menschlichen Körper weitaus mehr Vitamin E als tierische. Die höchsten Konzentrationen weisen Getreidekeime auf. Auch Nüsse und Gemüse wie (Soja-)Bohnen, Grünkohl, Schwarzwurzeln und Spargel sind gute Vitamin-E-Lieferanten.

Die Natur hält für uns acht Vitamin-E-Stoffgemische bereit. Die für den Menschen wirksamste Mischung ist das sogenannte Alpha-Tocopherol. Vitamin E wird nicht in einem spezifischen Organ gespeichert, sondern vom Dünndarm aus über den ganzen Körper in fast alle Gewebe verteilt. Deshalb ist eine optimale Funktionsweise des Dünndarms für den Vitamin-E-Verwertung von so großer Bedeutung.

Vitamin E ist ein wichtiges Antioxidans. Es sitzt auf der Zellmembran und schützt die Zelle vor freien Radikalen, die durch Stoffwechselvorgänge entstehen oder aus der Umwelt aufgenommen werden, und vor Krankheiten. Auch am Eiweißstoffwechsel wirkt Vitamin E mit, schützt weiterhin die Zellen, unterstützt das Immunsystem und verhindert das Verklumpen von Blutplättchen. Vitamin-E-Mangel führt zu Konzentrations- und Muskelschwächen, unter anderem wird das Immunsystem geschwächt.

Vitamin E kann natürlich auch künstlich hergestellt und in Kapselform konsumiert werden. In diesem Fall sollte Alpha-Tocopherylacetat zugesetzt werden, damit die Wirkung erhalten bleibt.

Heute unterstütze ich die Versorgung meines Körpers mit Vitamin E, beispielsweise durch Nüsse, Bohnen oder Getreidekeime.

16.

Q 10 – Zündstoff für die Zellen

Das Coenzym Q 10 ist – streng genommen – kein vollständiges Enzym, sondern eine vitaminähnliche Substanz, die sich mit bestimmten Eiweißmolekülen zu Enzymen verbindet. Es zählt zur Stoffklasse der Ubichinone. Einen hohen Gehalt an Ubichinon finden wir in Mais, Sojabohnen, Nüssen, Spinat, Brokkoli, Soja-, Sesam- und Rapsöl, Fleisch und Fisch.

Die Umwandlung von Ubichinon in funktionsaktives Q 10 muss jedoch der Körper selbst vornehmen, eine Leistung, die ab dem 20. Lebensjahr leicht, ab dem 40, Lebensjahr stark abnimmt. Dadurch steigt die Anfälligkeit für Erschöpfung. Neueste Studien belegen außerdem die Tatsache, dass ein niedriger Q 10-Spiegel auch im Zusammenhang mit Fettleibigkeit zu finden ist. Zudem wird der essenzielle Wirkstoff von Q 10 durch Lebensmittelkonservierung zerstört. Aus diesem Grund sollten Sie Frischkost dem Konsum von Konserven vorziehen und ab dem 40. Lebensjahr eine Nahrungsergänzung mit Q 10 in Erwägung ziehen.

Warum ist Q 10 so wichtig? Es gibt den Anstoß für die Energieproduktion in den Kraftwerken der Zelle. Es ist ein wichtiger Elektronen- und Energieüberträger in der Atmungskette. Wie verschiedene Studien belegen, besitzt Q 10 eine 18- bis 20-mal stärkere antioxidaktive Wirkung als Vitamin C und wirkt 40- bis 50-mal so stark wie Vitamin E. Es wird durch die Mundschleimhäute resorbiert und erreicht den höchsten Blutplasmawert nach rund 45 Minuten, verbessert somit die Blutzirkulation und verstärkt die Blutgefäße durch die Verbindung mit Proteinen.[95]

Heute kümmere ich mich um meine Versorgung mit dem „Zellzündstoff" Q 10. Mais oder Brokkoli könnten heute den wertvollen Grundstoff Ubichinon liefern. Sollte ich über 40 Jahre alt sein, erwäge ich, zusätzlich Q 10 als Nahrungsergänzung zu mir zu nehmen.

17.

Wundermittel OPC

OPC (Oligomere Procyanidine) wurde in den 40er-Jahren durch Zufall von dem Franzosen Masquelier entdeckt, als dieser die Inhaltsstoffe der roten Innenhäute von Erdnüssen auf giftige Bestandteile hin untersuchte. Dabei fand er eine farblose Substanz mit einer starken Schutzwirkung für Blutgefäße, die später OPC genannt wurde. OPC ist eines der kräftigsten Antioxidantien, die dazu beitragen, Gefäßschäden mit Durchblutungsstörung zu bereinigen und allgemein Stressfolgen abzubauen. OPC wirkt sich daher auch allgemein vorteilhaft auf die Libido von Mann und Frau aus. Später fand man OPC in der Rinde einer Pinienart, doch erst 1955 entdeckte Masquelier das Geheimnis der Langlebigkeit vieler Anwohner in Weinbaugebieten: Er erbrachte den Nachweis, dass OPC in hohem Maße in den Kernen und Schalen der Weintrauben vorkommen.

Heute wissen wir, dass brüchige und durchlässige Kapillare oft eine Folge von OPC-Mangel sind. OPC hat erwiesenermaßen eine 20-fach höhere antioxidative Wirkung als Vitamin C und das 40- bis 50-fache Wirkungspotenzial von Vitamin E. Darüber hinaus senkt es einen zu hohen Cholesterinspiegel, stärkt die Blutgefäße und verhindert Herz-Kreislauf-Erkrankungen, da es sich an Kollagen und Elastin bindet und die Widerstandsfähigkeit von Blutgefäßen bereits innerhalb von 24 Stunden verdoppeln kann. Positive Wirkung von OPC: „Erhöhte Blutzirkulation, verstärkte Belastbarkeit, Verbesserung der Gedächtnisfunktion, Verlangsamung des Alterungsprozesses, Verhinderung von Karies und arthritischen Entzündungen sowie Stärkung des Immunsystems."[96]

Masquelier und Kollegen konnten 1976 in Studien mit Meerschweinchen nachweisen, dass OPC die Wirkung von Vitamin C extrem verstärkt, was umgekehrt zusätzlich wiederum noch die Wirkung des OPC erhöht. Da OPC genauso wie das Vitamin C vom menschlichen Körper nicht selbst produziert werden kann, muss es auch mit der Nahrung zugeführt werden. OPC sollte am besten während oder nach einer Mahlzeit genommen werden, jedoch möglichst nicht mit Milch. Die empfohlene Tagesdosis als Nahrungsergänzungsmittel liegt zwischen 50 und 100 mg. Sie können OPC in der Form von Weintrauben (mit Kernen), Traubensaft, Rotwein, als rohe Erdnüsse (inkl. der roten Erdnusshäute) oder als Nahrungsergänzung (Weintraubenschalen- und Kernextrakt) zu sich nehmen.[97]

Heute sorge ich für eine ausreichende Zufuhr von OPC, indem ich roten Traubensaft oder ein OPC-Präparat zu mir nehme.

18.

Das Geheimnis der Aloe Vera

Aloe Vera ist eine Wüstenlilie und wird schon seit einigen tausend Jahren in den verschiedensten Kulturen als Heilpflanze geschätzt. Aus der Beobachtung, dass bei Blattverletzung die Wunde der Aloe Vera sofort heilt, schlossen die Ägypter bereits vor mehr als 3500 Jahren, dass diese Pflanze auch menschliche Hautverletzungen heilen kann.

Doch Aloe Vera lässt sich auch als Gel trinken, besonders die „Aloe Barbadensis Miller", da der Flüssigkeitsgehalt im Blatt bei durchschnittlich 95 Prozent liegt. Die Wirkstoffe des reinen Gels im Inneren des Aloe-Vera-Blattes dienen der Entschlackung und Regeneration des menschlichen Organismus, wirken antiallergisch, pilz- und keimtötend und vieles mehr. Das Gel ist reich an Vitaminen, Mineralsalzen und verdauungsfördernden Fermenten und enthält über 400 mittlerweile nachgewiesene kostbare Wirkstoffe, unter anderem ätherische Öle, Chrysophansäure, Enzyme, essenzielle Aminosäuren (Isoleuzin, Leuzin, Lysin, Methionin, Phenylalanin, Threonin, Valin, Lingnine), Saponine, Anthtrachinone, Mineralien (Calcium, Phosphor, Kalium, Eisen, Natrium, Chlor, Mangan, Magnesium, Kupfer, Chrom und Zink), nichtessenzielle Aminosäuren (Asparaginsäure, Glutaminsäure, Alinin, Arginin, Cystin, Glycerin, Histidin, Hydrxyprolin, Prolin, Serin, Tyrosin), Saccharide (Zellulose, Glukose, Manose, Aldonentose, Uronsäure, Aliinsäure, Rhamnose, Acemannan, Carrysin), Salizylsäure und viele Vitamine (z. B. A, B1, B2, B3, B6, B9, B12, C, E und Cholin).

Aufgrund ihrer zahlreichen Inhaltsstoffe ist die Aloe Vera ein vollwertiges Nahrungsmittel.[98]

Aloe Vera, möglichst in reiner Form, könnte heute meine Gesundheit verbessern.

19.

Noni – Zauberfrucht aus der Südsee

Die Noni ist ein strauchartiges Gewächs, kommt ursprünglich aus Australien und wächst unter anderem in Malaysia, Indien, Indonesien und Hawaii.[99] Geerntet werden die kartoffelähnlich aussehenden Knollen. Die Entdeckung der Noni hing eng mit der Erforschung der gesundheitsfördernden Wirkungen der Ananas zusammen. Der in Hawaii lebende Forscher Dr. Ralph Heinicke entdeckte, dass nicht nur das in der Ananas enthaltene Bromelain, sondern auch der Begleitstoff Xeronin besonders wertvoll ist. Xeronin unterstützt laut Heinicke alle zellerneuernden Vorgänge und bremst Alterungs- und Entzündungsprozesse. Bei seinen Forschungen entdeckte Heinicke, dass in der Noni ebenfalls Xeronin und eine große Menge Proxeronin enthalten ist, aus dem der Körper leicht Xeronin herstellen kann. Später fand man heraus, dass die Noni große Mengen von Noni-PPT enthält, dies sind Polysaccharide, die die Aktivität der Enzyme positiv beeinflussen können und zudem krebsvorbeugend und tumoreindämmend wirken. Zudem enthält die Noni den Stoff Scopoletin, der freie Radikale entschärft, mit dem Glückshormon Serotonin in Verbindung steht und stimmungshebend und schmerzstillend wirkt. Um die Jahrtausendwende hat der amerikanische Arzt Dr. Neil Solomon die Daten von 20.000 Menschen, die in therapeutischer Behandlung waren und Nonisaft einnahmen, zusammengefasst. Nachfolgend die Untersuchungsergebnisse[100]. Noni hat ...

- Arthritissymptome vermindert bei 87 Prozent von 2.659 Befragten
- Atemwegserkrankungen gebessert bei 71 Prozent von 3.068 Befragten
- die Denkfähigkeit gebessert bei 73 Prozent von 4.615 Befragten

- die Energie vermehrt bei 90 Prozent von 13.331 Befragten
- Muskelmasse aufgebaut bei 69 Prozent von 1.006 Befragten
- das Sexualempfinden gesteigert bei 83 Prozent von 2.484 Befragten
- den Schlaf verbessert bei 74 Prozent von 1.687 Befragten
- Schmerzen gelindert bei 87 Prozent von 5.622 Befragten
- Stress besser bewältigen lassen bei 83 Prozent von 2.484 Befragten
- Übergewicht reduziert bei 72 Prozent von 4.599 Befragten
- die Verdauung verbessert bei 90 Prozent von 2.641 Befragten

Wichtig: Nehmen Sie Noni auf nüchternen Magen oder deutlich vor dem Essen und nicht gleichzeitig mit Alkohol, Kaffee, Milch oder schwarzem Tee ein.

Heute nehme ich Nonisaft zu mir. Ich trinke danach ein Glas Wasser.

20.

Calcium, Vitamin D und Luftbäder stärken Ihre Knochen

Statistisch erkranken jede dritte Frau und jeder fünfte Mann an Knochenschwund. Oft hängt ein Mangel an Vitamin D und Calcium damit zusammen. Eine optimale Zusammensetzung der Nahrung mit den Bausubstanzen des Knochens (Calcium, Phosphat, Eiweiß) und Vitamin D sowie Fitnesstraining können Osteoporose vorbeugen. Vitamin D spielt dabei eine zentrale Rolle im Calcium- und Phosphatstoffwechsel und hat damit große Bedeutung für den Knochen. Mineral- und Vitaminpräparate, ob als Brause oder als Tabletten eingenommen, wirken sich durchaus vorteilhaft aus. Bereits 1,2 g Calcium und 20 µg Vitamin D reduzieren statistisch die Gefahr von Knochenbrüchen.

Nach einer Studie der Zeitschrift „Öko-Test" sind Nahrungsergänzungspräparate mit Calcium und Vitamin D grundsätzlich anzuraten, wobei es von Präparat zu Präparat Unterschiede in der Qualität gibt; Apothekenprodukte sind dabei generell empfehlenswert.[101] Calciumtabletten mit Vitamin D in angemessener Dosis können eine wertvolle Vorbeugung gegen Osteoporose sein.

Damit der Körper Vitamin D selbst herstellen kann, ist es notwendig, sich viel im Freien aufzuhalten, was gerade im Winter oft zu kurz kommt.

Achtung: Calciumtabletten sollte nicht einnehmen, wer unter Nierensteinen leidet oder zu viel Calcium im Blut hat.

Heute achte ich auf genügend Calcium (1,2 g pro Tag) und nehme, falls es die Witterung erlaubt, ein Sonnen- bzw. Luftbad.

21.

Kaskadenfermentation (Regulate) – der neueste Schrei auf dem Gesundheitsmarkt?

Kaskadenfermentation ist ein neues Verfahren, das dazu dient, lebensnotwendige Enzyme auf eine ganz besonders wertvolle Weise aufzubereiten. Hierbei wird die natürliche Enzymkaskade im menschlichen Organismus nachgeahmt. Es entstehen sogenannte Regulate. Die Enzyme werden über die Regulate dem Körper in einer Aufbereitung präsentiert, die sogar stoffwechselgestörten Körpern hilft, den vollen Nutzen aus dem Präparat zu ziehen. Durch den hohen Energiegehalt der Kaskadenpräparate ist die Verwertung der Enzyme gesichert. Regulate komplettieren das körpereigene Enzymraster und fördern die Ausleitung von „Mülldeponien" im Darm und im Körper. Regulate sind auch bei Ablagerungen in den Gelenken, Blutverdickung (Geldrollenbildung), Burn-out-Syndrom, Fettablagerungen im Körper, Hyperaktivität, Rheuma, Stoffwechselentgleisung, Magen- und Verdauungsproblemen, sexuellen Störungen, Übersäuerung, Über- oder Untergewicht (fördern Gewichtsregulierung) empfehlenswert. Regulate lösen Blockaden im Nervensystem. Sie energetisieren jede einzelne Zelle und bringen sie auf das Energieniveau, das ihrer ursprünglichen Leistung entspricht. Das Immunsystem gesundet, das Hormonsystem ebenfalls. Man kann diese Breitspektrum-Regulate aus biologischer Sicht als ein „biologisches Festmahl" bezeichnen.[102]

Um eine entsprechende Wirkung zu erzielen, empfiehlt es sich, ein Regulat nach Wahl über einen Zeitraum von 3 Monaten einzunehmen. Danach kann man eine Pause von 6 Monaten einlegen, um dem körpereigenen System die Möglichkeit der Selbstregulierung zu geben. Sie erhalten Regulate in Apotheken, Reformhäusern oder Naturkostläden.

Heute tue ich etwas für meinen Stoffwechsel. Ich kaufe mir ein Regulat, zum Beispiel basierend auf Feigen, Nüssen oder Gemüse, oder ich esse heute entsprechende Naturprodukte von hoher Qualität.

22.

Algen – eine wertvolle Nahrungsergänzung

Gras und Tang aus dem Meer gehören seit Urzeiten zur japanischen Küche und können einen Mangel an lebenswichtigen Mineralstoffen ausgleichen. Meeresgemüse wirkt erfrischend und verjüngend auf das Nervensystem, enthält reichlich Vitamin B2 und Selen. Der Jodgehalt übertrifft den aller anderen Lebensmittel, der Calciumgehalt den von Milch um das Zwei- bis Dreifache. Wenn Sie also etwas für Ihre Knochen tun wollen, nehmen Sie Meeresgemüse (statt Milch) zu sich. Es hat einen hohen Gehalt an Enzymen und Mineralstoffen und wirkt sich sehr reinigend auf den Körper aus.[103] Besonders wirksam ist es durch die in ihm enthaltene Aginsäure, die Schwermetalle und radioaktive Substanzen an sich binden und diese Giftstoffe dann ausscheiden kann. Meeresgemüse, besonders Algen, beseitigen die „innere Umweltvergiftung". Bekannt ist auch die hilfreiche Unterstützung durch Algen bei der Amalgamausleitung. Ebenso sind sie bei Arthritis hilfreich. Sie können Algen in China- und Japanläden in ihrer getrockneten Form kaufen und zum Beispiel in Ihre Suppen geben. Dort entfalten sie ihren wohltuenden Geschmack. Gesundheit, die man essen kann.

Sie können Algen auch als Nahrungsergänzung zu sich nehmen. Als solche sind sie als Pulver erhältlich (zum Beispiel zum Mixen in Shakes) oder auch gepresst als Kapseln.

Heute nehme ich Meeresgemüse, zum Beispiel Algen, zu mir – ein wohltuender Beitrag zu meiner Gesundheit.

23.

Welche Algensorte ist gut wofür?

Die drei gebräuchlichsten Algensorten sind die Chlorella-, die Spirulina- und die AFA-Alge. Alle drei Arten enthalten in einem hohen Maße Amino-, Fett- und Nukleinsäuren, Mineralien, Spurenelemente und Vitamine. Ein wesentlicher Unterschied liegt allerdings in der Art der enthaltenen Linolsäuren und der Herkunft. Chlorella ist eine Süßwasseralge, während Spirulina und AFA zu den ersten Lebewesen der Erde, der lichtvollen „Ursubstanz des Lebens im Meer", gehören. Forschungen zeigen, auf welche Energiezentren die Algen besonders wirken[104]:

- **Chlorella:** ist ein Entgiftungsspezialist, entspricht den unteren Energiezentren, hilft bei Verdauung, Entgiftung und ist am effektivsten morgens einzunehmen, Chlorella unterstützt insbesondere Amalgamausleitungen und Fastenkuren.
- **Spirulina:** ist ein Vitalisierungsspezialist, entspricht den mittleren bis oberen Energiezentren, hilft gegen Nervosität und ist am wirksamsten mittags einzunehmen.
- **AFA-Alge:** ist ein Gehirnfitmacher, entspricht dem Solarplexus und dem Scheitel und ist am wirksamsten abends einzunehmen.

Heute fördere ich meine Gesundheit, indem ich mich bewusst für eine oder mehrere Algensorten entscheide, die ich als Nahrungsergänzung zu mir nehme.

24.

Trockenfrüchte sind Enzymgeschenke, besonders für den Winter

Der Wert von Trockenfrüchten ist heute bekannt. Sie sind Enzymspender und gesunde Nervennahrung für zwischendurch. Hier lohnt es sich, auf Qualität zu achten. Vermeiden Sie Billigprodukte, die geschwefelt oder mit Industriezucker versetzt wurden. Besonders empfehlenswert sind getrocknete Papayas, Mangos, Ananas, Pflaumen, deren gesundheitlichen Nutzen wir bereits bei den frischen Früchte erwähnt haben (siehe Seite 253).

- **Kokosnuss:** liefert, ob getrocknet oder frisch, große Mengen an knochenstärkendem Calcium, Eisen, Phosphor, Natrium, ungesättigten Fettsäuren, Vitamin A, B2, C und stärkt unter anderem den Stoffwechsel in den Knochen, die Sehkraft, die Muskelbildung (für Sportler), wirkt blutstärkend und verbessert die körpereigenen Abwehrkräfte
- **Datteln:** enthalten sehr viel Calcium, Vitamin B5 (vitalisierend, konzentrationsfördernd), Eisen, Kupfer, Kalium und Tryptophan; zwei Datteln sind als Ergänzung zu unserem „Schlafapfel" gestattet und eignen sich deshalb für den Gesundheitsbewussten als „zweites Abendbrot"
- **Feigen:** ihre Enzyme wirken sich speziell auf das Verdauungssystem und den Stoffwechsel positiv aus (helfen schlank zu werden bzw. zu bleiben); zudem ist die Feige eine seit alters her bekannte Heilpflanze, da sie auf eine natürliche Weise gefährliche Bakterien abtötet; zudem wird ihr nachgesagt, Menstruationsprobleme zu lindern, das Nervensystem zu stabilisieren, motivationsstärkend zu wirken und vor allem stimmungsaufhellend. Sie sollte wie alle Trockenfrüchte in Maßen und gegebenenfalls zusammen mit Nüssen genossen werden

Vielleicht möchten Sie Ihren Weihnachtsteller mit reichlich hochwertigen Trockenfrüchten und Nüssen versehen?

Heute esse ich zwischendurch statt Süßigkeiten hochwertige Trockenfrüchte, am besten Bioware aus dem Reformhaus.

25.

Die Moortrinkkur fördert Ihre Darmflora

Seit alters her wird die Moortrinkkur zur Unterstützung der Darmflora empfohlen. Im Heilmoor sind so wertvolle Stoffe wie Aminosäuren, Eisen, Harze, Kalium, Calcium, Kieselsäure, Magnesium, Natrium, Mangan, Zellulose, ätherische Öle, Bor, Chrom, Kupfer und Titan enthalten. Doch ihr eigentlicher Wert liegt in ihrer Wirkung auf die Darmflora. Die Moortrinkkur ist deshalb so wertvoll, weil das Moor einerseits entgiftet (wie auch die Heilerde), aber darüber hinaus noch eine Reihe weiterer positiver Effekte hat:

- Anregung der Produktion im Körper bisher fehlender Stoffe (z. B. Hormone)
- Aktivierung der Selbstheilungskräfte
- Aufbau der Darmflora
- Hilfe unter anderem auch für Magen, Leber, Galle, Darmschleimhaut, Eierstöcke, Nieren, Prostata, Stoffwechsel, anzuwenden auch bei Hämorrhoiden und Unfruchtbarkeit

Heute nutze ich die Moortrinkkur, um meine Darmflora aufzubauen – oder ich nehme ein regenerierendes Moorbad.

26.

Heilerde heilt auf vielerlei Weise

„Wie die Erde als Heilmittel, in Form von Umschlägen und Verbänden angewendet, zu erklären ist, wird uns in mancher Hinsicht verborgen bleiben. Wir wissen, dass die überaus große Heilwirkung da ist, und wollen gläubig dies Geheimnis der Mutter Erde annehmen, die uns die Heilkraft der Natur vollkommen gibt. Die Erde kühlt, löst, reinigt, wirkt aufsaugend und heilend"[105]

Heilerde ist reich an natürlichen Nährstoffen. Besonders die grüne Mineralerde enthält wertvolle Kieselsäure, Calcium, Magnesium und Spurenelemente. Braune wie grüne Heilerde sind reine Naturprodukte ohne chemische Zusätze.

Die besondere Wirkung der Heilerde liegt vor allem in ihrer mikrofeinen Vermahlung bis hin zu 1/1000 mm, je feiner umso besser. Dadurch wird die Oberfläche des Erdpulvers vergrößert und je größer die Oberfläche, umso besser seine Fähigkeit, im Magen-Darm-Bereich eine riesige Oberfläche zu bilden und belastende Fette, Krankheitserreger, Gifte und Stoffwechselablagerungen aufzusaugen, zu binden und abzutransportieren. So wird eine Aufnahme dieser Substanzen über den Darm und eine Belastung des Organismus verhindert. Zudem neutralisiert Heilerde Magensäure, hilft bei Blähungen, Durchfall (besonders nach schlechtem Essen), Magenbeschwerden, Mundgeruch (wenn er vom Magen her kommt), Völlegefühl. *Anwendung:* 1 Teelöffel Heilerde in Wasser gelöst und zügig getrunken.[106]

Gerade für Sportler, die unter Gelenkproblemen leiden, ist die Heilerde äußerlich angewendet hilfreich. Bereits nach einer Woche konsequenter Anwendung kann sie Gelenkbeschwerden lindern. Man verrührt sie mit Wasser zu einem Brei oder verwendet die Paste, die es zu kaufen gibt; vor dem Schlafengehen auf die be-

lastenden Gelenke auftragen und mit Verband umwickeln, über
Nacht einwirken lassen

*Heute unterstütze ich mich durch die wohltuende Wirkung von
Heilerde, innerlich oder äußerlich.*

27.

Die „Ölziehkur" zieht die schädliche Mikroflora aus dem Organismus

In unserem Körper gibt es eine schädliche Mikroflora von Bakterien und Viren, die den Körper gefährden, deren wir aber auf normale Weise nicht habhaft werden können. Hier hilft die Ölziehkur. Sie kommt ursprünglich aus Russland und dient nicht nur der Vorbeugung gegen Krankheit, sondern hilft auch bei akuten und chronischen Beschwerden wie Bronchitis, Darmerkrankungen und Nierenbeschwerden, entlastet besonders das Herz und vitalisiert Gewebe, Organe und Zellen.

Für die Ölziehkur benötigen Sie lediglich Sonnenblumenöl. Hiervon nehmen Sie jeden Morgen ca. 1 Esslöffel in den Mund und stellen den Minutenwecker auf 15 Minuten. Ziehen Sie das Öl bei geschlossenem Mund in der Mundhöhle pausenlos zwischen den Zähnen hin und her. Sie werden erleben, dass es im Laufe der Minuten immer dünnflüssiger wird, am Ende ist es weiß und dünnflüssig (ist es gelb oder dickflüssig, war die Anwendung zu kurz). Am Ende des Ölziehens spucken Sie das Öl in das Waschbecken und spülen den Mund mehrmals mit warmem Wasser aus. Danach putzen Sie die Zähne, aber ohne Zahnpasta.

Vermeiden Sie während des Ölziehens, das Öl zu schlucken, da es nachweislich erhebliche Mengen an Bakterien, Viren und Schadstoffen enthält, und reinigen Sie deshalb auch das Waschbecken nach dem Ölziehen gründlich mit einem Reinigungsmittel.

Heute nutze ich Sonnenblumenöl für meine Entgiftung, indem ich es 15 Minuten lang durch die Zähne ziehe, ausspucke und mir danach die Zähne putze (sog. Ölziehkur). Falls mir das zusagt, mache ich es mir für eine Zeit lang, zum Beispiel für vier Wochen, zur Gewohnheit.

28.

„Schwarzkümmel heilt jede Krankheit – außer den Tod"

Diese Aussage stammt von Mohammed. Viele Mohammedaner nehmen auch heute noch jeden Morgen eine Prise Schwarzkümmelsamen in Honig, eine Mischung, die der Stärkung der Vitalkräfte und der Potenz dienen soll. Auch Inder nehmen den Samen zum Zwecke der Stimulierung, Stimmungsaufhellung und allgemeinen Kräftigung.

Der Schwarzkümmel (lat. *nigella*) ist ein Hahnenfußgewächs. Er ist im Mittelmeerraum, in Nordafrika, Südeuropa und Vorderasien beheimatet und enthält über 100 wirksame Substanzen. Schwarzkümmel wirkt aufgrund seines Synergieeffektes von Ölen und Spurenelementen als „Komplexmittel". Er hat einen hohen Anteil an mehrfach ungesättigten Fettsäuren, besonders Omega-6-Fettsäuren, Nigelon. Carvon (auch in normalem Kümmel enthalten), wirkt im Magen anregend, auf den Darm jedoch beruhigend und blähungswidrig, fördert die Darmflora, während er die krankmachenden Bakterien unterdrückt.

Die Besonderheit von Schwarzkümmelöl liegt in der Fähigkeit, das Knochenmark und die Immunzellen zu stimulieren und die Interferonproduktion zu steigern. Es hemmt das Wachstum von Tumorzellen beziehungsweise zerstört sie, schützt gesunde Zellen vor zellschädigenden Virenangriffen und erhöht die antikörperproduzierenden B-Zellen. Durch das Öl werden krankmachende Immunreaktionen unterbunden. Daher kann Schwarzkümmelöl auch bei Akne, Allergien und Heuschnupfen hilfreich sein und auch eine Krebstherapie unterstützen.

Schwarzkümmel bietet Hilfe bei: Allergien, Asthma, Blähungen, Bronchitis, Cellulitis, Diabetes mellitus, Entzündungen, Erkältung,

Gelbsucht, Gelenkschmerzen, grippalen Infekten, Herpes-Viren, Immunschwäche, Konzentrationsschwäche, Lungenproblemen, Magenproblemen, Nierensteinen, Potenzstörungen, Psoriasis, Schuppenflechte, seelischen Probleme, Rheuma, Sodbrennen, Streptokokken bzw. Staphylokokken-Bazillen, Stress, Unfruchtbarkeit, Virusinfektionen, Zahnfleischentzündungen, entzündlichen Prozessen durch Bakterien- oder Pilzinfektionen. Er wirkt antibakteriell, antimykotisch, blutzuckersenkend, sekretionssteigernd und stoffwechselanregend.

Achtung: Zu Beginn der Einnahme kann gelegentlich leichtes Aufstoßen auftreten, das aber bei längerer Einnahme verschwindet. Äußerlich aufgetragen hat sich Schwarzkümmelöl bei Hauterkrankungen wie Neurodermitis bewährt.[107]

Heute nehme ich eine gute Prise Schwarzkümmelsamen oder ca. 1 Teelöffel Schwarzkümmelöl zu mir, der Gesundheit zuliebe; sollte ich keinen haben, würze ich heute mein Essen zumindest kräftig mit Kümmel.

29.

Hefe für die Nerven

Hefe ist seit langem nicht nur wegen ihres hohen Gehalts an Vitamin B als Nervenmittel bekannt, sondern auch aufgrund ihres hohen Gehalts an NADH (Nicotinamid-Adenin-Dinucleotid-Hydroen), auch als Co-Enzym 1 bezeichnet. NADH ist ein Stoff, der den Zellen die Produktion von Zellenergie, Neurotransmittern und anderen Botenstoffen ermöglicht. Mit zunehmendem Alter lässt die Produktion von Zellenergie jedoch nach. Folge: Gehirndegeneration, Nervenerkrankungen usw.

Im Jahr 1993 unternahm der österreichische Arzt Dr. Georg Birkmayer von der Universität Wien einen Großversuch mit 885 Parkinsonpatienten, denen er NADH verabreichte. Ergebnis: Bei 80 Prozent der Patienten konnte eine messbare Verbesserung erzielt werden. Ein Versuch mit Alzheimerpatienten führt ebenso zu positiven Ergebnissen. Laut Birkmayer „fördert NADH unsere Gesundheit und repariert bereits angegriffene Nervenzellen". NADH ist gut für die Leber, ist immunsteigernd, fördert Tatkraft, Wachheit, Konzentrationskraft, Gedächtnisleistung, seelische Ausgeglichenheit und die grundlegende Positivität.

Sie haben die Möglichkeit, NADH als recht teure Tablette zu kaufen oder in der Form von Hefe zu sich zu nehmen. Eine besondere Verabreichungsform ist Flüssighefe, wenn sie mit Vitamin C, konzentriertem Fruchtsaft, Weizenkeimöl und Weizenkeimen zu Enzymhefezellen aufbereitet wird, zum Beispiel als Zelloxygen.

Die besondere Dünnwandigkeit der Enzymhefezellen erleichtert dem menschlichen Organismus die Aufnahme wertvoller Nährstoffe. Ein Esslöffel Flüssighefe enthält bis zu 100 Milliarden biologisch aktiver Enzymhefezellen, außerdem Mineralien, Spurenelemente und die Vitamine der B-Gruppe. Neben immunstärkenden Glucanen und Mannanen, essenziellen Aminosäuren, wertvollem Cobalt, Eisen, Enzymen, Glutathion, Kalium, Mangan, Phosphor, Q 6 und Selen enthält Flüssighefe auch das begehrte NADH.

Heute nehme ich Hefe in fester oder flüssiger Form zu mir, die wertvolles Co-Enzym 1 enthält und damit meine Zellenergie deutlich steigert.

30.

Muskeln statt Fett – hierbei kann Mais/konjugierte Linolsäure (CLA) helfen

„Konjugierte Linolsäure ist gerade für Menschen, die auf ihre Figur achten wollen, besonders wichtig, da sie die Fettspeicherung hemmt und den Muskelaufbau fördert!"

Dies ist das eindeutige Ergebnis aus einem einjährigen Doppelblindversuch mit Dr. Ola Gudmundsen vom Scandinavian Clinical Research. Einer Teilgruppe von 180 Probanden wurde zusätzlich zur Nahrung CLA verabreicht, während der Rest Placebos erhielt: „CLA hat die einzigartige Fähigkeit, das Körperfett bei gleichzeitiger Zunahme der Muskelmasse zu reduzieren. Vorteilhaft ist dies besonders für Personen mit leichtem bis mittlerem Übergewicht, die sich ja bereits im Voraus in der Gefahrenzone befinden, Fettleibigkeit zu entwickeln" (Gudmundsen). Zusätzliche Wirkungen von CLA sind unter anderem: Verhinderung von Arteriosklerose durch Verringerung der im Blut zirkulierenden Lipide (Fette), Unschädlichmachen freier Radikale, Senkung des Cholesterinspiegels auf natürliche Weise.

CLA findet sich in Mais, Leinsamen, Milchprodukten und Fleisch. Gemäß neuester Untersuchungen erhalten die Bundesbürger unabhängig von der Ernährungsform durchschnittlich nur 1/3 der idealen Menge an verwertbarer CAL, weshalb es sich lohnt, über eine zusätzliche Einnahme an CLA als Nahrungsergänzungskonzentrat nachzudenken.[108]

Heute nehme ich konjugierte Linolsäure zu mir, zum Beispiel als Polenta oder als Nahrungsergänzungsmittel – meiner Figur zuliebe.

31.

Erfolgreicher Jahresrückblick

Herzlichen Glückwunsch, Sie haben, wenn Sie fleißig mit dem Buch gearbeitet haben, eine Menge für Ihre Fitness getan. Heute ist es an der Zeit, Bilanz zu ziehen. Überlegen Sie noch einmal, wie Ihre Fitness vor einem Jahr war. Sehen Sie den Silvester des letzten Jahres noch einmal vor Ihrem geistigen Auge. Welche Fortschritte konnten Sie erzielen? Wenn sich Ihre Investition in die Fitness gelohnt hat, klopfen Sie sich auf die Schulter. Und wenn noch einiges zu tun ist, ist die Silvesternacht genau der Augenblick, um neue gute Vorsätze zu fassen.

Hier ist meine Lebensbilanz:

Was habe ich in diesem Jahr erreicht?	Was will ich im nächsten Jahr noch erreichen?
....	....
....	....
....	....
....	....
....	....
....	....

Heute halte ich einen Jahresrückblick und nehme bewusst und dankbar wahr, was sich an meiner Fitness und in meiner Einstellung zur Gesundheit positiv verändert hat.

Nachwort

Ich glaube, Sie hatten viel Spaß und Freude mit diesem Buch und diesem Jahr. Wenn Sie es wünschen, besteht die Möglichkeit, tiefer in diese Themen einzusteigen. Die Internationale Akademie der Wissenschaften (IAW) bietet Ihnen zahlreiche Aus- und Weiterbildungen an. In der Anlage finden Sie

- eine Auflistung der im Buch erwähnten Nahrungsmittel (von A bis Z): Hier können Sie auf einen Blick erkennen, wo Sie Wissenswertes über das für Sie jeweils interessante Gemüse, Obst etc. nachlesen können.
- eine Auflistung der in dem Buch erwähnten Nahrungsergänzungen (A bis Z): Hier können Sie auf einen Blick erkennen, wo Sie Wissenswertes über das Ihnen jeweils interessant erscheinende Nahrungsergänzungsmittel finden können.
- eine Kurzdarstellung der Wirkungsweise bestimmter im Buch erwähnter Vitamine, Spurenelemente und Mineralien: Wenn Sie in dem vorliegenden Buch lesen, dass ein bestimmtes Nahrungsmittel Eisen oder Provitamin A enthält, können Sie in dieser Kurzdarstellung nachlesen, welchen Nutzen es Ihnen bietet.
- ein detailliertes Quellen- und Literaturverzeichnis; es ermöglicht Ihnen, ein Thema, das Sie besonders interessiert, zu vertiefen.

Die in dem Buch erwähnten Nahrungsergänzungen können Sie natürlich über Ihren Naturkostladen, Ihr Reformhaus oder Ihre Apotheke frei beziehen. Einiges davon erhalten Sie allerdings auch direkt von:

Internationale Akademie der Wissenschaften IAW
St. Markusgasse 11 FL-9490 Vaduz
Telefon 00 42 33 12 12
Fax -233 12 14
E-Mail go@iadw.com
Homepage www.iadw.com

Nahrungsmittel –
so weit im Buch erwähnt

Ananas 253 f., 546, 553
Anis 273, 303
Apfel 252, 258, 260, 274
Apfel (Einschlafapfel) 73 f.
Apfelsaft (Mischungen) 260,
 271
Aprikose 328 f.
Artischocke 168, 404,
Avocado 253 f., 522
Banane 62, 178, 262, 522
Bärlauch 91, 166, 267
Basilikum 250 f., 267, 269
Bier 67, 89, 271 f.
Birne 262
Blaubeere 331 f.
Blumenkohl 176, 179
Bohnen 158 f., 168, 179, 268
 f., 540
Borretsch 251, 257
Brokkoli 176, 179, 541
Brombeere 248, 331 f .
Dattel 198, 553
Dill 250
Ei/Hühnerei 88, 160, 267
Erbsen 168, 179, 268 f.
Erdbeere 248 f.
Erdnuss 88, 526, 536 f., 543 f.
Fenchel 179, 273,

Fleisch 85, 88, 145 f., 152,
 154 f., 158 f., 161 ff., 239,
 241, 274, 426, 474, 529,
 563
Hafer 216, 522
Haferflocken 241, 536 f.
Hanföl 182
Haselnuss 536
Himbeere 248 f.
Hirse 501
Honig 170, 191, 197 f., 203,
 222 ff., 240
Johannisbeere 328 f.
Käse 85, 88, 239 ff., 270, 474,
 527,
Kirsche 259
Kiwi 253 f.
Klementine/Clementine 262
Knoblauch 146, 175, 179,
 267, 273
Kohlrabi 168, 176 f., 179
Kokosnuss 553
Kräutergetränk grün 257
Kresse 250
Kümmel 273, 559 f.
Leinöl 182
Liebstöckel (Maggikraut) 250
Linsen 168, 268 f.

Mais 156, 162, 179, 526, 528,
541, 563
Mandarine 262
Mangold 177, 179, 522
Meerrettich 260 f.
Melone 164
Milch 89, 171, 206, 237 ff.,
529, 551
Möhren 167 f., 172, 179, 256,
258, 269, 522
Möhren-/Karottensaft 256
Molke 89, 238, 240
Nektarine 329
Nikotin 42, 328
Nudeln 160, 166, 267, 508
Nüsse 88, 146, 150, 158, 206,
238, 265 f., 522, 531 f., 540,
550, 553 f.
Olivenöl 135, 166, 182, 267,
408
Orange 82, 186, 262 f.
Oregano 250 f., 267, 269
Pampelmuse/Grapefruit 263
Papaya 253 f., 553
Petersilie 89, 173, 250 f., 257
Pfefferminze 273, 310
Pfirsich 186, 227, 328 f.
Pflaumen 331 f., 553
Radi/Rettich 179, 256
Radieschen 176, 179
Reis 88 f., 247, 508, 529
Rhabarber 168 f.
Roggen 162
Rosenkohl 176, 179

Rosmarin 191, 250 f., 257,
267, 293
Rote Bete 89, 173, 179, 245,
260
Rotkohl 176, 179
Säfte, frisch gepresste 135
Salat 161, 173, 179 f., 182,
230, 245 f., 265, 307, 522,
531
Salbei 251
Sauerkraut 131, 176, 522
Schokolade 89, 107, 206 f.
Schwarzwurzeln 179, 494, 540
Sellerie 177, 179, 260
Sojaprodukte 529
Sojamilch 237, 241, 529
Spargel 168, 179, 236, 494,
540
Spinat 89, 177, 179, 522, 541
Stachelbeeren 328 f.
Studentenfutter 522
Tee, grüner 132, 247, 530
Thymian 251, 257
Tomaten 173 f., 179, 269
Tomate mit Basilikum 522
Traubensaft 101, 330, 544
Trockenfrüchte 265, 522, 553 f.
Wasser, energetisiertes 80
Wasser 66 f., 75 ff.
Weintrauben 330, 543 f.
Weißbrot 88, 182, 243 f., 508
Weißkohl 176
Weizen 162
Weizenkeime 522, 531 f., 536 f.,
561

Wirsing 168, 179, 500
Joghurt, probiotischer 89, 240,
 274
Ziegenmilch und -käse 239
Zitrone 88, 173, 179, 245,
 250, 263, 500
Zucchini 167, 177 ff.
Zucker 88, 126, 146, 158,
 170, 197 f., 203, 206, 240,
 274, 330, 345, 444, 504,
 506 f., 519
Zwiebeln 146, 170 f., 179,
 267, 269

570

Nahrungsergänzungen – so weit im Buch erwähnt

Algensorten 552
Aloe Vera 545
Avena Sativa 216
Basenpulver 90
Bienen-/Blütenpollen 222
Birkensaft 462
Brennnesselwurzel 229
Cholin 241, 522, 527, 531, 545
CLA (konjugierte Linolsäure) 563
Cnidium 216
Coryceps 216
Damiana 217
Eiweißdrinks 513
Engelswurz 218
Gelee Royal 223 f.
Ginkgo 216, 532
Ginseng 216, 533
Glutamat 270
Hefe 561 f.
Heilerde 190, 208, 555 ff.
Calcium 76, 170, 177, 203, 212, 216, 222, 224, 236 f., 240 f., 245, 248, 250 ff., 259, 262 ff., 268, 328 f., 332, 501, 503, 523, 545, 548, 553, 555 f.
Kürbiskerne 229 f.
Kürbiskernöl 182, 229 f.

L-Arginin 216, 536 ff.
Lezithin 253, 464, 522, 525 ff.
L-Prolin 539
Magnesium 76, 90, 92, 131, 169, 176 ff., 199, 203, 222, 236, 240 f., 245, 249, 253, 255, 259, 262 ff., 268, 328 ff., 404, 494, 508, 539, 545, 555 f.
Moor (Trinkkur) 555
Moorbad 208, 462
Noni (Saft) 546 f.
OPC 216, 543 f.
Orotsäure 239 f.
Perga 223 f.
Potenzholz 218
Probiotische Bakterien 240, 274
Propolis 223 f.
Q 541 f., 562
Regulate 549
Roggenpollen 229
Sägepalmenextrakt 218
Schisandra 534 f.
Schwarzkümmel 559
Sonnenblumenöl 558
Tee, Birkenblätter- 257
Tribulus 218 f.
Ubichinon 541

Vitamin C 523 f.
Vitamin D 548
Vitamin E 540 f.
Weizenkeime 522, 531, 536 f.
Wobenzym ® 229
Yamswurzel 225 f.
Yohimbin 220 f.
Ziegenkraut 21

Wirkung bestimmter Vitamine und Mineralien

Calcium fördert nicht nur die Knochenstabilität, sondern ist auch wichtig für die Hormonausschüttung im Stoffwechsel der Frauen und damit für ihre Libido
Chrom ist gut gegen Übergewicht
Eisen, (pflanzliches) wirkt gegen Blutarmut, fördert den Sauerstofftransport im Blut, bei Frauen entsteht oft durch die Menstruation bedingt ein Mangel an diesem wertvollen Metall, das auch für den Aufbau der roten Blutkörperchen bedeutsam ist und bei ihnen die Libido fördert
Ellagsäure ist ein Polyphenol, das creme- bis hellgelbfarbene Kristalle ausbildet und als krebshemmend gilt
Flavone dichten Gefäßwände ab, helfen bei der Krebsprophylaxe
Folsäure ist wichtig für den Zellstoffwechsel und die Bildung der roten Blutkörperchen, für die Zellteilung und -neubildung unbedingt notwendig, schützt das Herz-Kreislauf-System
Gerbstoffe töten schädliche Bakterien, wirken beruhigend auf den Magen-Darm-Trakt und fördern die Widerstandskräfte der Haut; Gerbsäuren wirken sich günstig bei Magen- und Darmentzündungen aus, schützen vor Übersäuerung, da sehr basisch
Glucosinolate stimulieren die Dünndarmmuskulatur, fördern den Gallenfluss und entlasten so die Leber
Glutathion ist ein schwefelhaltiger Eiweißkörper der zusätzlich allgemeine Entgiftungsprozesse im Körper fördert
Kalium sorgt für eine optimale Nährstoffaufnahme der Körperzellen, ist gut für Herz, Muskeln und Nerven und wirkt entwässernd
Kieselsäure stärkt die Zellstrukturen und sorgt damit für eine glatte Haut und feste Haare
Kupfer fördert die Konzentration und ist gut für die Gelenke

Lezithin wirkt unter anderem beruhigend auf gereizte Nerven, (mehr auf Seite 522)

Mangan hilft vorbeugend gegen Rheuma und gegen Osteoporose

Pektin ist ein Ballaststoff, der den Cholesterinspiegel senkt, den Säuregehalt im Körper neutralisiert, entgiftend und sättigend wirkt, Schlacken und Gifte im Dünn- und Dickdarm bindet und bei deren Ausscheidung hilft und Darmträgheit sowie Verstopfung beseitigt

Provitamin A (Carotin/Carotin/Betacarotin) wird im Körper zu Vitamin A umgewandelt, dieses verbessert das Sehvermögen und hilft bei Nachtblindheit, stärkt das Immunsystem und ist auch ein wichtiger Schutz vor Krebs, Arteriosklerose, Rheuma und anderen Zivilisationskrankheiten, kann freie Radikale abpuffern und ihnen ihre zerstörerische Energie nehmen, beschleunigt die Bräunung der Haut und lässt Rötungen schneller abklingen. Carotinoide sind die Vorstufen des Vitamin A und Vitamin C

Rutin festigt das Bindewebe, beugt Cellulitis vor

Saponine sind sekundäre Pflanzenstoffe, die eine cholesterinsenkende und zusammen mit dem enthaltenen Kalium eine herzschützende Wirkung haben

Selen ist das wichtigste Spurenelement im Immunsystem, stärkt Herz und Kreislauf und erhöht die Zeugungsfähigkeit des Mannes

Senföle reinigen Zunge und Gaumenschleimhaut sowie Magen und Darm von Bakterien und Pilzen, wirken antibakteriell und antimykotisch

Tryptophan ist eine Aminosäure, die dem Körper hilft, Melatonin zu erzeugen, und die dadurch unter anderem schlaffördernd wirkt

Vitamin A fördert unter anderem die Sehkraft

Vitamin B stärkt generell Nerven und Konzentration

Vitamin B5 (Panthothensäure) ist für Vitalität und Stressabwehr zuständig, fördert eine gesunde Hautbildung, ist auch gut für Zellenergie und Haar

Vitamin B12 kommt nur selten in pflanzlicher Nahrung vor, ist aber wichtig, da es vor Arterienverkalkung schützt, die Nerven stärkt, unsere Zellen mit Sauerstoff versorgt und geistig frisch hält

Zink ist gut für die Haut, besonders bei Hautunreinheiten, fördert die Libido und hilft Männern bei Schwächegefühl nach dem Liebesakt; Zink unterstützt die Bildung von Sexualhormonen und hilft im Eiweißhaushalt. Zinkmangel kann zu erheblichen Störungen im Testosteronstoffwechsel führen. Der Belastung im Zinkhaushalt des Mannes nach dem Samenerguss kann durch Einnahme von Zink entgegengewirkt werden.

Quellen- und Literaturverzeichnis:

1. Quelle: Andreas Mielck, *Soziale Ungleichheit und Gesundheit*
2. Quelle: Günther Feyler, Grassau, Rundschreiben vom 9.8.2006
3. Literaturempfehlung: Kurt Tepperwein, *Der Schlüssel zum Glück. Ein Anti-Ärger-Programm*
4. Literaturhinweis/Quelle: Dr. med. Dean Ornish, *Die revolutionäre Therapie: Heilen mit Liebe. Krankheiten ohne Medikamente überwinden*
5. Zitat: Dr. Frank Meyer
6. erhältlich von der Firma Burg
7. Übungen dafür finden Sie in dem Buch *So geben Sie Ihr Bestes. Ein ganzheitliches Mental-Training in 7 Stufen* von Kurt Tepperwein (mvgVerlag).
8. Quelle: Studie der Universität Paris
9. Quelle/Literaturhinweis: Fereydoon Batmanghelidj, *Sie sind nicht krank, sie sind durstig. Heilung von innen mit Wasser und Salz*
10. Quelle: Zeitschrift Ökotest August 2006
11. Quelle: Zeitschrift Ökotest August 2006
12. Wasseruntersuchungen leistet u.a. die Firma Indikator, Kaiserstr. 86a, 42329 Wuppertal, Fax: 0202/2641086, E-Mail: info@indikator-labor.de
13. Quelle/Literaturhinweise: Zeitschrift Wassermann, Sonderheft „Wasser" 2006, Wassermann-Ag. Karlsruhe; Helmut Freud Neuner, *Wasser. Wie krank macht es uns Menschen?*; The Ayurveda Experience, http://ayurveda-experience. blogspot.com/2005/09/ayurveda-anti-aging-die-reinigende. html
14. Quelle: Reinhold D. Will, *Geheimnis Wasser. Von heilenden und krankmachenden Wässern*, Knaur Verlag

15. Literaturhinweise: Dr. Norman Walker, *Wasser kann Ihre Gesundheit zerstören;* Dr. P Bragg, *Wasser, das größte Gesundheitsgeheimnis*
16. Quelle: Richard Hiebinger, *Water Spirit,* Ko-Ha Verlag
17. Quelle: Masaru Emoto, *Die Botschaft des Wassers,* Ko-Ha Verlag
18. Quelle: Rainer Matejka u.a., *Ausleitende Therapieverfahren. Methoden und Praxis*
19. Eine genaue Aufstellung für fast jedes Nahrungsmittel lt. Remer und Manz finden Sie unter www.saeure-basen-forum.de
20. Beispielsweise als Entsäuerungs-Kapseln über die IAW (s. Anhang Leserservice)
21. Quelle: Dr. Axel Kramer, Biologische Zahnmedizin 4/97, S.119, Karl F. Haug Verlag Heidelberg, http://www.dr-kramer.de/Dr_Axel_Kramer/index.html
22. Literaturhinweis: Taibi Kahler, *Prozesskommunikation. Der Schlüssel für konstruktive Kommunikation*
23. Quelle: BLAIR-Studie, Physical Fitness and Allcause-Mortality, 1989
24. Primavera Airspray ist erhältlich unter www.primavera.de
25. Weitere Hinweise über das Minitrampolin erhalten Sie unter www.trimilin.de
26. erhältlich unter www.trimilin.de
27. Literaturhinweis: Thich Nhat Hanh, *Ärger. Befreiung aus dem Teufelskreis destruktiver Emotionen*
28. Infos z. B. unter: www.crane-sports.de
29. Quelle: Dr. Ulrich Strunz, *Frohmedizin*
30. Literaturhinweis/Quelle: Dr. Dean Ornish, *Revolution in der Herztherapie. Der Weg zur vollkommenen Gesundheit*
31. Quelle: Fritz-Albert Popp, *Die Botschaft der Nahrung. Unsere Lebensmittel in neuer Sicht,* Fischer-Taschenbuchverlag
32. Quelle: Choa Kok Sui, Grundlagen des Pranaheilens
33. Quelle: Leonard Pearson, Psycho-Diät. *Abnehmen durch Lust am Essen*

34. Quelle: Lothar Wendt, *Gesund werden durch Abbau von Eiweißüberschüssen*, Schnitzer Verlag
35. Quelle: Prof. Bankhofer, *Das große Gesundheitsbuch*
36. Dr. Norman Walker, *Täglich frische Salate erhalten Ihre Gesundheit*
37. Quelle: Zeitschrift Ökotest Juli 2006
38. Infos unter www.kuschelparty.de oder www.loveberater.de
39. Quelle: Studie der Hadassah-Universitätsklinik in Israel, Jerusalem und der Friedrich-Schiller-Universität in Jena
40. Quelle: http://moor-neydharting.com/
41. Quelle: Prof. Dr. Dr. med. Johannes Huber, Dr.med. Michael Klentze, *Die revolutionäre Snips-Methode*
42. Quelle: Studie der McGill-Universität, Montreal, Kanada
43. Quelle: Ulf Böhmig, *Naturnahe Behandlung. Aufbau von Abwehrkräften. Natürliche Wege zu körperlichem und seelischem Gleichgewicht*
44. Quelle: Peter Mullen, *Aphrodisiaka aus der Natur*
45. Quelle: Melpromenstudie, Universität Wien
46. Quelle: www.sojall-naturen.at
47. wie dies funktioniert steht in dem Buch von Barry Long, *Sexuelle Liebe auf göttliche Weise*
48. Kürbiskernöl aus der Steiermark erhalten Sie u. a. im Reformhaus.
49. Quelle: Report der gemeinsamen Nahrungsmittel- und Landwirtschaftsorganisation der Weltgesundheitsorganisation
50. Quelle/Literaturhinweis: Anne-Marie und Wil Fryer, *Das kleine Buch über Getreide*
51. Quelle: Werner Kollath, *Die Ordnung unserer Nahrung. Grundlagen der Vollwerternährung*, erwähnt im Rundschreiben von Günther Feyler, Grassau vom 9.8.06
52. Quelle: Studie des Hippocrates Center Washington
53. Quelle: Dr. Müller-Kainz, E., Steingasdzner, B., *Was Krankheit uns sagen will*
54. Info/Literaturhinweis: Pema Chödrön, Tonglen
55. Infos unter www.thework.org

56. Infos unter www.oshouta.de
57. Infos unter www.humaniversity.nl
58. Ein optimales Stimmtraining bietet die CD *Hu-Man* von Claudia Matussek.
59. Literaturhinweis: Shakti Gawain, *Stell dir vor;* Kurt Tepperwein, *Kraftquelle Mentaltraining*
60. Literaturhinweis: Günther Feyler, *Die Insel deiner Träume. Selbst- und Lebenserkenntnis jede Nacht frei Haus*
61. Übungs-CD: Choa Kok Sui, *Kabbalistische und universelle Chakra-Meditation mit dem Vaterunser*
62. Als Übungs-Musik empfiehlt sich die CD von Osho, *The Secret of the Golden Flower,* erhältlich unter www.osho.com
63. Quelle: DPA-Meldung vom 28.7.05
64. Quelle: Dr. Norman W. Walker, *Frische Obst- und Gemüsesäfte*
65. Quelle: Ken jr. Keyes, *Der hundertste Affe*
66. Infos über Naikan erhalten Sie in gleichnamigen Büchern oder unter www.naikan.de
67. Quelle: Herbert Benson, Marg Stark, *Heilung durch Glauben. Die Beweise. Selbstheilung in der Neuen Medizin*
68. Quelle: Jörg Blech, *Die Krankheitserfinder. Wie wir zu Patienten gemacht werden,* Fischer Taschenbuch
69. Quelle: CD zu dem Buch *Body-Mind-Balancing,* aus dem Amerikanischen von Rajmani H. Müller, Arkana Goldmann Verlag
70. Literaturhinweis: Kurt Tepperwein, *Die Botschaft deines Körpers,* mvgVerlag
71. Es gibt viele Freundeskreise in dem gemeinsames Heilströmen geübt wird. Einer davon ist der Bruno Gröning Freundeskreis, Info: www.bruno-groening.org.
72. Quelle: John Diamond, *Der Körper lügt nicht. Eine neue Methode, die Ihr Leben verändern wird*
73. Literaturhinweis: Liselotte Scholl, *Das Augenübungsbuch*
74. Literaturhinweis: Übungen zum einfühlsamen Hören bietet das Buch *Einfühlsames Zuhören* von Carol Hwoschinsky

75. Falls Sie sich schwer tun, innere Antworten zu erhalten, empfiehlt sich, diese Fähigkeit mit dem Buch *Spritiuelle Kommunikation* von Kurt Tepperwein zu trainieren (Spiritrainbow Verlag).

76. Quelle/Literaturhinweis: Dr. Norman Walker, *Wasser kann Ihre Gesundheit zerstören*

77. Genaue Liste s. Untersuchung von Probios medizinisches und mikrobiologisches Labor, veröffentlicht unter http://www.intestinal.de/html/bakterien_im_darm.html.

78. Literaturhinweis: Soham Holger Gerull, *Sphären des Lichts, Schwingungsbilder aus der heilenden Mitte*

79. Literaturhinweis: Sari Chinmoy, *Colour Kingdom*, Verlag Golden Sore, Edition Aum

80. Quelle: Dr. Ulrich Strunz, *Frohmedizin*

81. Quelle/Literaturhinweis: Belanger C. F., Hennekens C. H., Rosner B., Speizer F. E., *The Nurses' Health Study*

82. Quelle: Sportmedizinisches Zentrum Hamburg, http://www.fit-im-puls.de/index.htm

83. Quelle: www.logi-methode.de

84. Quelle/Literaturhinweis: Erich Deuser, *Schnell wieder fit. Das Deuser-Buch für gesunde und verletzte Sportler*

85. Quelle: Werner Kieser, *Ein starker Körper kennt keinen Schmerz*

86. Literaturhinweis: Matthias Rath, *Warum kennen Tiere keinen Herzinfarkt, aber wir Menschen*

87. Vitamin Ester-C ist u.a. erhältlich u.a. bei der IAW (s. Anhang Leserservice).

88. Quelle: Raymond Bernard, Ph. D., *The secret of rejuvenation*

89. Quelle: Philip S. Chen, *Soybeans for Health and a Longer Life*

90. Zitat: Britta Klingel, *Soja-Lezithin, Gesundheit für die Zellen*, Südwest-Verlag

91. Ein Vitamin-Aufbau-Komplex in dem auch Ginkgo enthalten ist, ist über die IAW erhältlich (s. Anhang Leserservice).

581

92. Ginseng ist u.a. in Apotheken und Reformhäusern erhältlich.
93. Schisandra lässt sich als Beeren bestellen, Informationen unter www.head-shop.de
94. Ein Kombipräparat mit L-Arginin, L-Carnitin und L-Prolin ist über die Apotheke erhältlich.
95. Vitamin Q 10 ist u.a. auch über die IAW (s. Anhang Leserservice) beziehbar.
96. Quelle: Anne Somin, *Das OPC-Gesundheitsbuch*
97. OPC ist auch über die IAW erhältlich (s. Anhang Leserservice).
98. Aloe Vera ist u.a. in Drogerien und Reformhäusern erhätlich.
99. Quelle/Literaturhinweis: Gabriela Vonwald, *Noni, Zauberfrucht der Südsee*, Lebensbaum Verlag
100. Quelle: Neil Solomon, Direct Source Publishing, 2002
101. Quelle: ÖKO-TEST Jahrbuch Gesundheit für 2006
102. Quelle: Zeitschrift Natur&Heilen, Heft 5/03, Artikel über *Naturheil-Regulate* von Dr. K-H. Blank, Dr. E. Streibel, Dr. A. Kohler u.a.
103. Quelle: Klaus Griesbach, *Naturkost aus Japan*
104. Quelle: Ulrich Arndt, *Spirulina, Chlorella, AFA-Algen. Lichtvolle Power-Nahrung für Körper und Geist*
105. Quelle: Adolf Just, *Kehrt zur Natur zurück!*, 1896 erschienen
106. Quelle/Literaturhinweis: Margot Hellmiß, *Natürlich behandeln mit Heilerde*
107. Literaturhinweis/Quelle: Sylvia Luetjohann, *Das Schwarzkümmel-Heilbuch*; Peter Schleicher, *Natürlich heilen mit Schwarzkümmel* ; Schwarzkümmelöl ist bei der IAW erhältlich (s. Anhang Leserservice).
108. Konjugierte Linolsäure (CLA) ist u.a. in Apotheken erhältlich.

Weitere hilfreiche Tipps und Impulse von Kurt Tepperwein finden
Sie in den folgenden Büchern (erschienen im mvg Verlag):

Das große Anti-Stress-Buch
Die Botschaft deines Körpers
Du machst mich krank
Krankheiten aus dem Gesicht erkennen
Krise als Chance
Was dir deine Krankheit sagen will

Kurt Tepperwein persönlich erleben!

Wünschen Sie den Autor Kurt Tepperwein einmal live zu erleben? Die Internationale Akademie der Wissenschaften (IAW) bietet Ihnen regelmäßig Tagesseminare mit Kurt Tepperwein unter Themen an wie:

- **Die Macht der Gedankenkraft**
- **Das Wunder der wahren Liebe**
- **Der Weg vom Beruf über die Berufung zur Erfüllung**
- **Wie man das Glück abonniert!**
- **Loslassen, was nicht glücklich macht!**
- **Erfinde dich neu!**

Viele Seminarthemen gibt es als Lifemitschnitte entweder als Audio-(CDs) oder Video-Programme (VHS oder DVD). Das vollständige Seminar-Programm finden Sie im Internet unter: **www.iadw.com**

Selbstverständlich erhalten Sie auch ausgedrucktes Informationsmaterial unter der Adresse:

Internationale Akademie der Wissenschaften (IAW)
FL-9490 VADUZ / St. Markusgasse 11 / www.iadw.com
FAX: 00423 2331214 / Tel.: 00423 233 1212

Das Beratungs-Sekretariat in Deutschland erreichen Sie unter:
Tel. & Fax: 0911 699247

Dazu ein persönliches Geschenk:
Für Ihre Anfrage bedanken wir uns mit der 20-seitigen Broschüre von Kurt Tepperwein: "Praktisches Wissen kurz gefasst"

Diplomausbildung in Zukunftsberufen im Heimstudium mit Kurt Tepperwein

Spricht Sie Kurt Tepperwein, einer der großen Lebenslehrer im deutschen Sprachraum, so an, dass Sie sich von ihm ausbilden lassen wollen?

Über die Internationale Akademie der Wissenschaften (IAW) können Sie bequem und preiswert eine Diplomausbildung mit Kurt Tepperwein in folgenden Zukunftsberufen von zu Hause aus absolvieren:

- Dipl. Lebensberater/in
- Dipl. Mental-Trainer/in
- Dipl. Intuitions-Trainer/in
- Dipl. Seminarleiter/in
- Dipl. Erfolgs-Coach

- Dipl. Bewusstseins-Trainer/in
- Dipl. Partnerschafts-und Ehe-Mentor/in
- Dipl. Gesundheits- und Ernährungs-Berater/in

Internationale Akademie der Wissenschaften (IAW)
FL-9490 VADUZ / St. Markusgasse 11 / www.iadw.com
FAX: 00423 2331214 / Tel.: 00423 233 1212

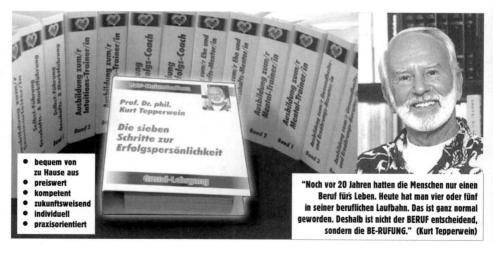

- bequem von zu Hause aus
- preiswert
- kompetent
- zukunftsweisend
- individuell
- praxisorientiert

"Noch vor 20 Jahren hatten die Menschen nur einen Beruf fürs Leben. Heute hat man vier oder fünf in seiner beruflichen Laufbahn. Das ist ganz normal geworden. Deshalb ist nicht der BERUF entscheidend, sondern die BE-RUFUNG." (Kurt Tepperwein)

www.Tepperwein-Heimstudium.de

erden Sie diplomierte Gesundheits-
d Ernährungsberater/in
Heimstudium mit Kurt Tepperwein

r der ersten Schritte, bewusst Verantwortung für das eigene Leben zu übernehmen, e Verantwortung für die Gesundheit. Jeder hat es in der Hand, ein gesundes und es Leben bis ins hohe Alter zu führen. Viele Menschen sind aber auch verwirrt h die vielen unterschiedlichen Informationen. Hier ist eine qualifizierte, kompetente individuell angepasste Gesundheits- und Ernährungsberatung eine gesuchte Hilfe esundheitsbewusste Menschen.

Tepperwein war langjähriger und erfolgreicher Naturheilpraktiker. Seine retischen Arbeiten gelten heute noch als bahnbrechend (z.B. im Bereich der 1ose und Selbsthypnose, Geistheilung). Auch hier sieht Kurt Tepperwein indheit als ganzheitliches Resultat eines sich selbst bewusst gewordenen Lebens.

hemen der Ausbildung als Gesundheits- und Ernährungsberater/in:

- Denken Sie sich gesund!
- Gesund für immer
- Krankheit als Botschaft, Heilung als Aufgabe
- Gesunde Ernährung für Körper und Geist

- Die Lebenselixiere Atmung, Bewegung und Ruhe/Entspannung
- Gesundheitsfaktor: Partnerschaft und Liebe
- Ganzheitlicher Lebenserfolg
- Wohnen als Therapie
- Heilung geschehen lassen

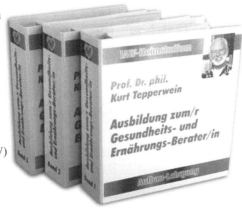

irgangsordner mit zusammen 919 Seiten Tepperwein-Audioprogramm auf 12 "Ausbildung zum/r Gesundheits- und hrungsberater/in" mit 12 Stunden eit

uere Informationen im Internet schriftlich anfordern unter:

ationale Akademie der Wissenschaften (IAW) 190 VADUZ St. Markusgasse 11
iadw.com - go@iadw.com
00423 2331214 - Tel.: 00423 233 1212

ww.Tepperwein-Heimstudium.de

PRAXIS-WorkShops:
Lebe deine Berufung!

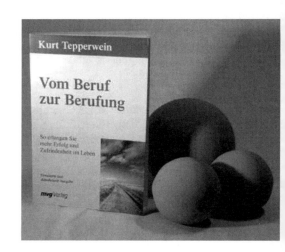

"Gestatten Sie dem Leben,
Sie fürstlich dafür zu belohnen,
dass Sie das tun, was Ihnen
am meisten Freude bereitet."
Kurt Tepperwein

Sie möchten sich selbstständig machen?

Dann gehen Sie keine Umwege und machen es gleich richtig:
Machen Sie sich mit Ihrer Berufung selbstständig.

Das erfordert mehr als nur Fachkompetenz, sondern einen Quantensprung in der Persönlichkeitsentwicklung.

Die WorkShops unter dem Titel **"Vier Quellen zum Quantensprung in die erfolgreiche berufliche Selbstständigkeit"** umfassen die Themen:

1. Selbstverantwortung, 2. Selbst-Fürhung,
3. Geschäfts-Führung, 4. Markt-Führung

Nähere Informationen unter:

www.Vom-Beruf-zur-Berufung.de